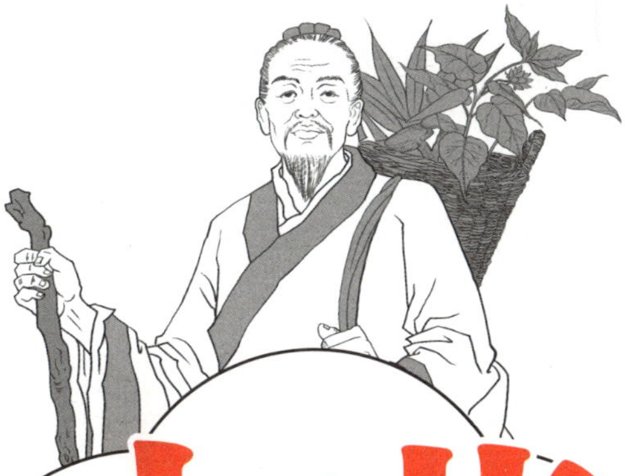

本草纲目

·要药古今图文合解·

杨　勇◎主编

金盾出版社
JINDUN PUBLISHING HOUSE

图书在版编目（CIP）数据

《本草纲目》要药古今图文合解 / 杨勇主编 .
北京 : 金盾出版社 , 2025. 8. -- ISBN 978-7-5186
-1885-9

Ⅰ . R2-49

中国国家版本馆 CIP 数据核字第 20258YA995 号

《本草纲目》要药古今图文合解

《BENCAO GANGMU》YAOYAO GUJIN TUWEN HEJIE

杨　勇　主编

出版发行：	金盾出版社	**开　　本：**	787mm × 1092mm 1/16
地　　址：	北京市丰台区晓月中路 29 号	**印　　张：**	11
邮政编码：	100165	**字　　数：**	190 千字
电　　话：	（010）68276683	**版　　次：**	2025 年 8 月第 1 次印刷
	（010）68214039	**印　　次：**	2025 年 8 月第 1 次印刷
印刷装订：	河北文盛印刷有限公司	**印　　数：**	1 ～ 5 000 册
经　　销：	新华书店	**定　　价：**	69.00 元

序言

中医药学是中华民族灿烂文化的重要组成部分，它的历史可追溯到上古时代的神农氏。几千年来，中医药学经过不断的自我完善和发展，逐渐形成了完整的体系。

成书于明代的《本草纲目》集几千年来本草的种植、采收、调制及医养功效之大成，吸收了历代本草著作的精华，尽可能地纠正了以前的错误，补充了不足，并有很多重要的发现和突破，截至16世纪末我国乃至世界上最系统、最完整、最科学的一部医药学著作，被誉为“东方药物巨典”。

《本草纲目》原书历时近30年编纂而成，共52卷，约190万字，可谓卷帙浩繁，其中有被现代医学证明对人体有毒害的药物，以及一些已经失传的药物。由于现代人对文言文的阅读和理解存在一定的困难，要全面读懂《本草纲目》并非易事。因此，我们特地为读者量身定做了本书。

全书以“常用、常见”的原则精心挑选了80多味中药，文字部分分为功效、释名、药用部分、发明、医家名论、使用禁忌、形态特征、成品选鉴、实用妙方和中药趣味文化10个板块，言简意赅、通俗明了，符合现代人的阅读习惯和阅读方式，同时力求翔实严谨地为读者展现古书的精华，力图使读者在最短的时间内了解博大精深的中医养生文化。每种药材都配以珍贵的金陵古图、逼真细致的手绘彩图和纯实物照片，全方位立体地为读者展现出中药的形态。其中，金陵古图是古刻本罕见的珍品，线条简洁、古朴大气，极具收藏价值；手绘彩图色彩逼真，将植物的细节展现得淋漓尽致，并配有牵线文字，对植物的花、叶、果实、根等部位进行了详细说明；纯实物照片则向读者展现了植物入药时的形态，加上对药材成品的文字描述，可以为读者赏鉴中药提供必要的参考。

本书知识性与实用性并重，既有传统中医药学的内涵，又融入了传统文化的价值观，升华了品物的精神品质。

杨　勇

目录

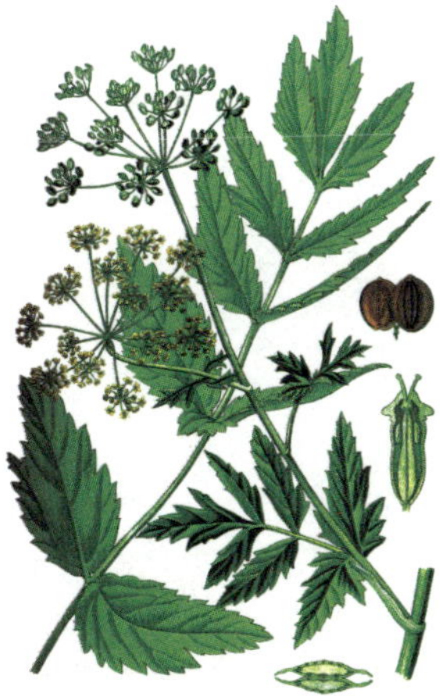

第一章　轻松读懂《本草纲目》

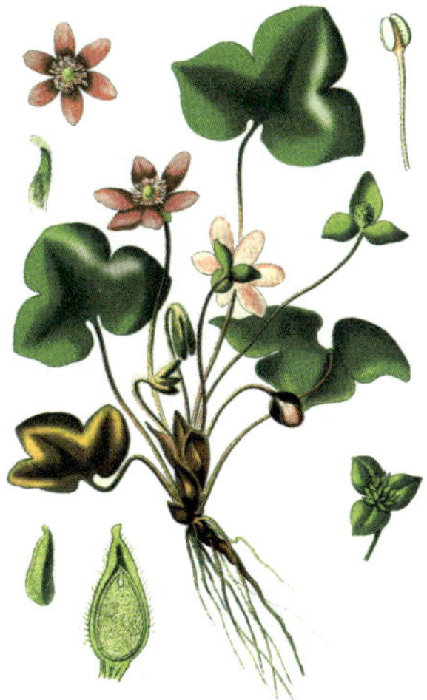

第二章　解表篇

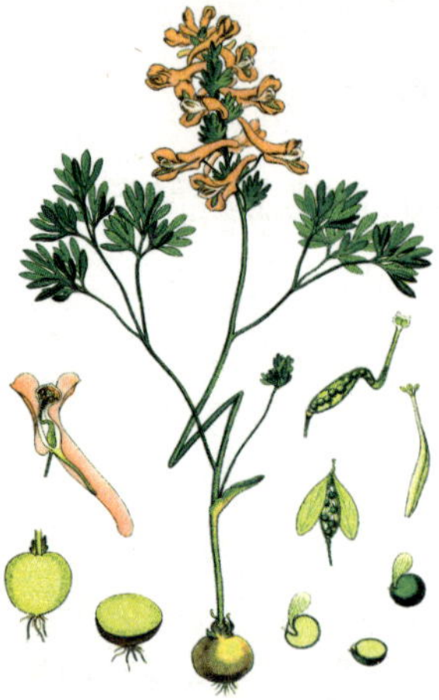

第三章 清热篇

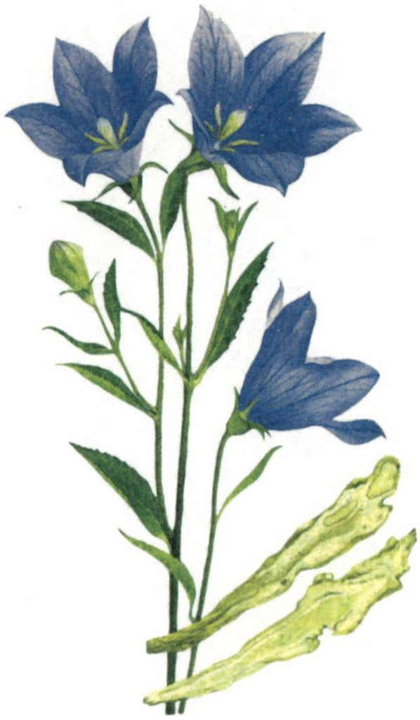

第四章 祛风治湿篇

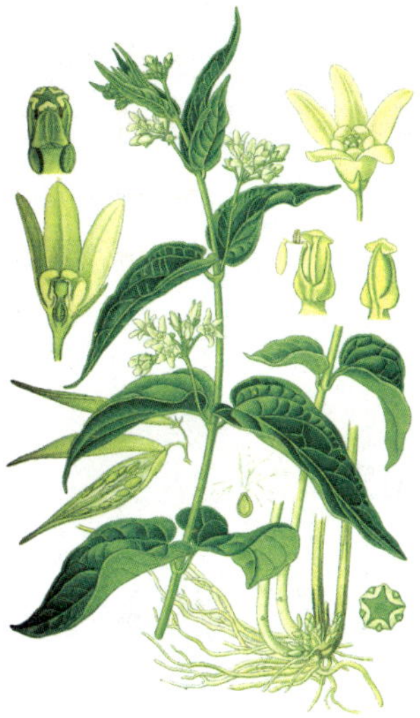

第五章　温里理气、开窍安神篇

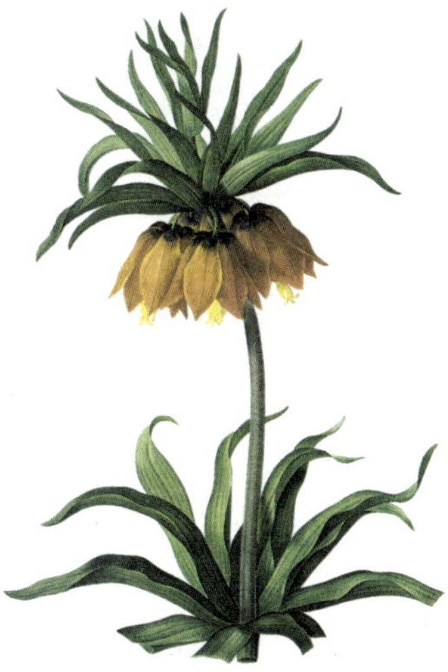

第六章　泻下消食篇

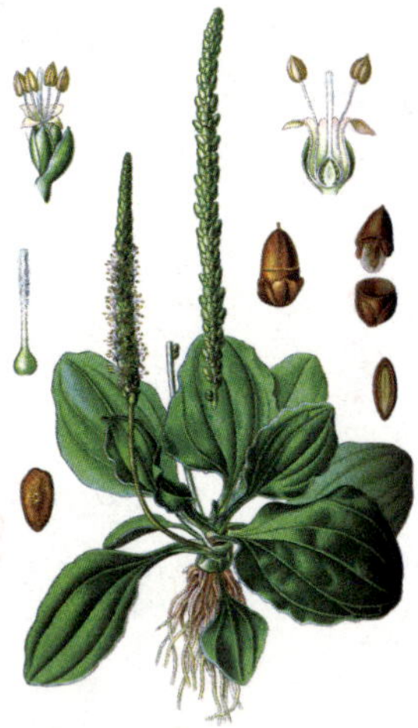

第七章　止血活血篇

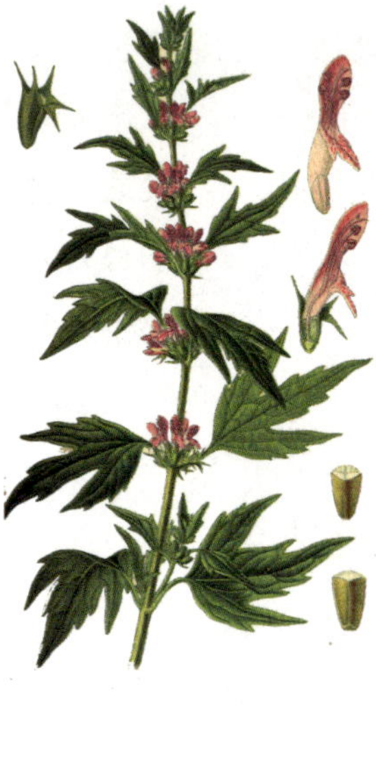

第八章　止咳化痰篇

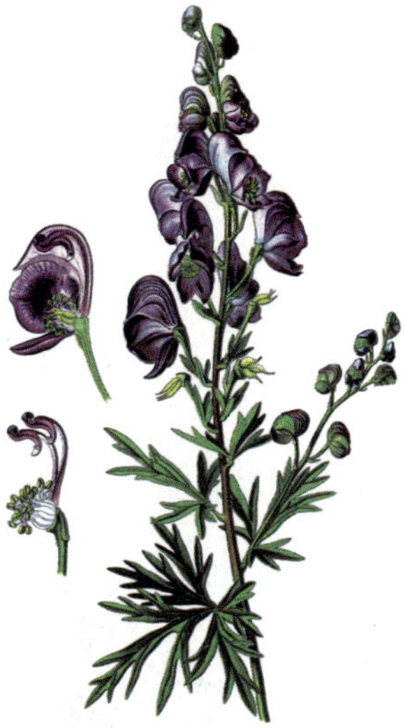

第九章　补虚健体篇

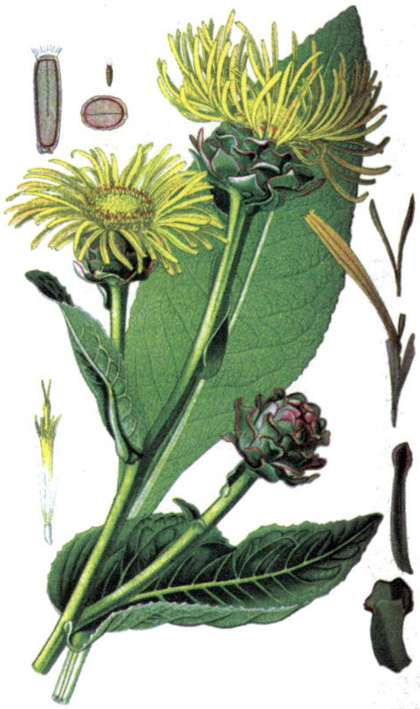

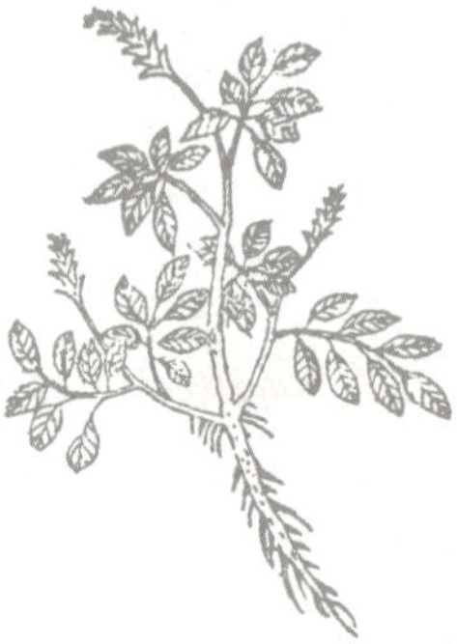
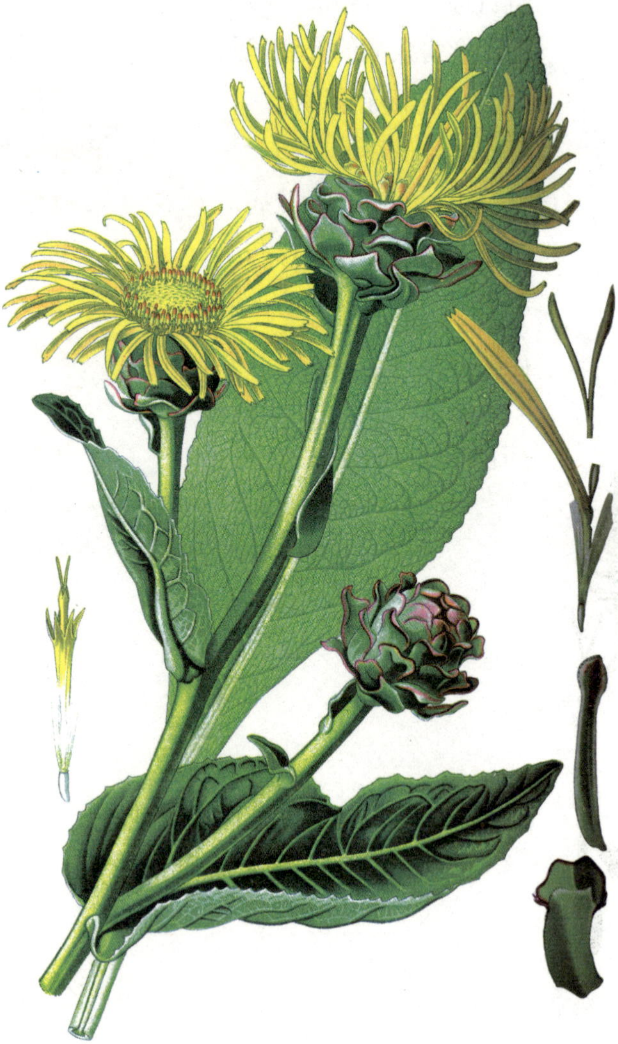
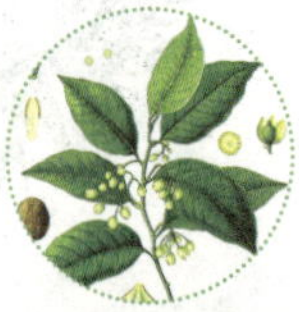
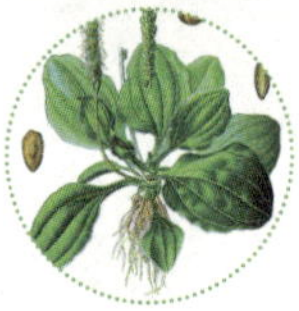
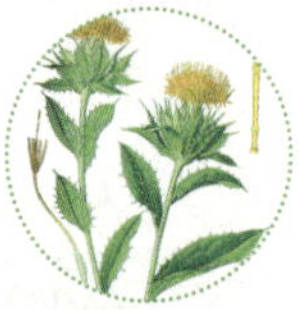
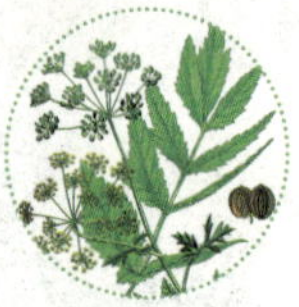

第一章 轻松读懂《本草纲目》

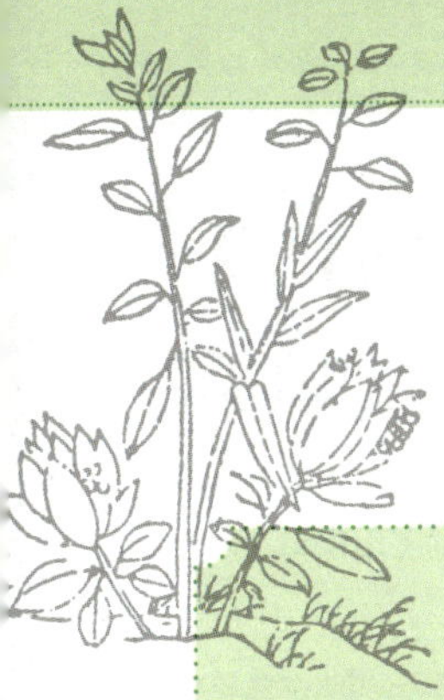

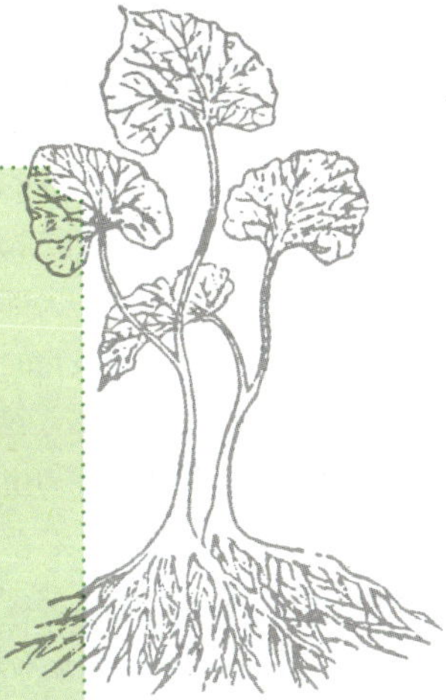

《本草纲目》以其科学性、系统性在我国中医药史上占有极其重要的地位，是截至16世纪末我国乃至世界上最系统、最完整、最科学的一部医药学著作，被誉为『东方药物巨典』，也是一部具有世界性影响的博物学著作。

要想读懂《本草纲目》，必须对中药学的基本理论有所了解，知晓什么是中药的气味阴阳，怎样鉴别中药的优劣，中药的使用禁忌有哪些。这一章将为读者详细地讲解。

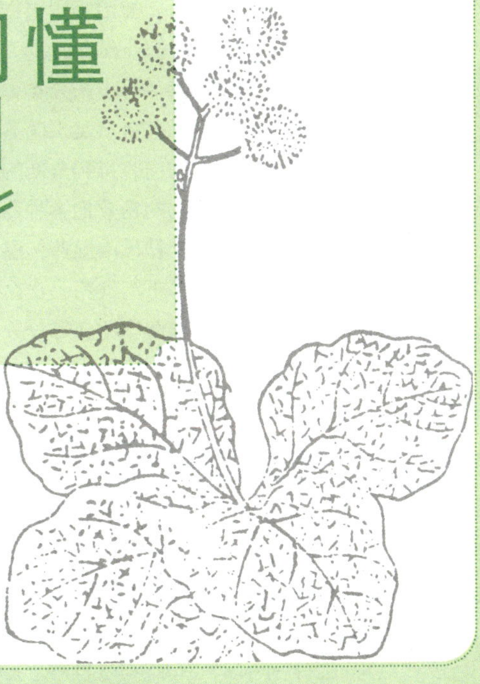

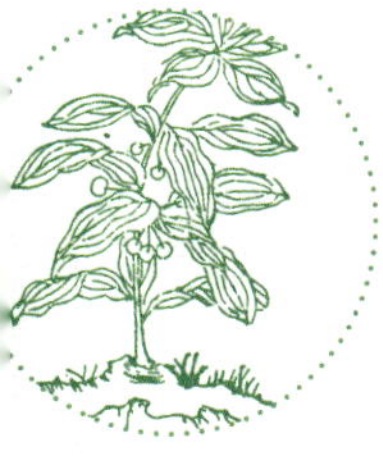

○补泻温凉，换个方法讲《本草纲目》

李时珍在编写《本草纲目》的时候，决定采用“以纲挈目”的体例来编这部书。改变了原有的上、中、下三品的药物分类法，而是把药物按照矿物药、植物药、动物药划分。矿物药又分为水部、火部、土部、金石部四部。植物药则根据植物的性能、形态及其生长的环境，分为草部、谷部、菜部、果部、木部五部；草部又分为山草、芳草、隰草、毒草、水草、蔓草、石草等小类。动物药从低级到高级排列为虫部、鳞部、介部、禽部、兽部、人部六部。还有服器部。

中医有“虚则补之，实则泻之，热则寒之，寒则热之”的说法，讲的是不同病症有不同的用药方法，药物本身也有不同的功效。其中，“实”，指实证；“虚”，指虚证。假如肝木受心火出现肝实证，由于肝是母，心是子，依照上述治病道理，应先泻心火，这就是所谓的“泻其子”；但若出现肝木虚弱证，则疗法不同，应先补生肝的肾，这就是所谓的“补其母”。故治病应根据病症的标本、急缓，有相应的补泻方法。

本书正是以药物的功效将中药分类，打破了《本草纲目》原有的按自然类别区分的框架，使《本草纲目》的内容得到全新的诠释和延伸。本书依据药物的功效把各种药物分成了解表药、清热药、祛风治湿药、温里理气药、开窍安神药、泻下消食药、止血活血药、止咳化痰药、补虚健体药。每一分类中介绍若干味药物，这样，在使用本书时就可以对症找药，对症用方，把学术性的《本草纲目》变成更具实用性的家用保健书。

《本草纲目》

·《本草纲目》是明朝医药学家李时珍为纠正古代医书的错误而编写的。

·编写过程历时近30年，共有52卷、约190万字。

·载有药物1892种，其中374种是李时珍新发现的。

·收集医方11096个，其中有8100多个是他自己拟定或收集的。

·书中还精心绘制了1160幅精美的中药图片。

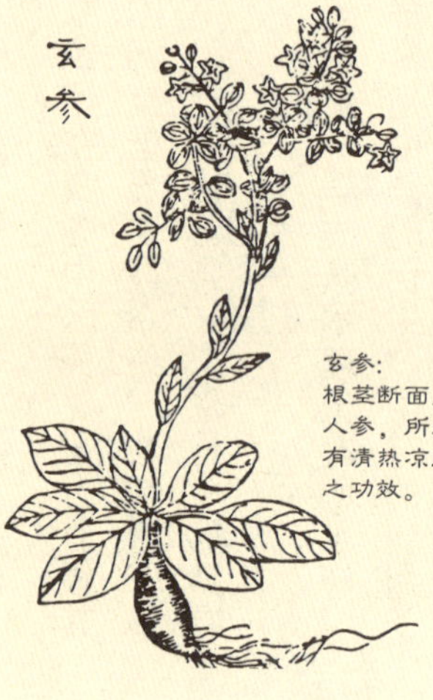

玄参：
根茎断面呈黑色，且像人参，所以得名玄参。有清热凉血、养阴生津之功效。

《本草纲目》书名的由来

公元1578年，年届六旬的李时珍已经完成了《本草纲目》的编撰，但尚未确定书名。一天，他出诊归来，坐在桌前，一眼看到案头上摆着昨天读过的《通鉴纲目》，突然心中一动，立即提笔蘸饱了墨汁，在书稿的封面写下了“本草纲目”四个字。于是这本流传于世数百年的中药巨著就叫作《本草纲目》了。

○中药五味的补泻原则

中药中所谓五味，是指药物有酸、苦、甘、辛、咸五种不同的药味，它们的治疗效果也不相同。

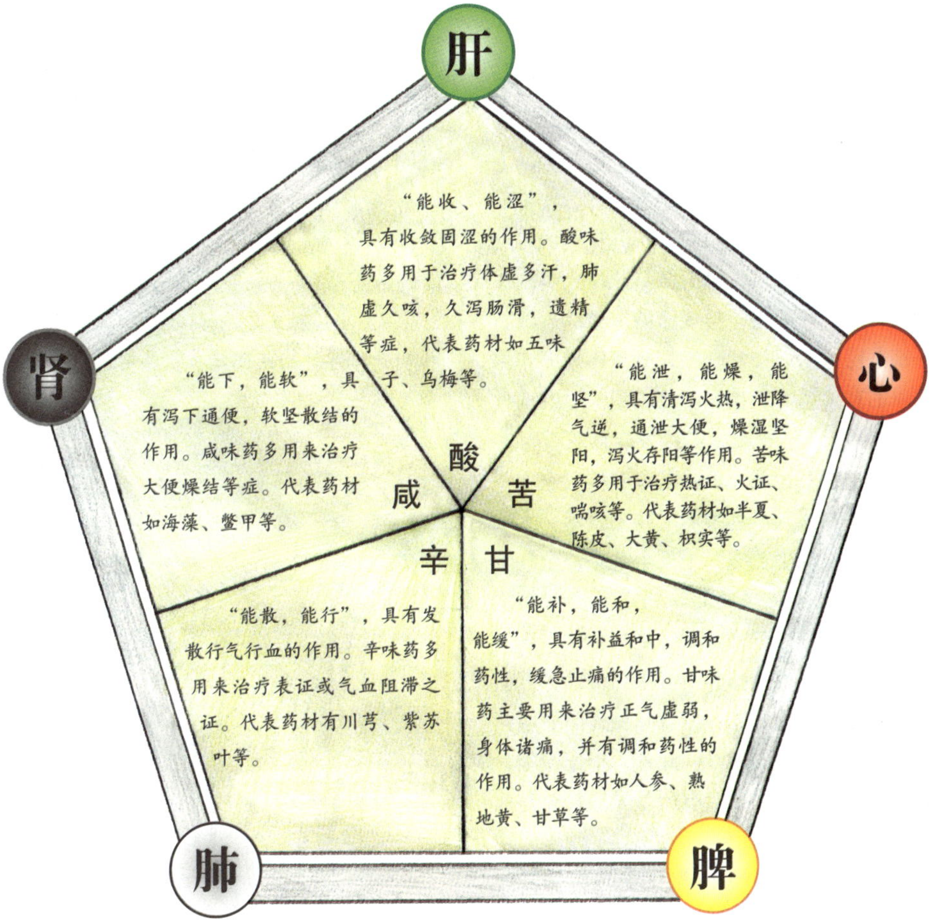

李时珍和《本草纲目》

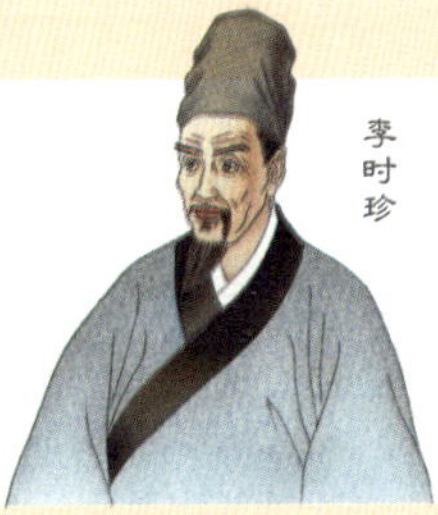

李时珍（1518—1593），字东壁，湖北蕲州人。李时珍祖上世代行医，他在父亲的精心教导下，成为了伟大的医学家、药物学家。一生著述颇丰，除《本草纲目》外，还著有《奇经八脉考》《濒湖脉学》《五脏图论》等十部著作。

〇五味理论的发展

医家李杲根据药物的气味厚薄做进一步的阐述，他认为味薄者能通利，如酸、苦、咸、平等性味；味厚者能下泻，如咸、苦、酸、寒等性味。气厚者能发热，如辛、甘、温、热等性味；气薄者能使人冒汗及通利小便，如甘、淡、平、凉等性味。《六节脏象论》中说："天给人以五气，地给人以五味。"五气由鼻吸入，藏于心、肺，使得面部五色明润光泽、音声能辨；五味则由口进入，藏于肠、胃，以养五气（此指人类内在的气），气和而生，形成津液，滋润五脏，补精益髓，所以神气旺盛。故形体瘦弱者用气厚的药食温养，精血不足的用味厚的药食补益。后天营养充足，心神才能自然而生。

根据古书记载，五味是五脏精气之本，对五脏各有其利。远古名医岐伯表示：木气生酸味，火气生苦味，土气生甘味，金气生辛味，水气生咸味。而辛味主散，酸味主收，甘味主缓，苦味主坚，咸味主软。药物可以祛邪，五谷为给养，五果为辅助，五畜为增益，五菜为补充，故气味相合而服用，能达到补精益气的效果。此外，根据四季、五脏的不同，五味也会有所差异，且要与病症相配合才适宜。

五味是根本，五脏精气受其影响。岐伯曾说："五味入胃，各归所喜。酸先入肝，苦先入心，甘先入脾，辛先入肺，咸先入肾。然而，若长期多食便会增加脏气，最后造成人体负担，容易短命早死。"因此五味太过，会损伤五脏精气。只有五味调和得当，才能使骨正筋柔，气血流畅，肌理致密，进而达到延年益寿的目的。根据古人养生原则，其圣人春夏养阳，秋冬养阴，以顺从四季阴阳变化的规律，调和体内阴阳而互为根本，如此阴阳二气便可常存。

气味阴阳

"气味阴阳"就是指药物的四气、五味和升降浮沉的阴阳属性。药有温、凉、寒、热之气，辛、甘、酸、苦、咸之味。还有升、降、浮、沉的区别，厚、薄、阴、阳之间的不同。其中，四气的热、温属阳；寒、凉属阴。五味里的辛、甘属阳；酸、苦、咸属阴。升、浮属阳；沉、降属阴。

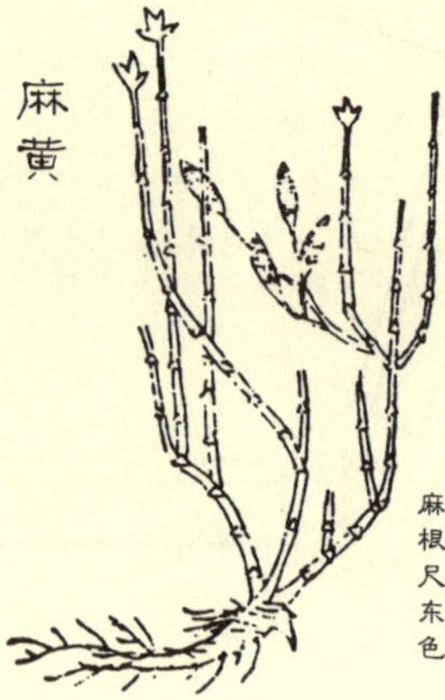

麻黄：
根皮黄赤色，长一尺，生于晋地及河东。据说因其味麻，色黄，故名麻黄。

五味的宜忌

五味与阴精、元气相互关联、相互影响。合理地运用五味，可以滋养五脏，充养阴精，调畅元气；而五味偏嗜或使用不当，则可能损伤五脏，耗伤阴精和元气。脏腑对五味的需求、适合性味、禁忌、过度食用所造成的不良影响等，可用五欲、五宜、五禁、五走、五伤、五过来解释。

○五味与五脏、五行

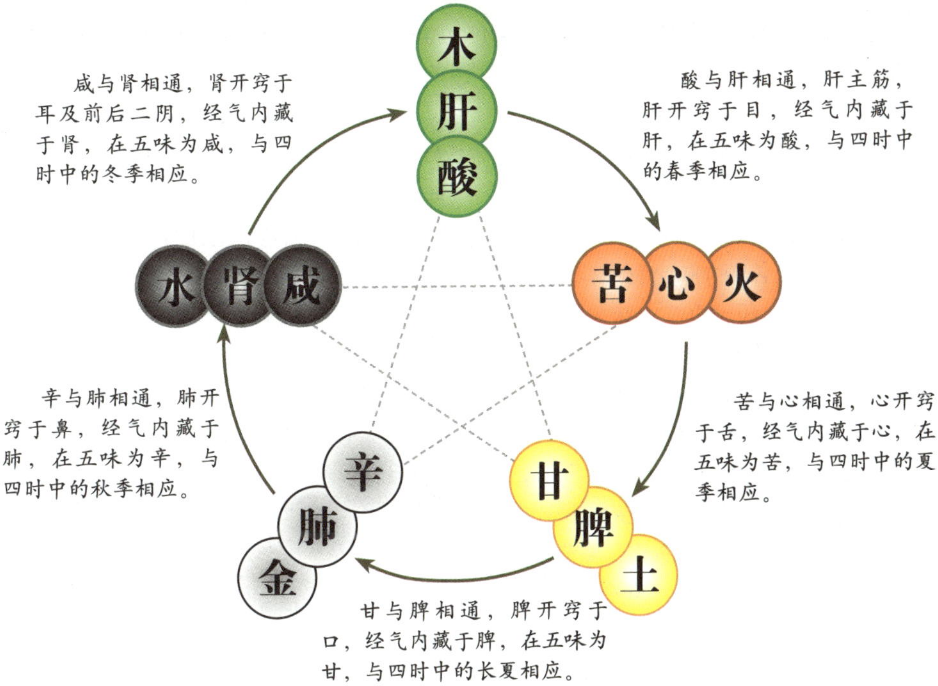

○五味的五欲、五宜、五禁、五走、五伤、五过

五欲	五宜	五禁	五走、五伤	五过
肝欲酸 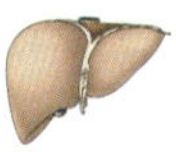	青色宜酸，肝病宜食麻、犬、李、韭。	脾病禁酸	酸走筋，过酸伤筋，筋病不宜多食酸，酸令人小便不畅。	味过于酸，肝气去滋养，脾气乃绝，因此肉坚厚、皱缩且唇裂。
心欲苦 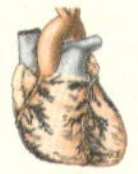	赤色宜苦，心病宜食麦、羊、杏。	肺病禁苦	苦走骨，过苦伤气，骨病不宜多食苦，多食令人呕吐。	味过于苦，脾气不能润泽，胃气便胀满留滞，因此皮肤枯槁而毛发脱落。
脾欲甘 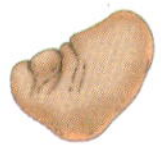	黄色宜甘，脾病宜食粳、牛、枣。	肾病禁甘	甘走肉，过甘伤肉，肉病不宜多食甘，多食令人心中烦闷。	味过于甘，令心气喘满，脸色黑，肾气不平，胃痛而毛发脱落。
肺欲辛 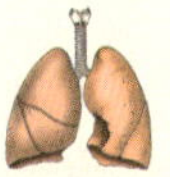	白色宜辛，肺病宜食黄黍、鸡、桃。	肝病禁辛	辛走气，辛伤皮毛，气病不宜多食辛，多食令人辣心。	味过于辛，筋脉阻绝，则精神耗伤，筋急而手足干枯。
肾欲咸 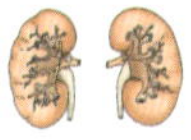	黑色宜咸，肾病宜食大豆、黄卷、栗。	心病禁咸	咸走血，过咸伤血，血病不宜多食咸，多食令人渴。	味过于咸，大骨之气劳伤，肌肉瘦削萎缩，心气抑郁不舒，血脉凝涩而变色。

○君臣佐使，功效也有轻重之分

方剂就是治病的药方，是将几种药物配合起来，经过一定的方法制成丸散膏丹等多种剂型。方剂一般由君药、臣药、佐药、使药四部分组成，彼此相互配合、制约。一般的配置是君药一味，臣药二味，或君药一味，臣药三味，佐药五味，也可以君药一味，臣药二味，佐药九味。

中医讲，上药一百二十味为君，主养命以顺应上天，无毒，长期服用不伤人。想要轻身益气、延年益寿者以上经为本，如人参、枸杞、当归等皆是上药。中药一百二十味为臣，主养性以顺应人事，有的无毒，有的有毒，须斟酌服用。想要遏病、滋补虚弱者以中经为本，如百合、黄连、麻黄等皆是中药。下药一百二十五味，为佐、使，主治病以顺应土地，大多有毒，不能长期服用。想要除寒热邪气、破积聚、疗疾病者以下经为本，如大戟、附子皆为下药。

药物还有阴阳相配的属性，常见的药物有以下几种关系。

单行：单味药即能发挥预期效果，不需要其他药辅助。如独参汤，只用人参一味药就能治疗元气大脱症。

相须：性能功效相类似的药物配合使用，这样疗效可以增强。如石膏配知母，清热泻火的功效更好。

相使：在性能功效方面有某种共性的药物配合使用，分一主一辅，辅药能提高主药物的疗效。如黄芪与茯苓配合时，利水健脾的茯苓能增强黄芪补气利水的效果。

相畏：一种药物的毒性或副作用，能被另一种药物减轻或消除。如生半夏畏生姜，即生姜能减轻或消除生半夏的毒性。

相恶：一种药物能使另一药物的功效降低，甚至丧失药效。如人参恶萝卜，萝卜能削弱人参的补气作用。

相反：两种药物合用能产生毒性或副作用。

药方组方原则

药方组方原则最早源于《内经》。《素问·至真要大论》说："主病之谓君，佐君之谓臣，应臣之谓使。"李杲在《脾胃论》中再次申明："君药分量最多，臣药次之，使药又次之。不可令臣过于君，君臣有序，相与宣摄，则可以御邪除病矣。"

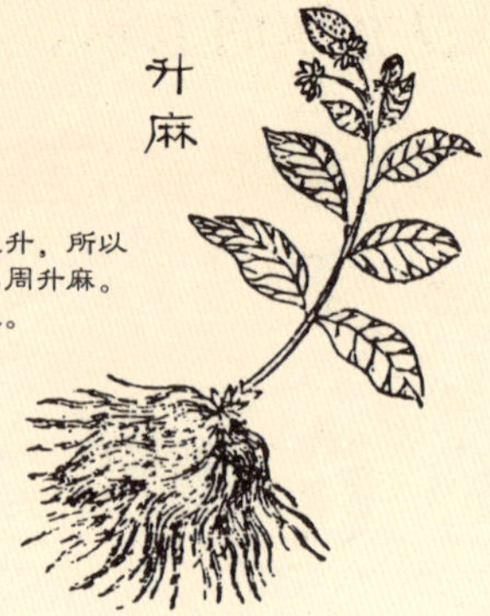

升麻：
叶像麻，性上升，所以叫升麻。又名周升麻。因其产于周地。

中药配伍的使用注意

李时珍说："古方中多有用相恶、相反的；相须、相使同用的，此为用药的帝道。而相畏、相杀同用者，为用药的王道。相恶、相反同用者，是用药的霸道。"因此在中药的临床应用中，如果配伍得当，将会出现绝佳疗效。

○方剂中的“君臣佐使”

君 是不可缺少的药物，针对主病或主症起主要治疗作用的药物。

药力居方中之首，用量较大。

臣 一是辅助君药加强对主症治疗效果的药物。二是针对兼病或兼症起治疗作用的药物。

药力小于君药，比君药用量小。

佐 一是佐助药，即协助君药和臣药加强治疗作用，或直接治疗兼证的药物。二是佐制药，即用以消除或减缓君药或臣药的烈性或毒性的药物。三是反佐药，能在治疗中起相成作用的与君药性味相反的药物。

佐药的药力比臣药更弱，一般用量较轻。

使 一是引经药，能引导方中诸药到达病灶的药物。二是调和药，能够调和诸药作用的药物。

使药的药力较轻，用量也小。

○药物的上中下品

主养命以顺应上天，无毒，长期服用不伤人。可用于轻身益气、延年益寿。

君

上药

一百二十味

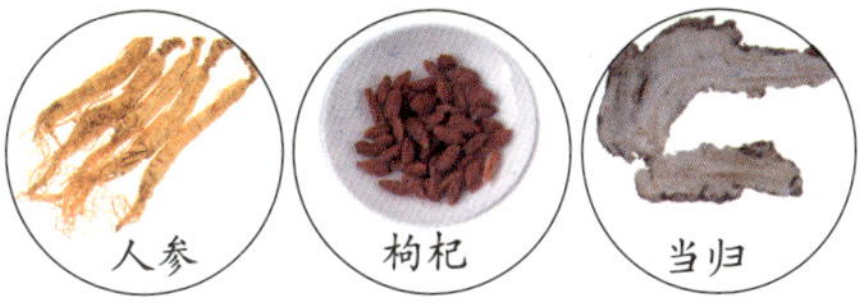

主养性以顺应人事，有的有毒，须斟酌服用。可遏病、滋补虚弱。

臣

中药

一百二十味

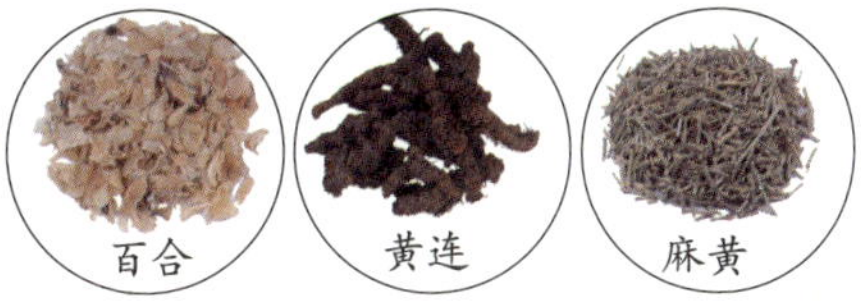

主治病以顺应土地，大多有毒，不能长期服用。可除寒热邪气、破积聚、疗疾病。

佐、使

下药

一百二十五味

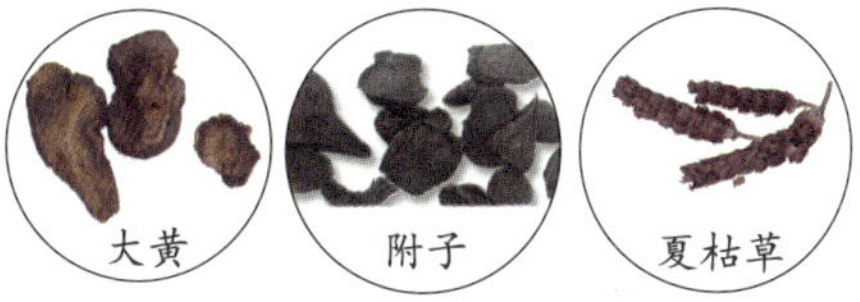

○升降浮沉，用药须顺应四时

一般来说，药物的作用趋向可分升、降、浮、沉。升指上升，降指下降，浮指发散上行，沉指泻利下行。而药物可分升浮药与沉降药，前者上行而向外，具有升阳、发表、散寒等功效；后者下行而向内，具有潜阳、降逆、收敛、清热、渗湿、泻下的功效。凡阳性药物之气属于温热、味用于辛甘者，多有升浮作用，如麻黄、桂枝；而阴性药物之气属于寒凉，味用于苦酸者，多有沉降作用，如大黄、芒硝。

李时珍认为，酸、咸二味没有升的作用，甘、辛二味没有降的作用，寒无浮的作用，热无沉的作用，这是由各自的性质所决定的。治疗上升的病症，用气味咸寒的药物引之，就能使其沉而直达肚脐以下至骨盆的器官，包含肾、小肠、大肠、肝、膀胱等；治疗沉降的病症，用酒引之，就能使其上浮至头顶。此外，亦有药物同时具备升降的特性，例如根主升而梢主降，生主散而熟主降，升降虽是药物的固有属性，但也会因症状的不同导致药物的使用部位与炮制有异。

金代医家李杲表示：“药物的升、降、浮、沉、化可出现生、收、长、藏、成的反应，故服药应与四季相配合。”由于春季主升，夏季主浮，秋季主收，冬季主藏，土居中主化。所以味薄者升而生，气薄者降而收，气厚者浮而长，味厚者沉而藏，气平者化而成。如果人们补之以辛、甘、温、热以及气味薄者，就能助春夏之升浮，同时也能泻秋冬收藏。如果补之以酸、苦、咸、寒以及气味厚的，就能助秋冬之降沉，同时也能泻春夏生长。

升降浮沉

升降浮沉是指中药作用于人体的四种趋向。其中，升是指提升、上升；降是指下降、降逆；沉是指内行泄利；浮是指外行发散。解表、散寒、升阳的中药，其药性均属升浮并具有上行向外作用；清热、泻下、利水、收敛、降逆的中药，其药性属沉降并具有下行、向里作用。

前胡

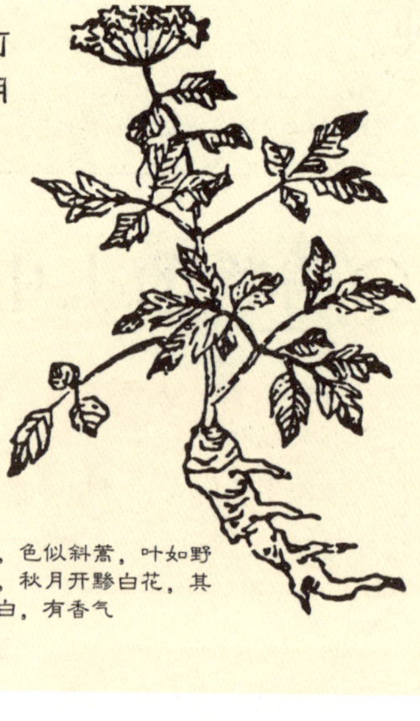

前胡：
苗高二尺，色似斜蒿，叶如野菊而细瘦，秋月开黪白花，其根皮黑肉白，有香气

春夏秋冬的用药之法

春季宜加辛温之药，如薄荷、荆芥，以顺应春季上升之气；夏季宜加辛热之药，如香薷、生姜，以顺应夏季浮动之气；长夏季节宜加甘苦辛温之药，如人参、白术、苍术、黄檗，以顺应化成之气；秋季宜加酸温之药，如芍药、乌梅，以顺应秋季下降之气；冬季宜加苦寒之药，如黄芩、知母，以顺应冬季沉郁之气，以此规律顺时气而养天和。

〇中药的升降浮沉

	升	浮	沉	降
本义	指上升、提升。	指外行发散。	指内行泄利。	指下降、降逆。
性味	凡是温性、热性及味辛、味甘的中药，大多为升浮性中药。		凡是凉性、寒性及苦味、酸味、咸味的中药，大多为沉降性中药 。	
功效	具有解表、散寒、升阳作用的中药，药性均属升浮并具有上行向外的作用。		具有清热、泻下、利水、收敛、降逆作用的中药，药性都属于沉降并具有下行向内的作用。	
对症	病势下陷的，应使用药性升浮的药物。		病势逆上的，应使用药性沉降的药物。	

〇四季的用药选择

《神农本草经》上记载：“四时用药要先顺应时令，不能杀伐天地间的祥和之气，故药物的升、降、浮、沉要顺应其气。”

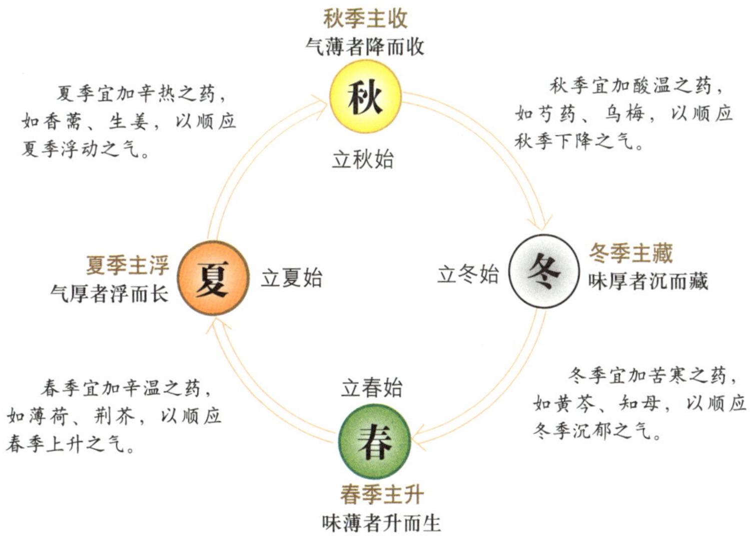

影响药性的因素

影响药性升降浮沉的主要因素是炮制和配伍。例如，药物用酒炒则升，姜汁炒则散，醋炒则收敛，盐水炒则下行。在复方配伍中，药性升浮的药物在和较多药性沉降的药物配伍时，其升浮之性会受到一定的制约。反之，药性沉降的药物也会受到较多的属性升浮的药物的制约。

○优劣鉴别，眼鼻手口四大法

现在市面上中药材的质量可谓良莠不齐，以假乱真者有之，以次充好者有之，商家可以从中谋取利益，但对患者来说这将会直接影响临床应用的效果和生命安全，因此学会如何鉴别中药材十分重要。

手触

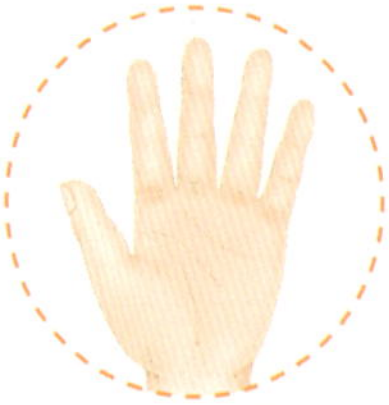

手摸法。以手感受药材的软硬。如盐附子质软，而黑附子则质地坚硬。

手捏法。以手感受药材的干湿、黏附性等。如天仙子手捏有黏性，土茯苓手捏有弹性等。

手掂法。以手感受药材的轻重、疏松或致密。如荆三棱坚实体重，而泡三棱则体轻。

口尝

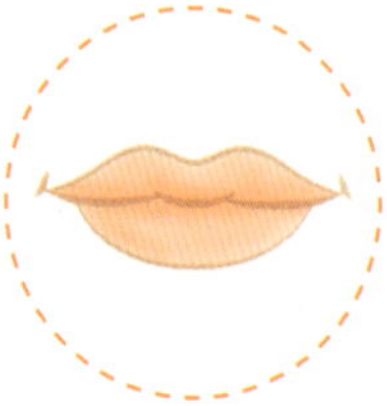

药材亦可透过“味感”来鉴别，直接放入口中品尝吃食，用舌头稍微感觉，或是咀嚼，或用水浸泡过后喝汁液的味道。味分为辛、甘、酸、苦、咸五味，如山楂的酸、黄连的苦、甘草的甜等。不过，以此鉴别药材应特别小心，避免误尝有毒药物而中毒！

鼻嗅

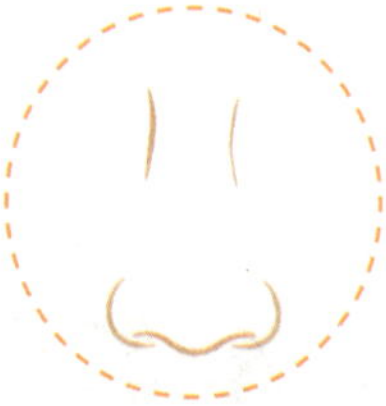

直接鼻嗅法。将草药靠近鼻子来闻它的气味。如薄荷的香、阿魏的臭等。

蒸汽鼻嗅法。将药草放在热水中浸泡，闻它透过蒸汽所散发出来的气味。如犀角有清香而不腥，水牛角则略有腥气。

搓揉鼻嗅法。由于有些草药的气味微弱，所以可以将其搓揉后再闻味道。如鱼腥草的腥味，细辛的清香味等。

眼观

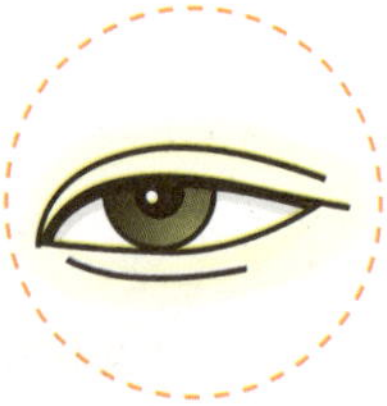

观察表面。药材因用药部位不同，其外形特征亦会有所差异。如根类药材多为圆柱形或纺锤形，皮类药材则多为卷筒状。

观察颜色。通过观察药材的颜色，来分辨药材的品种、产地和质量的好坏。如黄连颜色要黄、丹参颜色要红、玄参颜色偏黑等。

观察断面。许多药材的断面都有明显特征，可通过观察来辨别药材。如黄芪的折断面纹理呈菊花心样；杜仲在折断时，则会出现胶状的黏稠细丝等。

观察质地。观察质地是指观察药材的软硬或质地，如较黏、较粉等。

○煎煮服用小常识

煎药给药法在中医历史上得到了最广泛的应用，它已有两千多年的历史。煎药的目的是把药物中的有效成分，经过物理、化学作用（如溶解、扩散、渗透和脱吸附等）转入汤里。煎煮药材时，其用具、水质、温度、时间和次数都有一定的规矩和讲究。

用具

中药汤剂的质量与煎药的器具有着密切的关系。目前以砂锅煎煮的质量比较好，砂锅的材质稳定，不会与药物成分发生化学反应，这是使用铁锅或铜锅做不到的。此外，也可以用陶瓷锅、不锈钢锅和玻璃容器等。

用水

煎药首先要注意的是水质，现在多用自来水，甚至是山泉水来熬药，其实只要水质洁净就可以了。在煎药之前，要先加水到至少没过药物，然后依据药材的药性不同再调整水量。不要用矿泉水来熬煮中药，因为矿泉水硬度较高，会降低中药药效。

时间

由于药性不同，煎煮的时间也长短不一。一般的药用小火煎30分钟左右就可以了，但是发汗药、挥发性药（如感冒药）只需要煎煮20分钟（约在水沸腾后，再煮5分钟左右）即可，避免药效挥发散去。有些有毒性的药物，要先煎20～30分钟，让它的毒性降低。如果是矿物类的药物，就要先打碎再煎。

次数

中草药汤剂，每剂一般需煎两次，第一次的药液称“头汁”，第二次的称“二汁”，两次的药汁要去渣混合之后再平分，分数次服用，这样可以让药汁的浓度相同，保障药效。煎头汁前，水应浸没药材2～3厘米；而煎二汁时，水可适当减少一些。此外，针对较难煎出有效成分的药材，则需煎至三次才能析出药效。

步骤

煎药时的温度，是使药材能析出有效成分的重要因素。煎药前，先用冷水将中草药浸泡15分钟，使药性可以渗透进入水中。煎药时，先以大火煮沸之后，再转中火或小火熬，这样可以让药物的有效成分慢慢析出，药性也不会被破坏。煎药时不要常常打开锅盖查看，以免有效成分的流失。花叶类的药材可以直接用热水冲泡，但是其他药材还是需要先煎煮，否则难以析出药材的药性。依据药性的不同，火候还要随之调整，有芳香的药物，要用大火急煎，煮沸1～2次，就可以服用；质地厚重、不容易煮出汁的根茎类药物，要用小火久煎。

○中药使用禁忌

中药配伍禁忌

某些药物在组方后可发生相反、相恶的关系，使彼此的药效降低，甚至引起毒副反应。《本经·序例》指出："勿用相恶、相反者。"相恶配伍可使药物某些方面的功效减弱，但同时是一种可以利用的配伍关系，并非绝对禁忌。而"相反为害，深于相恶"，是指相反的药物一起使用可能会危害健康，甚至危及生命。故相反的药物原则上禁止配伍应用。

孕妇用药禁忌

某些药物具有损害胎元以致堕胎的副作用，所以应作为妊娠禁忌的药物。根据药物对于胎元损害程度的不同，一般可分为慎用与禁用两大类。慎用的药物包括通经祛瘀、行气破滞及辛热滑利之品，如桃仁、红花、牛膝、大黄、枳实、附子、肉桂、干姜、木通、冬葵子、瞿麦等；而禁用的药物是指毒性较强或药性猛烈的药物，如巴豆、牵牛、大戟、商陆、麝香、三棱、莪术、水蛭、斑蝥、雄黄等。凡禁用的药物绝对不能使用，慎用的药物可以根据病情的需要斟酌使用。

服药期间饮食禁忌

在服药期间，一般应忌食生冷、油腻、腥膻、有刺激性的食物。此外，根据病情的不同，饮食禁忌也有区别。如热性病，应忌食辛辣、油腻、煎炸性食物；寒性病，应忌食生冷食物、清凉饮料等；胸痹患者应忌食肥肉、脂肪、动物内脏及烟、酒等；肝阳上亢头晕目眩、烦躁易怒等应忌食胡椒、辣椒、大蒜、白酒等辛热助阳之品；黄疸胁痛应忌食动物脂肪及辛辣烟酒刺激物品；脾胃虚弱者应忌食油炸黏腻、寒冷固硬、不易消化的食物；肾病水肿应忌食盐、碱过多和酸辣太过的刺激食物；疮疡、皮肤病患者，应忌食鱼、虾、蟹等腥膻发物及辛辣刺激性食物。

中药禁忌

中药的使用最注重的是对症，而且使用的药量和搭配都是有一定标准的，要遵照医嘱来使用。如果随意更改组方或者改变使用的量，不仅会影响药效，甚至可能会引起副作用和中毒。因此，在使用中药时，要注意中药的配伍禁忌、服法用量、饮食禁忌等诸多方面。

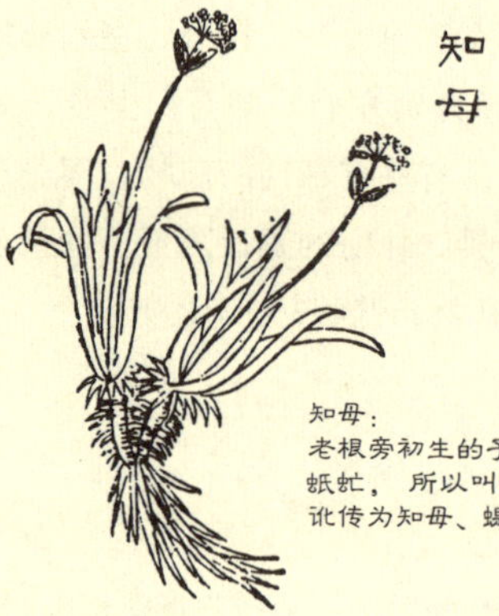

知母：
老根旁初生的子根，形状像蚳虻，所以叫蚳母，后来讹传为知母、蝭母。

中药不可过量使用

虽然中药都是天然成分，但绝不能因此而认为中药没有副作用，是绝对安全的。有些中药是有毒的，如果过量使用会引起中毒，甚至危及生命。有一些中药虽然没有毒性，但大剂量使用后可能会产生副作用。因此，使用中药一定要遵循医嘱，不能随便改变剂量。

○“十八反”和“十九畏”

某些药物合用会产生剧烈的毒副作用或降低和破坏药效，因而应该避免配合应用。目前医药界共同认可的配伍禁忌，有“十八反”和“十九畏”。

十八反歌谣

本草明言十八反，

半蒌贝蔹芨攻乌。

藻戟遂芫俱战草，

诸参辛芍叛藜芦。

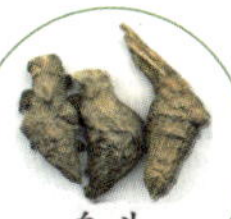
乌头

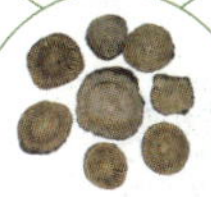
甘草

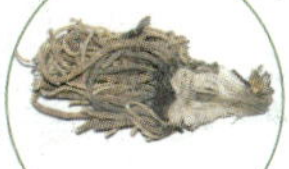
藜芦

十八反

乌头与半夏、瓜蒌、川贝母、白蔹、白及相反。

甘草与海藻、大戟、甘遂、芫花相反。

藜芦与人参、丹参、玄参、南沙参、苦参、细辛、芍药相反。

十九畏歌谣

硫黄原是火中精，朴硝一见便相争。

水银莫与砒霜见，狼毒最怕密陀僧。

巴豆性烈最为上，偏与牵牛不顺情。

丁香莫与郁金见，牙硝难合京三棱。

川乌草乌不顺犀，人参最怕五灵脂。

官桂善能调冷气，若逢石脂便相欺。

大凡修合看顺逆，炮爁炙煿莫相依。

十九畏

硫黄畏朴硝。

水银畏砒霜，狼毒畏密陀僧。

巴豆畏牵牛。

丁香畏郁金，牙硝畏三棱。

川乌、草乌畏犀角，人参畏五灵脂。

官桂畏石脂。

服药中的饮食禁忌

服用清内热的中药，不宜食用热性食物；
服温中类药治疗“寒证”，应禁食生冷食物；
甘草、黄连、桔梗、乌梅忌猪肉；
薄荷忌鳖肉，鳖鱼忌苋菜；
茯苓忌醋；
鸡肉忌黄鳝；
蜂蜜反生葱；
天门冬忌鲤鱼；
荆芥忌鱼、蟹、河豚、驴肉；
白术忌大蒜、桃、李等。

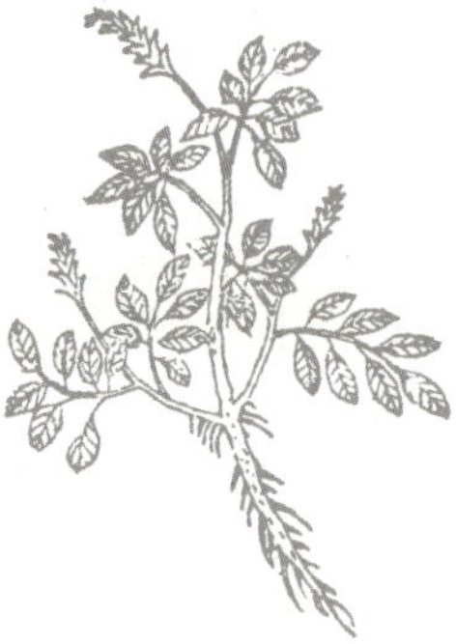

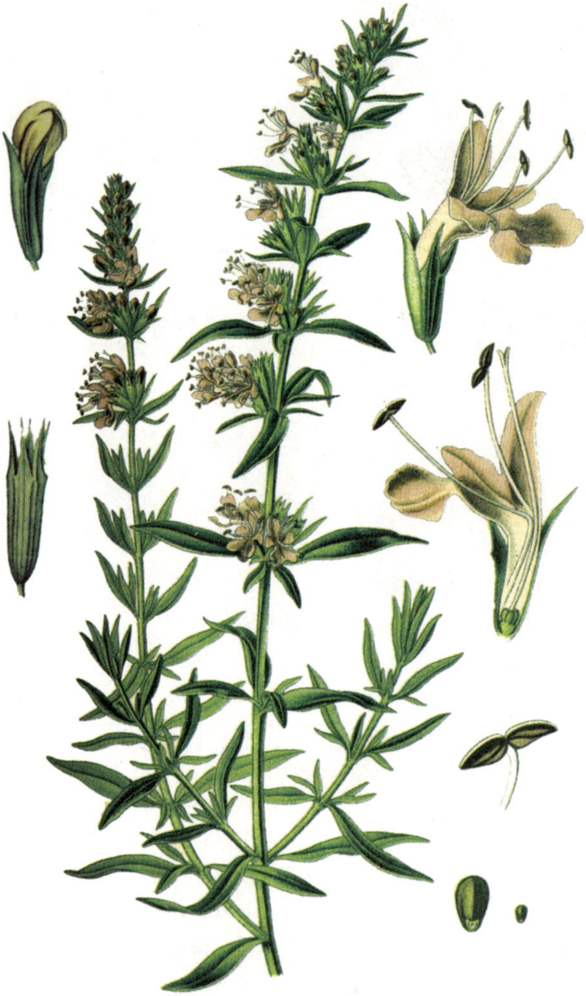

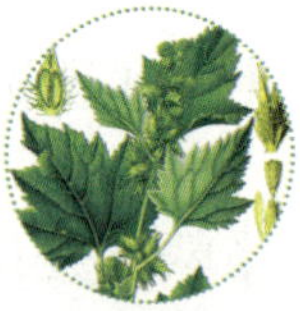

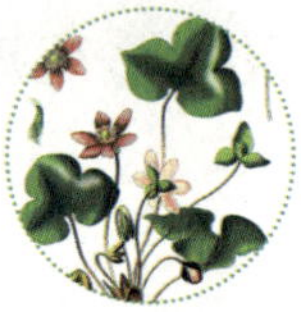

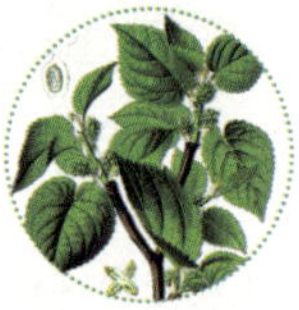

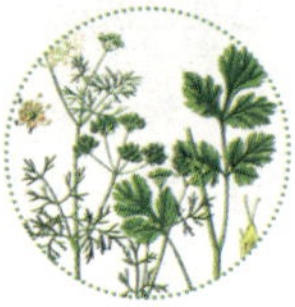

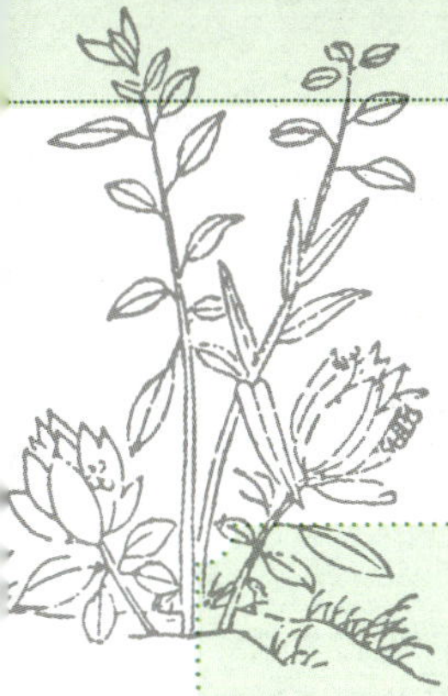

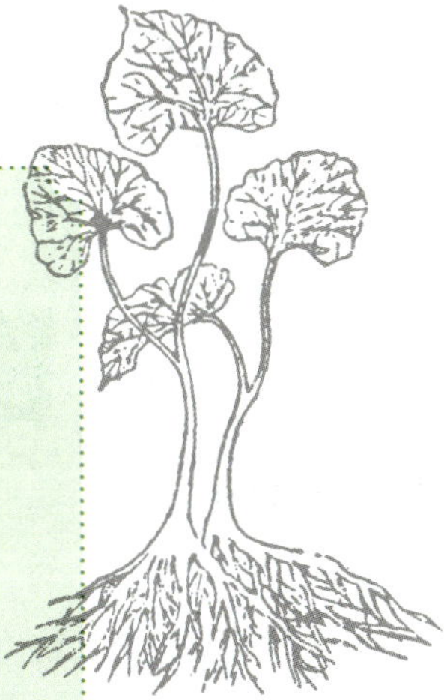

第二章 解表篇

解表药是指能疏肌解表、促使发汗，用以发散表邪、解除表证的药物，也叫发表药。根据其药性和主治的差异，把它分为发散风寒药和发散风热药两类。发散风寒药药性多辛温，所以又称辛温解表药，适用于风寒表证，代表药物有麻黄、荆芥等；发散风热药药性多辛凉，所以又称辛凉解表药，适用于风热表证，代表药物有柴胡、葛根、牛蒡、薄荷等。

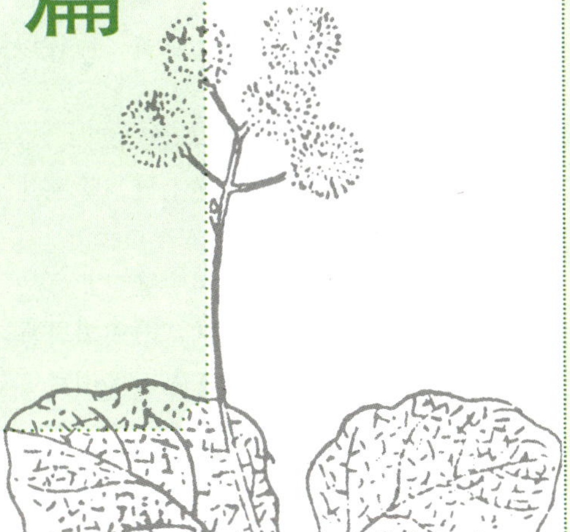

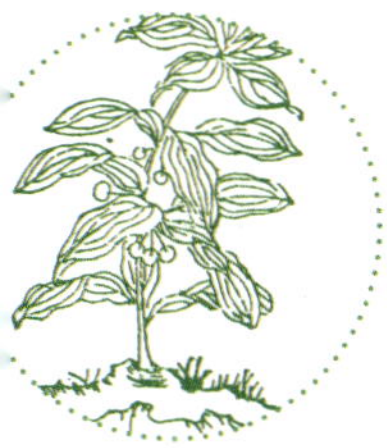

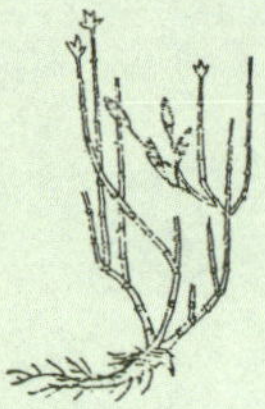

【功效】祛邪热气，止咳逆上气，除寒热，破癥坚积聚。

发汗解表第一药

麻黄

Ephedra sinica Stapf

草部·隰草类　发散风寒药

又名：龙沙、卑相、卑盐，始载于《神农本草经》。根皮黄赤色，长一尺，生于晋地及河东。有人说因其味麻，色黄，故名麻黄，但没有查证。

|药用部分|

○麻黄茎

修治：陶弘景说："折去节根，水煮十余沸，用竹片掠去水面上的沫。因为沫令人烦，根节能止汗。"

性味：味苦，性温，无毒。

李时珍说："麻黄微苦而辛，性热而扬。"僧继洪说："中牟有生长麻黄之地，冬日不积雪，因它泄内阳之故。"因此，过用麻黄会泄真气。由此可知麻黄性热。服用麻黄出汗不止的，用冷水浸头发，用扑法即止。凡是服用麻黄，须避风一日，不然病会复发。凡是使用麻黄，应佐以黄芩，就不会眼赤。

主治：治中风伤寒头痛，温疟，发表出汗，祛邪热气，止咳逆上气，除寒热，破癥坚积聚。（出自《神农本草经》）

治五脏邪气缓急，风胁痛，止好唾，通腠理，解肌，泄邪恶气，消赤黑斑毒。麻黄不可多服，多服令人虚。（出自《名医别录》）

治身上毒风，皮肉不仁，主壮热温疫，山岚瘴气。（甄权）

通九窍，调血脉，开毛孔皮肤。（出自《日华子诸家本草》）

散赤目肿痛，水肿风肿，产后血滞。（李时珍）

○麻黄根、节

性味：味甘，性平，无毒。

主治：能止汗，夏季用杂粉扑之。（陶弘景）

止汗，实表气，固虚，消肺气、梅核气。（出自《滇南本草》）

［发明］李时珍说："麻黄发汗，而麻黄根节止汗，事物之妙，不可测度。自汗有风湿、伤风、气虚、血虚、脾虚、阴虚、胃热、中暑诸证，都可随证使用。当归六黄汤加麻黄根，治疗盗汗尤其好。因为它性行周身肌表，故能引诸药至卫分而固腠理。历代本草只知道用扑法，而不知道服用的效果更好。"

|医家名论|

苏颂说："荥阳、中牟所产的麻黄为好。春生苗，至夏五月则长及一尺以上。梢上有黄花，结实如百合瓣而小，也似皂荚子，味甜，微有麻黄气，外皮红，里仁子黑。根紫赤色。俗说有雌雄二种：雌的三月、四月开花，六月结子。雄的没有花，不结子。立秋后收茎阴干备用。"

使用禁忌

由于麻黄发汗力较强，故表虚自汗或阴虚盗汗，以及肾不纳气的虚喘者均应慎用。肺虚作喘、外感风热、痈、疖等症，均不可用麻黄。

形态特征

草本状灌木，高20～40厘米，木质茎匍匐卧于土中，小枝直伸或微曲，绿色，长圆柱形，细纵槽纹不明显，梢上有黄花，成鳞球花序，通常雌雄异株，结实如百合瓣而小，味甜。种子外皮红，里仁子黑红色或灰褐色，表面有细皱纹。根紫赤色。

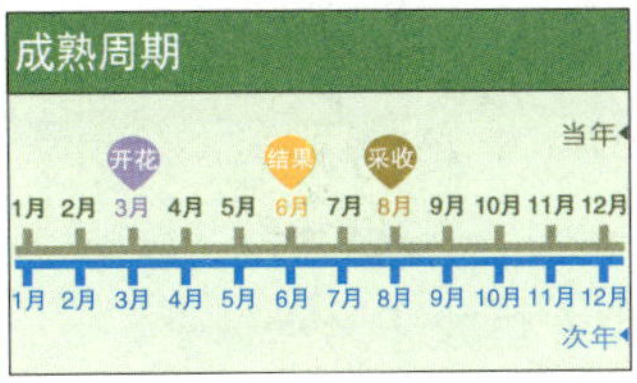

茎

［性味］味苦，性温，无毒。

［主治］治中风伤寒头痛，温疟。

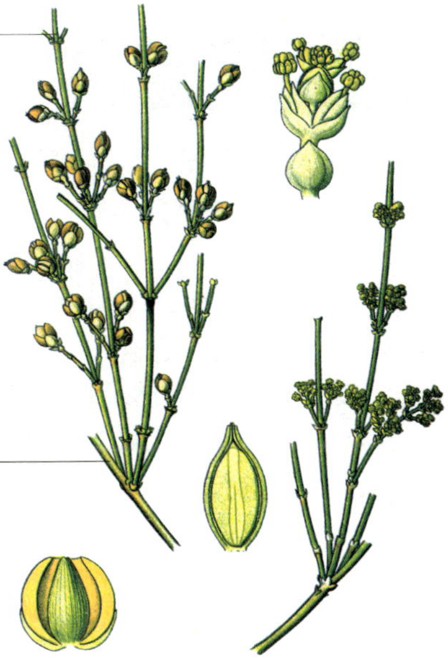

根、节

［性味］味甘，性平，无毒。

［主治］能止汗，夏季用杂粉扑上。

成品选鉴

表面黄绿色，触之微有粗糙感。体轻，质脆，易折断，断面略呈纤维性，髓部红棕色，近圆形。气微香，味涩、微苦。

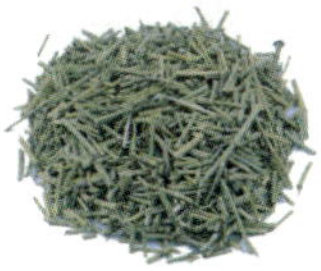

实用妙方

• **流行热病，初起一二日的：**用麻黄（去节）一两，加水四升煎至半干，去渣留汁，加米及豉，煮成粥。先用热水洗完澡，然后喝粥，盖被取汗，汗出即愈。

• **一身面目黄肿、脉沉、小便不利，用甘草麻黄汤：**用麻黄四两，加水五升煮，去沫，再加甘草二两，煮成三升。每服一升。盖厚被让出汗。不汗，须再次服药。注意避风寒。

• **风痹冷痛：**用麻黄（去根）五两、桂心二两，共研为末，加酒二升，以慢火熬成糖稀。每服一匙，热酒调下，汗出见效。注意避风。

·中药趣味文化·

麻黄的由来

秦代，有个挖药的老人，收了一个徒弟。这个徒弟很是狂妄，才学会一点皮毛，就看不起师傅了，自立了门户独自卖药。因学艺不精，没过几天，就用“无叶草”治死了一个人，被判刑三年。出狱后，他找到师傅认错，表示会痛改前非。师傅见他有了转变，这才把他留下。从此之后，徒弟再用“无叶草”时就十分小心了。因为这种草给他惹过麻烦，就起名叫作“麻烦草”，后来又因为这草的根是黄色的，才又改为“麻黄”。

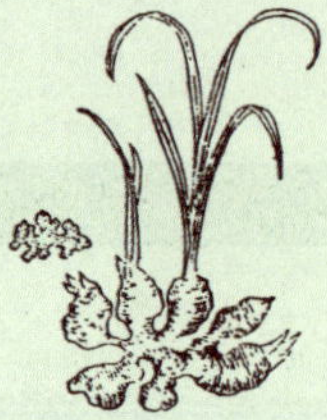

【功效】治嗽温中，治胀满，霍乱不止，腹痛，冷痢。

朝含三片姜，不用开药方

生姜

Zingiber officinale Rosc.

菜部·荤辛类　发散风寒药

又名：姜根、百辣云，宜在微湿沙地种植。许慎的《说文解字》中把姜称为“御湿之菜”。王安石认为姜能御百邪，故称其为姜。

药用部分

○根

性味：味辛，性温，无毒。

陈藏器说：“生姜性温，要热则去皮，要冷则留皮。”

徐之才说：“与秦椒相使。解半夏、莨菪毒。恶黄芩、黄连。”

李时珍说：“长期吃姜，易积热伤眼。凡是有痔疮的人多吃姜和酒，立刻就会发。患痈疮的人多吃姜，会长恶肉。”

主治：归五脏，除风邪寒热，伤寒头痛鼻塞，咳逆气喘，止呕吐，祛痰下气。（出自《名医别录》）

去水胀，疗时令外感咳嗽。与半夏同用，治胃脘部急痛。捣汁与杏仁煎服，治急痛气实，心胸冷热拥膈。捣汁调蜜服，治中暑呕吐不能下食。（甄权）

散烦闷，开胃气。（孟诜）

久服去臭气，通神明。（出自《神农本草经》）

能破血调中，去冷气。姜汁能解药毒。（陈藏器）

除壮热，治痰喘胀满，冷痢腹痛，转筋胸闷，去胸中臭气、狐臭，杀腹内寄生虫。（张鼎）

解菌蕈等各种菌毒。（吴瑞）

姜生用发散，熟用和中。能解吃野禽中毒而致的喉痹。浸汁点眼，可治红眼病。捣汁与黄明胶同熬，贴风湿疼痛，效果很好。（李时珍）

○干生姜

主治：治嗽温中，治胀满，霍乱不止，腹痛，冷痢，血闭。病人虚而冷，宜加用。（甄权）

姜屑和酒服，治偏风。（孟诜）

干生姜为肺经气分之药，益肺。（王好古）

［发明］李时珍说：“姜味辛而不荤，能祛邪辟恶。生吃，熟食，或用醋、酱、糟、盐、蜜煎后调和，无所不宜。既可做蔬菜、调料，又可入药，可做果脯，用途非常广泛。凡是早上外出或者走山路，都宜口含一块生姜，不犯雾露清湿之气及山岚不正之邪。”

医家名论

李时珍说：“生姜宜种在微湿沙地中。四月取母姜栽种，五月就长出苗，像初生的嫩芦，只是叶稍宽像竹叶，对生，叶也辛香。秋季前后新芽迅速长出，像列指状。此时的嫩姜采食无筋，称为子姜。秋分后次之，下霜后姜就老了。姜性恶湿而畏日，所以秋天很热就不会长姜。”

使用禁忌

凡阴虚火旺、目赤内热者，或患有痈肿疮疖、胃溃疡、胆囊炎、肾盂肾炎、痔疮者，都不适合长期食用生姜。夏季天气炎热时不可多吃。

|形态特征|

多年生草本，高40～100厘米，根茎肉质肥厚，扁平，有芳香和辛辣味。叶互生，两列，无柄，有长鞘，基部狭，先端渐尖，平滑无毛。花茎自根茎抽出，花柱单生丝状，花序穗状椭圆形，花冠绿黄色。种子黑色。

叶

［性味］味辛，性微温，无毒。

［主治］归五脏，除风邪寒热，伤寒头痛鼻塞。

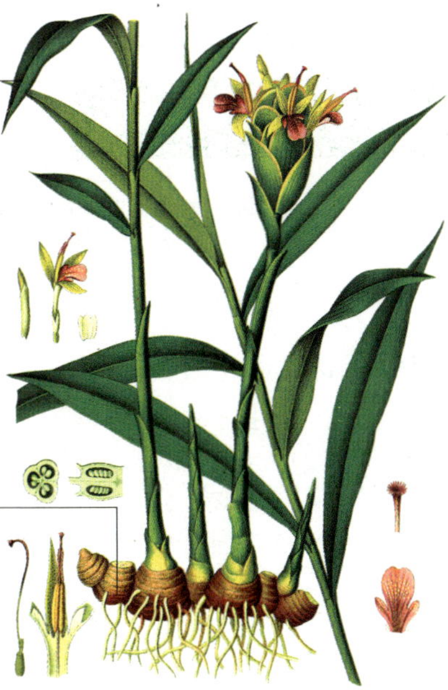

根

［性味］味辛，性微温，无毒。

［主治］咳逆气喘，止呕吐，祛痰下气。

成熟周期

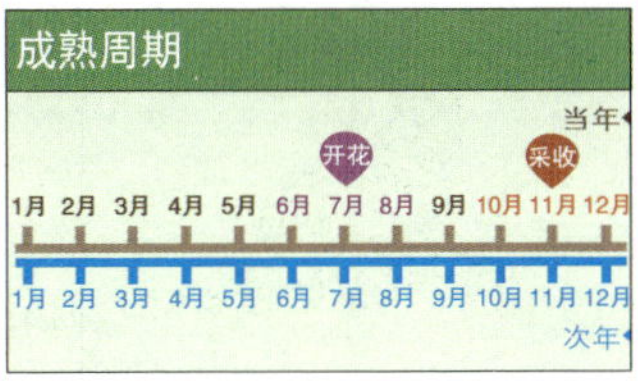

成品选鉴

不规则块状，略扁，具指状分枝，表面黄褐色，有环节，分枝顶端有茎痕。质脆，易折断，断面浅黄色，气香特异，味辛辣。

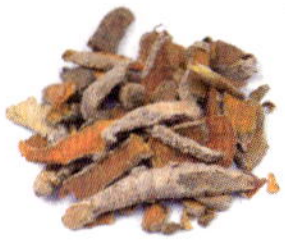

|实用妙方|

- **胃虚风热：** 取姜汁半杯，生地黄汁少许，加蜂蜜一匙、水二合，调匀服。
- **干呕：** 频嚼生姜即可。
- **伤寒汗后，胃阳虚弱：** 生姜、黄芩、人参（去芦）、干姜（炮），各二钱；半夏、黄连适量、大枣（三枚），水二盅，煎至一盅，不拘时服。
- **湿热发黄：** 用生姜随时擦身，加茵陈蒿擦，效果更好。盖厚被让出汗。不汗，须再次服药。注意避风寒。
- **中各种药毒：** 饮生姜汁可解。
- **刀斧伤：** 生姜嚼烂敷伤处。
- **两耳冻疮：** 用生姜自然汁熬膏涂搽。

中药趣味文化

神农和生姜

“生姜”是神农氏发现并命名的。一次，神农氏在山上采药，误食了一种毒蘑菇，肚子疼得像刀割一样，晕倒在一棵树下。等他苏醒过来时，发现自己躺倒的地方有一丛尖叶子青草，香气浓浓的。原来是它的气味使自己苏醒过来的。神农氏拔了一棵，挖出它的块根放在嘴里嚼，又香又辣又清凉。过了一会儿，身体全好了。他想这种草能够起死回生，要给它取个好名字。因为神农姓姜，就把这尖叶草取名“生姜”。

流行感冒，不用烦恼

荆芥

Schizonepeta tenuifolia Briq.

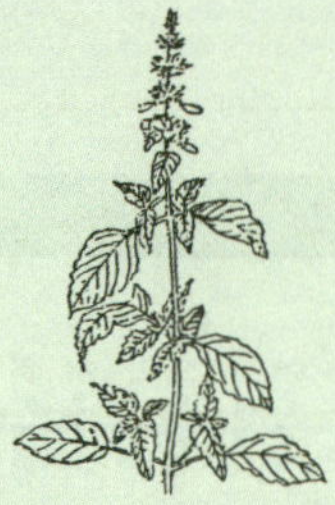

【功效】解表祛风，理血散瘀，止痛安神。

草部·芳草类　发散风寒药

又名：姜芥、假苏、鼠蓂。据《吴普本草》载，荆芥叶细像落藜，蜀地人生食。之所以叫它苏、姜、芥，都是因它的气味辛香，像苏、姜、芥。

药用部分

○荆芥茎、穗

性味：味辛，性温，无毒。

孟诜说："当作菜长期食用，可引发消渴，熏扰五脏之神。反驴肉、无鳞鱼。"

主治：主寒热鼠瘘，瘰疬生疮，并能破气，下瘀血，除湿痹。（出自《神农本草经》）

治恶风贼风，口面歪斜，周身麻痹，心气虚健忘，能益力添精，辟邪毒气，通利血脉，补五脏不足之气，助脾胃。（甄权）

主血劳，风气壅满，背脊烦疼，以及阴阳毒之伤寒头痛，头旋目眩，手足筋急。（陈士良）

利五脏，消食下气，醒酒。做菜食用，生、熟都可，也可以煎汤代茶饮。用豉汁煎服，治突然患伤寒，能发汗。（出自《日华子诸家本草》）

治妇人血风以及疮疥的要药。（苏颂）

产后中风身强直，将其研末用酒送服。（孟诜）

祛邪，治劳渴出虚汗，将其煮汁服用。捣烂用醋调，外敷疔肿肿毒。（陈藏器）

散风热，清头目，利咽喉，消疮肿，治项强，眼花，吐血衄血，下血血痢，崩中痔漏。（李时珍）

荆芥穗，上清头目诸风，止头痛，明目，解肺、肝、咽喉热痛，消肿，除诸毒，发散疮痈。治便血，止女子暴崩，消风热，通肺气鼻窍塞闭。（出自《滇南本草》）

［发明］李时珍说："荆芥入足厥阴经气分，擅于祛风邪，散瘀血，破结气，消疮毒。因厥阴属风木，主血，相火寄于肝，所以荆芥为风病、血病、疮病的要药。"又说："荆芥反鱼蟹河豚的说法，本草医方中并没有说到，然而在民间书中往往有记载。据李延飞《延寿书》中说，凡是吃一切没有鳞甲的鱼，忌吃荆芥。如果吃了黄鳝后再吃荆芥，会使人吐血，唯有地浆可以解。与蟹同吃，可以动风。"张元素说："荆芥辛苦，气味都薄，浮而升，为阳。"

医家名论

李时珍说："荆芥原是野生，因现在多为世人所用，所以栽种的较多。二月播下种子，长出的苗茎方叶细，像扫帚叶而窄小，为淡黄绿色。八月开小花，作穗状花房，花房像紫苏房。花房里有细小的子，像葶苈子一样，色黄赤，连穗一同采收入药用。"

使用禁忌

病人表虚有汗者忌之；血虚寒热而不因于风湿风寒者勿用；阴虚火炎面赤，因而头痛者不宜使用。凡服荆芥风药，忌食鱼，久服则动渴疾。

形态特征

一年生草本，有香气。茎方柱形，长50~80厘米，被短柔毛，基部略带紫色，上部多分枝。叶对生，呈羽状深裂，裂片条形或披针形，两面被柔毛，下面具腺点。花冠穗状，长2~9厘米，浅红紫色，花瓣较小。果实三棱形，棕褐色，表面光滑。

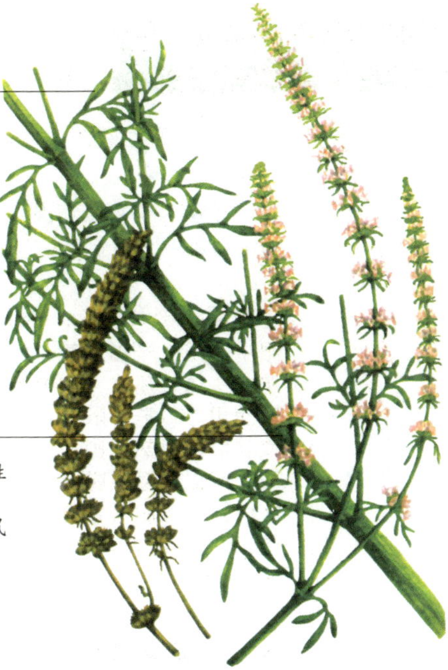

叶

［性味］味辛，性温，无毒。

［主治］能破气，下瘀血。

茎

［性味］味辛，性温，无毒。

［主治］主寒热鼠瘘，瘰疬生疮。

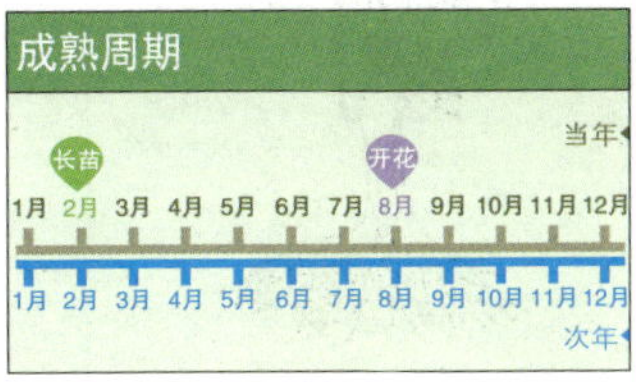

成品选鉴

鲜嫩芽表面为淡黄绿色或淡紫红色，有短柔毛；体轻质硬而脆，断面白色。花穗内藏棕黑色小坚果，气芳香，味微涩而辛凉。

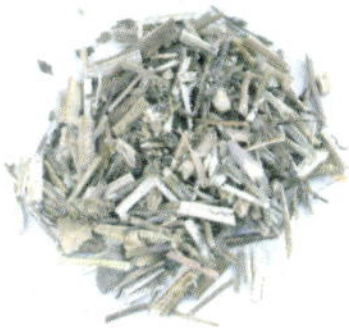

实用妙方

- **头项风强痛：** 在八月后以荆芥穗做枕以及铺于床头下，立春后去掉。
- **风热头痛：** 用荆芥穗、石膏等份研为末。每次用茶水调服二钱。
- **中风口噤，用荆芥散：** 将荆芥穗研为细末，用酒送服二钱。
- **脚丫湿烂：** 取荆芥叶捣烂外敷。

中药趣味文化

荆芥治疗中风

荆芥在古代被广泛用作药材，特别是在治疗产后中风方面表现出色。相传有一位年过三十的妇人，在产后因体虚内热而中风昏迷，多位医生束手无策。最后，一位老者使用荆芥治疗，成功使其康复。老者解释说，荆芥能解表散风、透疹消疮，对感冒、头痛等症状有显著疗效。

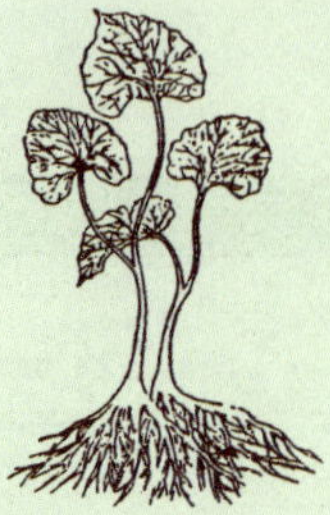

【功效】祛风散寒，通窍止痛，温肺化饮。

不再鼻塞流涕，还你畅快呼吸

细辛

Asarum sieboldii Miq.

草部·山草类　发散风寒药

又名：小辛、少辛。苏颂说："华州产的真细辛，根细而味极辛，所以称之为细辛。"《名医别录》中记载，细辛生于华阴山谷，二月、八月采根阴干。

药用部分

○细辛根

修治： 雷斅说："凡使细辛，切去头、土，用瓜水浸一夜，晒干用。必须将双叶的拣去。"

性味： 味辛，性温，无毒。

徐之才说："与曾青、枣根相使。与当归、芍药、白芷、川芎、丹皮、藁本、甘草同用，治妇科疾病；与决明子、鲤鱼胆、青羊肝同用，治目痛。细辛恶黄芪、狼毒、山茱萸。忌生菜、狸肉。畏消石、滑石。反藜芦。"

主治： 治咳逆上气，头痛脑动，关节拘挛，风湿痹痛死肌。久服明目利九窍，轻身延年。（出自《神农本草经》）

能温中下气，破痰利水道，开胸中滞结，除喉痹、鼻息肉，治鼻不闻香臭，风痫癫疾，下乳结，治汗不出，血不行，能安五脏，益肝胆，通精气。（出自《名医别录》）

治头面风痛。（出自《本草衍义》）

润肝燥，治督脉为病，脊强而厥。（王好古）

添胆气，治咳嗽，去皮风湿痒，疗见风流泪，除齿痛，血闭，妇人血沥腰痛。（甄权）

主风寒湿头疼，痰歇气壅。（出自《本草通玄》）

含之，能去口臭。（陶弘景）

治口舌生疮，大便燥结，起目中倒睫。（李时珍）

治咳，消死肌疮肉，胸中结聚。（出自《日华子诸家本草》）

［发明］ 李时珍说："气厚者能发热，为阳中之阳。辛温能散，所以各种风寒、风湿、头痛、痰饮、胸中滞气、惊痫者，适宜使用。口疮、喉痹、齿痛等病用细辛，取其能散浮热，则火郁亦能发之。辛能泄肺，所以风寒咳嗽上气者，也能用。辛能补肝，所以胆气不足，惊痫眼目等疾病，宜用。辛能润燥，所以能通少阴经及耳窍，便涩的人宜用。"

医家名论

《名医别录》载：细辛生于华阴山谷，二月、八月采根阴干。

李时珍说："能乱细辛的，不止杜衡，应从根苗、色味几方面来仔细辨别。叶像小葵，柔茎细根，直而色紫，味极辛的是细辛。叶像马蹄，茎微粗，根弯曲而呈黄白色，味也辛的是杜衡。叶像小桑，根像细辛，微粗长而呈黄色，味辛而有臊气的是徐长卿。"

使用禁忌

凡病内热及火生炎上，上盛下虚，气虚有汗，血虚头痛，阴虚咳嗽，法皆禁用。风热阴虚禁用。恶狼毒、山茱萸、黄芪。畏滑石、消石，反藜芦，忌生菜。

|形态特征|

多年生草本，根茎直立或横走，细长芳香，顶部有分枝。叶片心形或卵状心形，先端渐尖，有短毛，基部呈心形，仅脉上被毛。花单生，从两叶间抽出，贴近地面，通常呈紫黑色，管钟状。果实接近球状，长10～15毫米，六月成熟。

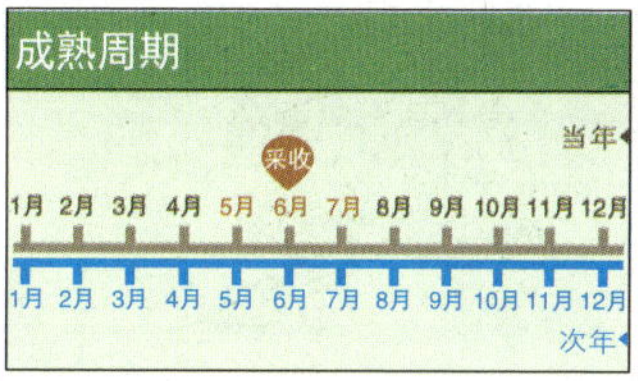

花

［性味］味辛，性温，无毒。

［主治］治头痛脑动，风湿痹痛死肌。

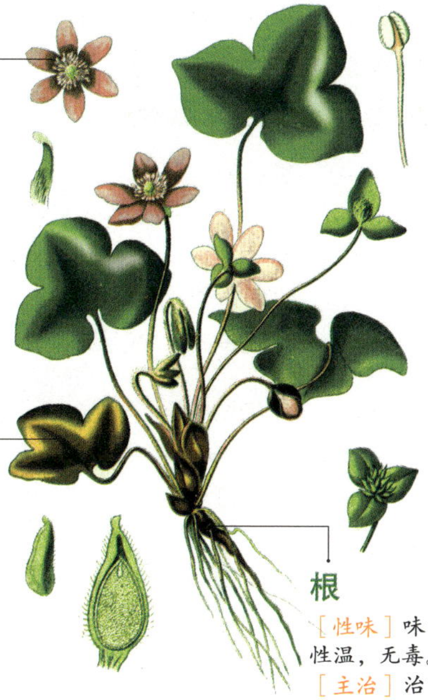

叶

［性味］味辛，性温，无毒。

［主治］润肝燥，治督脉为病，脊强而厥。

根

［性味］味辛，性温，无毒。

［主治］治咳逆上气。

成品选鉴

表面灰黄色，平滑或具纵皱纹，质脆易折断，断面黄白色。有的可见花果，花呈钟形，暗紫色，果实呈半球形。气辛香，味辛辣、麻舌。

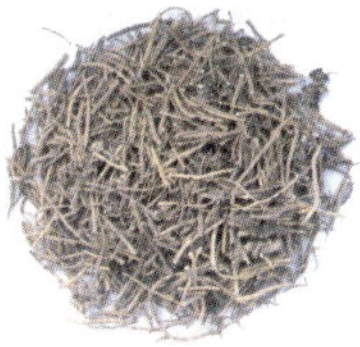

|实用妙方|

- **中风突然昏倒，不省人事：**用细辛末吹入鼻中。
- **小儿口疮：**细辛末用醋调贴敷肚脐。
- **虚寒呕哕，饮食不下：**细辛去叶半两，丁香二钱半，共研为末，每次用柿蒂汤送服一钱。
- **各种耳聋，用聪耳丸：**将细辛末溶在黄蜡中，团成鼠屎大小丸，棉裹一丸塞耳中。须戒怒气。

中药趣味文化

“和尚仙”与细辛汤

很久以前，有一个和尚，他在修行期间一面云游四海，一面行医治病。还俗之后，他开了一家医馆，免费给穷人看病。因为他医术高明，又心地善良，乐善好施，当地的百姓都很敬仰他，称他为“和尚仙”。可是他的儿子从小就有哮喘，他翻遍医书，也没有找到医治的方法。后来，他到另外一个地方出诊，偶然听说了细辛汤的方子，回去试了试，还真治好了儿子的病。之后，他又用细辛汤治好了很多人。

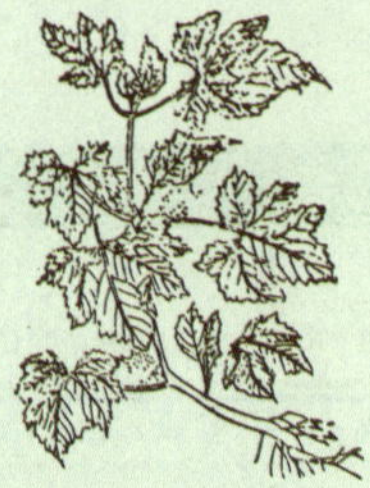

【功效】清热解毒，祛风杀虫，通窍止痛。

路边拾来的风寒头痛药

苍耳

Xanthium sibiricum Patr.

草部·隰草类　　发散风寒药

又名：常思、卷耳、猪耳、地葵、野茄。李时珍说："其叶形像枲麻，又像茄，所以有枲耳及野茄的各种名称；其味滑像葵，所以又叫地葵，与地肤同名。"

药用部分

○苍耳实

性味：味甘，性温，有小毒。

苏恭说："忌猪肉、马肉、米泔，害人。"

主治：风寒头痛，风湿麻痹，四肢拘挛痛，恶肉死肌以及膝痛。久服益气。（出自《神农本草经》）

清肝热，明目。（甄权）

治一切风气，填髓，暖腰脚，治瘰疬疥癣及瘙痒。（出自《日华子诸家本草》）

炒香浸酒服，能祛风补益。（李时珍）

浸酒祛风，补益。（出自《本草拾遗》）

善发汗，散风湿，上通脑顶，下行足膝，外达皮肤。治头痛，目暗，齿痛，鼻渊，去刺。（出自《本草备要》）

○苍耳茎、叶

性味：味苦、辛，性微寒，有小毒。

苏恭说："忌猪肉、马肉、米泔。伏硇砂。"

主治：中风伤寒头痛。（孟诜）

治疗麻风癫痫，头痛湿痹，毒在骨髓，腰膝风毒。夏季采来苍耳茎、叶晒干研为末，用水送服一二钱，冬天用酒送服。也可以做成丸子，每次服二三十丸，每日三次。服满一百天，症状如疥疮，或发痒，流脓汁，或皮肤斑驳错起，死皮脱完后则肌如凝脂。能使人减少睡意，除各种毒螫，杀寄生虫毒。久服益气，耳聪目明，轻身强志。（苏恭）

把叶子揉搓后放在舌下，出涎，能治目黄、嗜睡。将其烧灰，和腊月猪脂敷贴在疔肿处，可出脓头。煮酒服用，主治狂犬咬毒。（李时珍）

［发明］李时珍说："苍耳叶久服祛风热有效，服药期间忌感受风邪及吃猪肉，否则会遍身发出红赤。"

医家名论

苏颂说："苍耳现在到处都有。陆氏《诗义疏》载其叶子呈青白色，像胡荽，白花细茎，蔓延生长，可煮来吃，滑溜味淡。在四月中旬长果实，形状像妇人戴的耳环。"

李时珍说："按周定王《救荒本草》所说，苍耳的叶为青白色，类似于黏糊菜叶。在秋天结果实，比桑葚短小而多刺。嫩苗炸熟，用水浸淘拌来吃，可以充饥。其果实炒去皮，研成面，可做成饼吃，也可熬油点灯。"

使用禁忌

全株有毒，幼芽和果实的毒性最大，茎叶中都含有对神经及肌肉有害的毒素，可损害心、肝、肾及引起出血。不宜做苍耳饼吃，更不得随意生食嫩叶或果实。若要作为药用，应严格遵照医嘱。

形态特征

一年生草本，高30~90厘米。根呈纺锤状，茎直立，粗糙，有短毛。叶互生，三角状卵形，先端锐尖，基部心形，边缘有缺刻或浅裂，有不规则粗锯齿，粗糙或被短白毛。花序聚生头状，外有倒刺。果实呈卵形或椭圆形，绿色，淡黄色或红褐色。

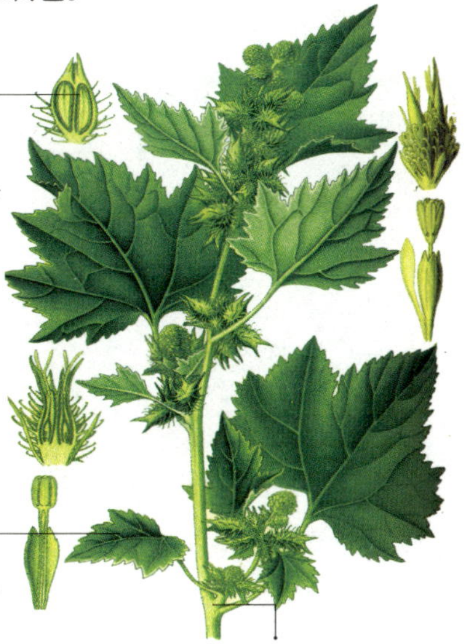

子

[性味] 味甘，性温，有小毒。

[主治] 风寒头痛，风湿麻痹，四肢拘挛痛。

叶

[性味] 味苦、辛，性微寒，有小毒。

[主治] 中风伤寒头痛。

茎

[性味] 味苦、辛，性微寒，有小毒。

[主治] 中风伤寒头痛。

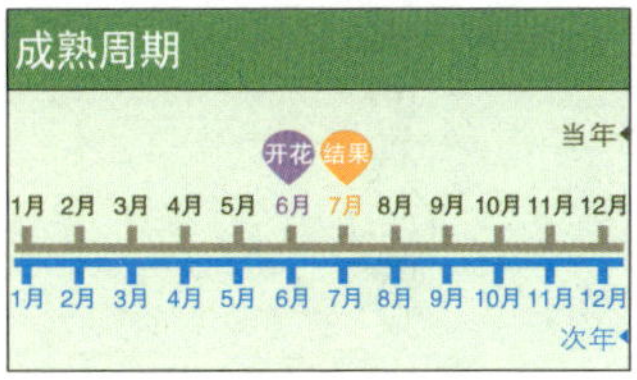

成品选鉴

纺锤形或椭圆形，表面黄棕色或黄绿色，全身有钩刺，质硬而韧，灰黑色，具纵纹。种皮膜质，浅灰色，有油性。气微，味微苦。

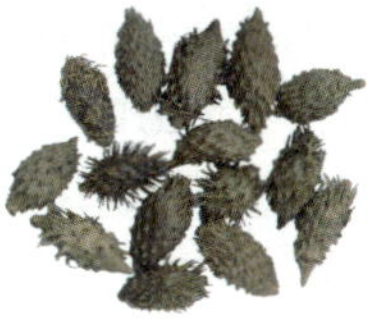

实用妙方

• **久疟不愈：** 用苍耳子或根、茎，焙过，研为末，加酒、调糊做成如梧桐子大的丸子。每次服三十丸，用酒送下，每天服两次。用生苍耳捣汁服也可以。

• **大腹水肿，小便不利：** 用苍耳子灰、葶苈末各等份，每次服二钱，用水送下，每天服两次。

• **毒蛇、沙虱、射工等所伤：** 用苍耳嫩苗一把，取汁，和温酒灌入，并将滓厚厚地敷在伤处。

中药趣味文化

苍耳子的由来与趣闻

传说唐宣宗以中药名“白头翁”为上联求对。国子助教温庭筠当即对出了下联，也是三个字的中药名：“苍耳子”。这副对联不仅对仗工整得体，而且雅俗共赏，饶有风趣，体现了中医药的文化意蕴。苍耳子原名为“莫耳实”，始见于《神农本草经》。“苍耳子”的称呼最早出现在唐代孙思邈的《备急千金要方》中，因其果实成熟干燥后会变成黄褐色，所以在名字中加了一个“苍”字。清代以后，沿用至今。

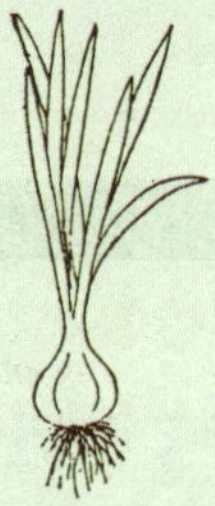

【功效】发汗解表，散寒通阳。

发汗解表，散寒通阳

葱

Allium fistulosum L.

菜部·荤辛类　　发散风寒药

又名：芤、菜伯、和事草、鹿胎。葱外直中空，有囱通之象，所以葱通囱；芤的意思是草中有孔，所以葱又被称为芤。因它和诸物皆宜，所以又叫菜伯、和事草。

|药用部分|

○葱茎白

性味：味辛，性平，无毒。

主治：煮汤，治伤寒寒热，中风面目水肿，能发汗。（出自《神农本草经》）

治伤寒骨肉疼痛，喉痹不通，能安胎，益眼睛，除肝中邪气，调中焦，利五脏，解各种药物的药毒。根：治伤寒头痛。（出自《名医别录》）

治流行性传染病出现头痛高热，霍乱转筋以及奔豚气、脚气，心腹痛，眼睛发花，止心烦闷。（出自《日华子诸家本草》）

除风湿，治全身疼痛麻痹，治胆道蛔虫，能止大人阳脱，阴毒腹痛，及小儿肠绞痛，妇人妊娠尿血，通乳汁，散乳痈，治耳鸣。局部外敷可治狂犬咬伤，制蚯蚓毒。（李时珍）

○葱叶

性味：性温，无毒。

主治：煨后研碎，敷外伤化脓处。将叶加盐研，敷在被毒蛇、毒虫咬伤的部位。（出自《日华子诸家本草》）

利五脏，益精明目，发散黄疸病。（孙思邈）

○葱须

主治：治饮食过饱和房事过度，大便带血、痢疾和痔疮。将葱须晒干，研成末，每次服二钱，用温酒送下。（李时珍）

○葱实

性味：味辛，性大温，无毒。

主治：明目，补中气不足。（出自《神农本草经》）

能温中益精。（出自《日华子诸家本草》）

养肺，归头。（孙思邈）

［发明］李时珍说："葱为佛家五荤之一。生时辛散，熟后甘温，外实中空，为肺之菜，肺病的人适宜吃。肺主气，外应皮毛，其合阳明，所以葱所治的证多属太阳、阳明，都是取其发散通气的作用，通气所以能解毒及理血病。"

|医家名论|

李时珍说："冬葱即慈葱，又叫太官葱。因它的茎柔软细弱且有香味，冬天也不枯萎，适宜太官拿去上供，所以有太官葱等名字。汉葱又叫木葱，因其茎粗硬，所以有木的名字。冬葱不结子。汉葱春末开花成丛，花为青白色，子味辛色黑，有皱纹，呈三瓣的形状。收取后阴干，不要受潮，可栽苗也可撒种。"

使用禁忌

患有胃肠道疾病特别是溃疡病的人不宜多食。由于葱对汗腺有较强的刺激作用，在夏季有腋臭的人应慎食。表虚、多汗者也应忌食。大葱不可过食，否则会损伤视力。大葱不宜与蜂蜜共同内服。

|形态特征|

一般高25～70厘米，茎呈圆柱状，单生或簇生，外表有膜质白皮。叶片管状，中空，绿色，先端尖，叶鞘呈圆筒状，抱合成为假茎，色白，通称葱白。花序伞形近球状，位于总苞中，花梗纤细，花白色。子小，有6棱，黑色。

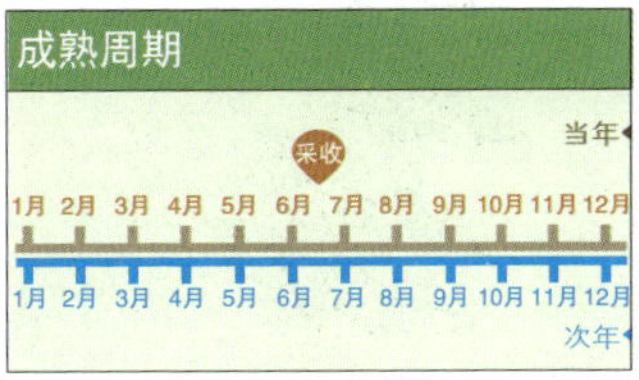

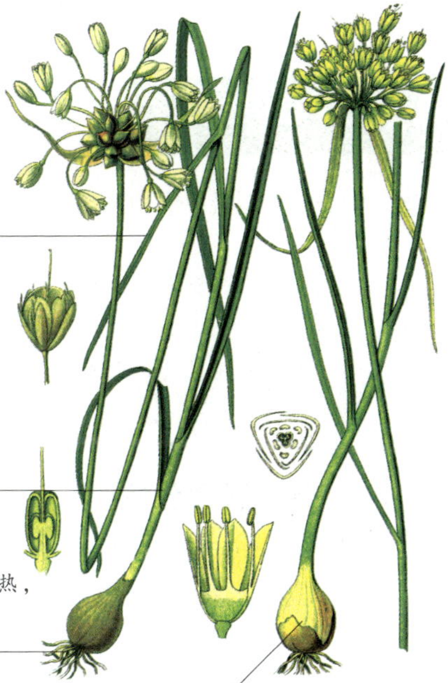

叶

［性味］性温，无毒。

［主治］毒蛇、毒虫咬伤。

茎白

［性味］味辛，性平，无毒。

［主治］伤寒寒热，中风面目水肿。

须

［主治］主通气。

实

［性味］味辛，性大温，无毒。

［主治］明目，补中气不足。

成品选鉴

鳞茎呈圆柱状，单生或簇生；外皮白色，膜质，不破裂，叶呈圆筒状，中空；花序伞形近球形，花白色；种子具6棱，黑色。

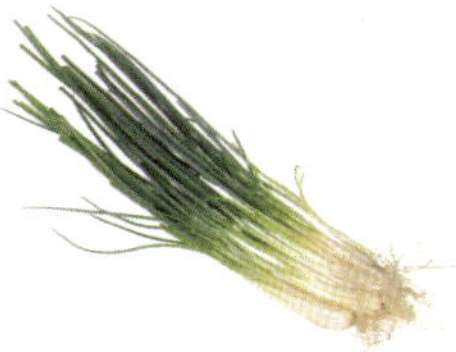

|实用妙方|

- **感冒风寒初起：**取葱白一把、淡豆豉半合，泡汤服，取汗。
- **伤寒头痛欲裂：**用连须葱白半斤、生姜二两，水煮温服。
- **霍乱烦躁，坐卧不安：**用葱白二十根、大枣二十枚，水三升煎成二升，分次服用。

中药趣味文化

葱治癃闭的故事

古时候，有一个员外得了癃闭，小便点滴不通，腹胀如鼓，十分难受，吃什么吐什么，家里人已经为他准备后事了。这时仆人忽然听见门外有拨浪鼓声，出门一看，是位江湖郎中，虽有些风尘仆仆，但掩不住其仙风道骨的卓然之姿。仆人忙把郎中请入府中。郎中望、闻、问、切四诊之后，让仆人拿葱来，吩咐把葱洗净，插入尿道。员外立时排出小便。之后按郎中的方子服药调理，没过多久病就好了。

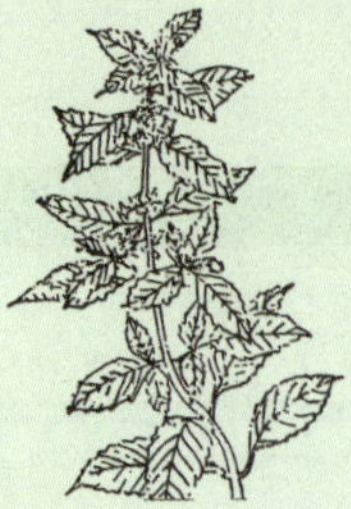

【功效】疏风，散热，辟秽，解毒。

清新口气，让你神清气爽

薄荷

Mentha haplocalyx Briq.

草部·芳草类　发散风热药

又名：菝蔺（音跋活）、蕃荷菜、吴菝蔺、南薄荷、金钱薄荷。入药的薄荷多以苏州产的为佳。也有人把这里说的薄荷叫作苏薄荷，因为还有一种龙脑薄荷。

|药用部分|

○薄荷茎、叶

性味：味辛，性温，无毒。

甄权说："适宜与薤同做成腌菜食用。病刚好的人不能吃，否则会令人虚汗不止。瘦弱的人长期食用，会引发消渴病。"

主治：主贼风伤寒，恶气心腹胀满，霍乱，宿食不消，下气，煮汁内服，能发汗，解劳乏，也可以生吃。（出自《新修本草》）

长期做菜吃，能却肾气，辟邪毒，除疲劳，使人口气香洁。煎汤洗，治漆疮。（孙思邈）

能通利关节，发毒汗，驱邪气，破血止痢。（甄权）

治因中风而失音、吐痰。（出自《日华子诸家本草》）

主各种伤风、头风以及小儿风涎，为要药。（苏颂）

榨汁服，可祛心脏风热。（孟诜）

清头目，除风热。（李杲）

利咽喉，疗口齿诸病。治淋巴结核疮疥，风瘾疹。捣成汁含漱，去舌苔语涩。用叶塞鼻，止衄血。外涂治蜂虿蛇伤。（李时珍）

[发明] 张元素说："薄荷味辛凉，气味薄，浮而升，属阳。所以能祛人体上部、头部以及皮肤的风热。"李时珍说："薄荷入手太阴、足厥阴经，辛能发散，凉能清利，专于消风散热，所以是治疗头痛、头风、眼目、咽喉、口齿诸病，小儿惊热及瘰疬疮疥的重要药物。"陈士良说："薄荷能引诸药入营卫，所以能发散风寒。"

|医家名论|

苏颂说："薄荷到处都有生长。它的茎叶像荏而略尖长，经冬根不死，夏秋季节采其茎叶晒干备用。薄荷在古方中很少用，现在是治风寒的要药，所以人们多有种植。"

李时珍说："薄荷，人们多有栽种。二月时，薄荷老根长出苗，清明前后可分植。它的茎是方的，为赤色，叶子对生，刚长出来时叶子长而头圆，长成后则变尖。吴、越、川、湖等地的人多用它来代替茶叶。苏州所产的，茎小而且气味芬芳，江西产的稍粗，川蜀产的更粗。入药用，以苏州所产的薄荷为好。"

使用禁忌

本品芳香辛散，发汗耗气，多服损肺伤心，故体虚多汗者不宜使用。多服久服，令人虚冷；阴虚发热，咳嗽自汗者勿施。薄荷脑、薄荷油有较强的麻痹作用，过量服用会导致呼吸麻痹而死亡。

形态特征

多年生芳香草本，茎直立，高30～80厘米。根茎横生地下，质脆，易折断。茎为方柱形，多分枝，四侧无毛或略具倒生的柔毛。叶对生，刚长出来时长而头圆，长成后则变尖。花序球形，花小，淡紫色，花后结暗紫棕色的小粒果。

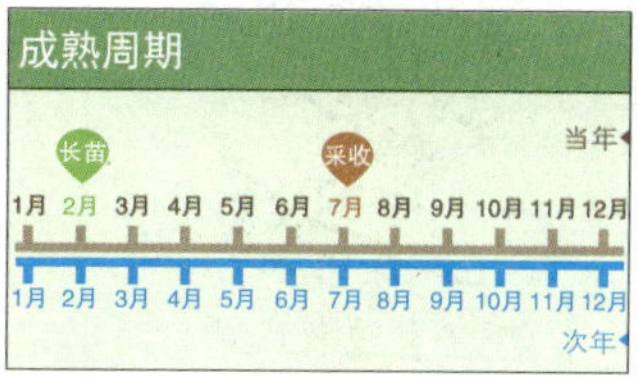

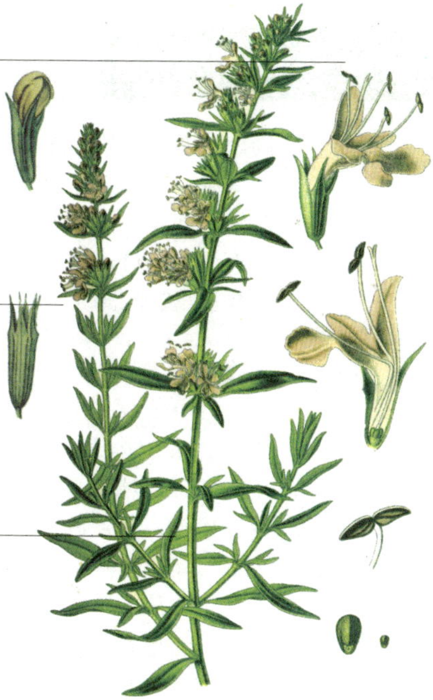

花

［性味］味辛，性温，无毒。

［主治］清头目，除风热。

叶

［性味］味辛，性温，无毒。

［主治］恶气心腹胀满。

茎

［性味］味辛，性温，无毒。

［主治］主霍乱，宿食不消。

成品选鉴

干燥全草，茎呈方柱形，黄褐色带紫，或绿色，质脆而易折断，断面类白色，中空；叶具有白色绒毛。以身干、无根、叶多、色绿、气味浓者为佳。

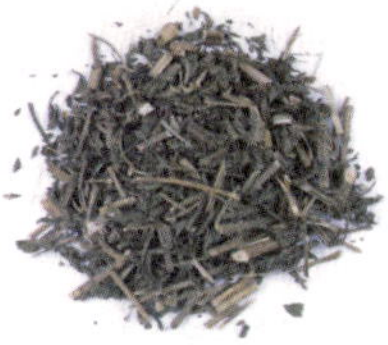

实用妙方

• **清上化痰，利咽膈，治风热：** 用薄荷末炼蜜丸，丸子如芡子大，每次含服一丸。用白砂糖来和丸也可以。

• **风气瘙痒：** 用大薄荷、蝉蜕等份，同研末，每次用温酒调服一钱。

• **鼻出血不止：** 用薄荷汁滴鼻，或者用干薄荷煮水，棉球蘸汁塞鼻。

中药趣味文化

希腊神话中的薄荷

传说薄荷的原名出自希腊神话。冥王哈迪斯爱上了美丽的精灵曼茜，冥王的妻子佩瑟芬妮十分嫉妒。为了使冥王忘记曼茜，佩瑟芬妮将她变成了小草，长在路边任人踩踏。可是内心坚强善良的曼茜变成小草后，身上却拥有了迷人的芬芳。虽变成了小草，她却被更多的人喜爱。人们把这种草叫作薄荷。薄荷有极强的杀菌抗菌作用，常喝它能预防病毒性感冒、口腔疾病，使口气清新。据说薄荷还有“眼睛草”的别称。

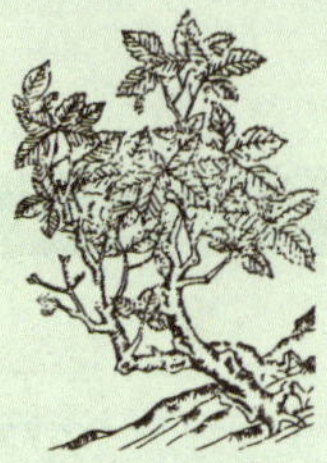

【功效】疏散风热，清肺润燥，清肝明目，滋补肝肾。

清热祛火的明目良药

桑

Morus alba L.

木部·灌木类 | 发散风热药

桑子名葚。桑是一个象形字，以桑树的形态为根据而成，上部分是桑的聚花果，即桑葚，下部分是桑树。桑种类繁多，但功效大同小异。

|药用部分|

○桑根白皮

性味：味甘，性寒，无毒。

主治：治伤中五劳六极，消瘦，脉细弱，可补虚益气，去肺中水气，唾血热渴，水肿腹满腹胀，利水道，敷金疮。治肺气喘满，虚劳客热和头痛，内补不足。煮汁饮利五脏。加入散用，下一切风气水气。调中下气，化痰止咳，开胃下食，杀肠道寄生虫，止霍乱吐泻。研汁可治小儿天吊惊痫及敷鹅口疮，效果佳。

○皮中汁

主治：治小儿口疮白，擦拭干净后涂上即愈。另外涂金刃所伤燥痛，一会儿便可使血止，用白皮裹伤口更好。对蛇、蜈蚣、蜘蛛蜇伤有效。取树枝烧汤，治大风疮疥，生眉发。

○桑葚

主治：单独吃可消渴，利五脏关节，通血气。晒干制成末，做成蜜丸每天服，使人不感到饥饿，还可以镇魂安神，令人聪明，头发不白，延年益寿。捣汁饮可解酒毒。酿成酒服，利水气消肿。

○桑叶

性味：味苦、甘，性寒，有小毒。

主治：主除寒热出汗。汁能解蜈蚣毒。煎浓汁服，可除脚气水肿，利大小肠。炙热后煎饮，能代茶止渴。煎饮可以利五脏，通关节，下气。而嫩叶煎酒服，能治一切风。蒸熟捣烂治风痛出汗及扑损瘀血。揉烂可治蛇虫咬伤。研成汁治金疮以及小儿口腔溃疡。

［**发明**］李时珍说：“桑葚有乌、白两种。”杨氏《产乳》载，不能给孩子吃桑葚，会使小儿心寒。陆玑《诗疏》里说，鸠吃桑葚，过多会醉伤。《四时月令》里说，四月适宜饮桑葚酒，能解百种风热。其做法是：桑葚汁三斗，重汤煮到一斗半，放入白蜜二合，酥油一两，生姜一合，适当煮后，用瓶装起来。每次服一合，和酒一起饮。史载魏武帝的军队缺乏食物，得到干桑葚以充饥。金末大灾荒时，人们都吃桑葚，得以存活的人不计其数。湿桑葚可以救灾度荒，平时可及时采摘收藏。

|医家名论|

李时珍说：“桑有好多种，白桑，叶大似掌而厚；鸡桑，叶和花较薄；子桑，先长葚而后生叶；山桑，叶尖而长。用种子栽种的，不如压条分栽的。桑若产生黄衣，称作金桑，是树木将要干枯的表现。”

使用禁忌

桑叶药性平和，但风寒感冒、口淡、咳嗽痰稀白者不宜服用。肺胃虚寒者忌服。

|形态特征|

落叶灌木或小乔木，高3～15米。树皮呈灰白色，有条状浅裂。根皮呈黄棕色或红黄色，纤维性强。叶片呈卵形或宽卵形，边缘有粗锯齿。花单性，雌雄异株，穗状花序。果实多数密集成一卵圆形或长圆形的聚合果，初时绿色，成熟后变肉质，黑紫色或红色。

成熟周期

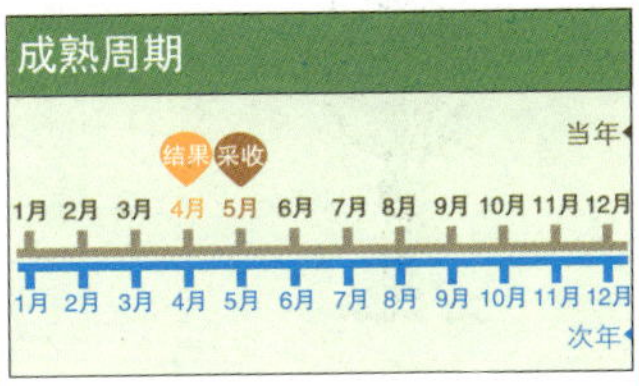

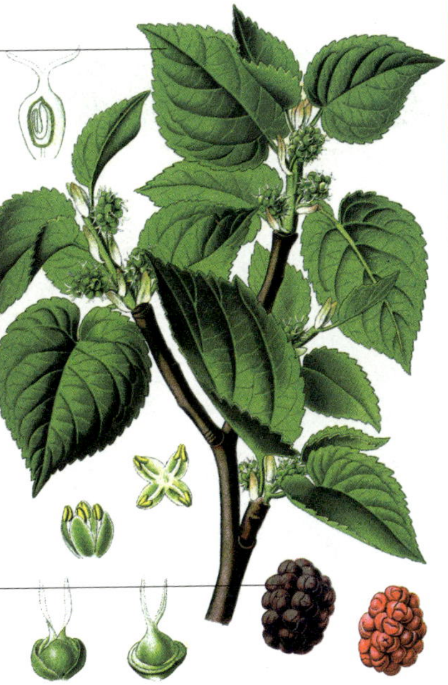

叶

[性味] 味甘，性寒，有小毒。

[主治] 主除寒热出汗，汁能解蜈蚣毒。

果实

[性味] 味甘、酸，性寒，无毒。

[主治] 单独吃可消渴，利五脏关节，通血气。

成品选鉴

本品多皱缩、破碎。完整者有柄，叶片展平后呈卵形或宽卵形，上表面黄绿色，下表面颜色稍浅，叶脉突出。质脆。气微，味淡、微苦涩。

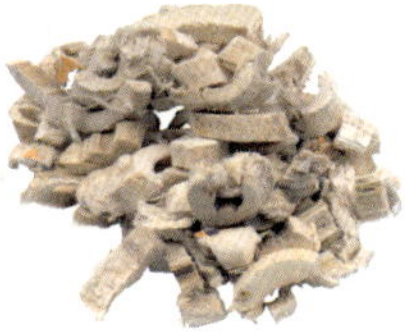

|实用妙方|

- **青盲**：取青桑叶焙干研细，煎汁乘热洗目，坚持必见效。有患此病二十年者，照此洗浴，双目复明。
- **风眼多泪**：取冬季不落的桑叶，每日煎汤温洗。
- **眼红涩痛**：桑叶研末，卷入纸中烧烟熏鼻，有效。
- **水肿胀满**：用桑心皮切细，加水二斗，煮至一斗，放入桑葚，再煮取五升，和糯米饭五升酿酒饮服。此方叫作“桑葚酒”。

中药趣味文化

治盗汗的良药

相传宋代时，某日严山寺来了一个游僧，身体瘦弱且胃口极差，每夜一上床入睡就浑身是汗，醒后衣衫、被单尽湿，多年来四处求医都没能治好。后来，住持知道了游僧的病情，说自己有一祖传验方保证可以治好他的病。第二天，天刚亮，住持就带着游僧来到桑树下，趁晨露未干，采了一把桑叶带回寺中，叮嘱游僧焙干研末后每次服二钱，空腹时用米汤冲服，每日 1 次。连服 3 日后，20多年的顽疾竟然痊愈了。

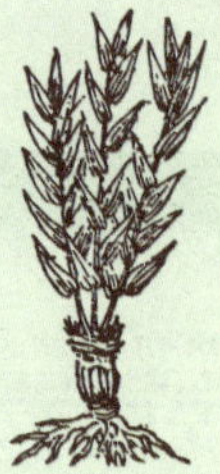

【功效】败毒抗癌，解热透邪，疏肝理郁。

防治风寒感冒效果好

柴胡

Bupleurum chinense DC.

草部·山草类　发散风热药

又名：地薰、芸蒿、山菜、茹草、茈胡。它生长在山中，嫩时可食，老的则采来当柴，所以苗有芸蒿、山菜、茹草等名称，而根叫作柴胡。

|药用部分|

○柴胡根

性味：味苦，性平，无毒。

李时珍说："柴胡入手、足少阳经，须佐黄芩同用；入手、足厥阴经，则佐黄连同用。"

主治：主心腹疾病，祛胃肠中结气，及饮食积聚，并能除寒热邪气，推陈致新。久服可轻身，明目，益精。（出自《神农本草经》）

除伤寒心下烦热，各种痰热壅滞，胸中气逆，五脏间游气，大肠停积水胀及湿痹拘挛。也可煎汤洗浴。（出自《名医别录》）

治热劳骨节烦痛，热气肩背疼痛，劳乏羸瘦，还能下气消食，宣畅气血，治流行病的发热不退有效，单独煮服，效好。（甄权）

补五劳七伤，除烦止惊，益气力，消痰止咳，润心肺，添精髓，治健忘。（出自《日华子诸家本草》）

除虚劳，散表热，去早晨潮热，寒热往来，胆热口苦，妇人胎前产后各种发热，心下痞满，胸胁痛。（张元素）

治阳气下陷，平降肝胆、三焦、心包络的相火，及头痛眩晕，目昏赤痛障翳，耳鸣耳聋，各种疟疾及痞块寒热，妇人热入血室，月经不调，小儿痘疹余热，五疳羸热。（李时珍）

［发明］李时珍说："劳有五劳，病在五脏。如果劳在肝、胆、心及心包有热，或少阳经寒热往来者，柴胡为手、足厥阴少阳必用之药。劳在脾胃有热或阳气下陷，则柴胡为引清气、退热的必用之药，只有劳在肺、肾的，不能用柴胡。"李东垣说："肺疟、肾疟，十二经疮疽及发热者都可用柴胡。但用药时必须认真分析疾病的原因，辨证施治，合理地加减用药。"

|医家名论|

李时珍说："银州产的柴胡长一尺多，色微白且柔软，不易得到。北方所产的，像前胡而柔软，是现在人们所称的北柴胡，入药也很好。南方产的，不像前胡，却像蒿根，坚硬不能入药。柴胡的苗像韭叶或者竹叶，以像竹叶的为好。"

苏颂说："现在关陕、江湖间近道都有，以银州所产的最好。柴胡二月生苗，很香。它的茎青紫坚硬，微有细线；叶像竹叶而稍紧小，也有像斜蒿的，还有像麦门冬叶而短的。柴胡在七月开黄色花，根淡赤色，像前胡而强。"

使用禁忌

肝阳上亢，阴虚火旺及气机上逆者忌用或慎用。体虚而气升者忌用，呕吐及阴虚火炽炎上者不宜使用。恶皂荚，畏女菀、藜芦。不可与有毒的大叶柴胡混淆。

形态特征

多年生草本，高40～70厘米，主根粗大坚硬。茎单一或丛生，上部多分枝，青紫色，微有细线。叶互生，为宽或窄的披针形，背面有明显突起的纵脉，像竹叶而稍紧小，叶片上常有白霜。伞形花序，花瓣呈淡黄色。果呈椭圆形，棕色，两侧略扁。

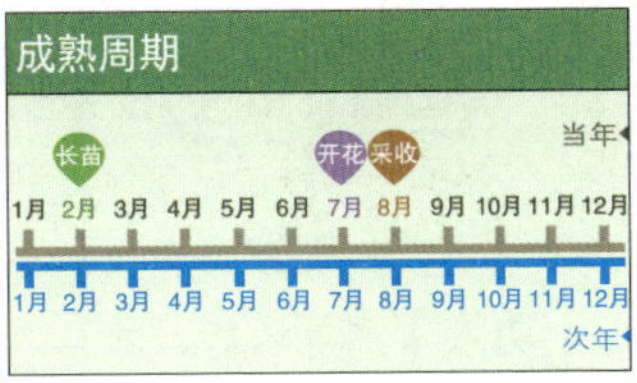

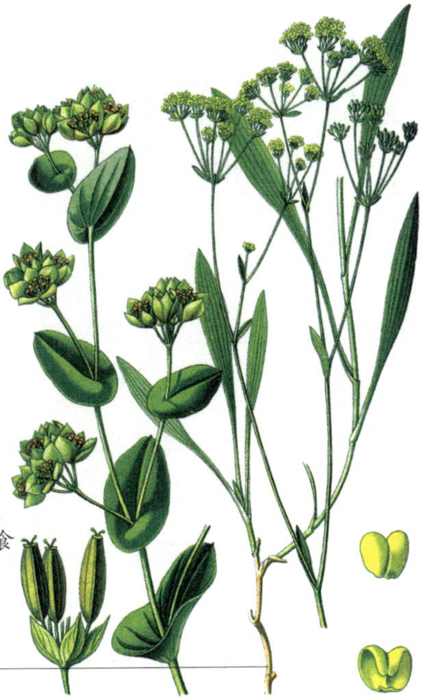

根

［性味］味苦，性平，无毒。

［主治］主心腹疾病，祛胃肠中结气，及饮食积聚。

成品选鉴

表面黑褐色或浅棕色，具纵皱纹、支根痕及皮孔。质硬而韧，不易折断，断面显纤维性，木部黄白色。气微香，味微苦。

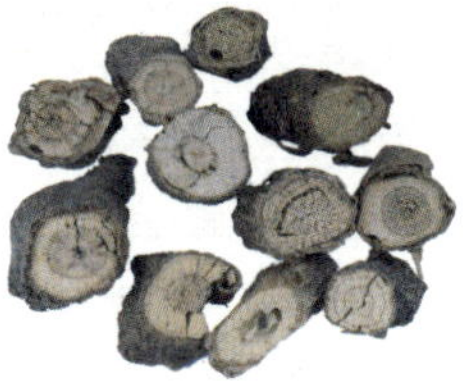

实用妙方

- **伤寒余热，伤寒之后，邪入经络，体瘦肌热：**柴胡四两、甘草一两，每次用三钱，加水一盏，煎服。
- **虚劳发热：**柴胡、人参等份，每次取三钱，加姜枣同水一起煎服。
- **湿热黄疸：**柴胡一两、甘草二钱半，白茅根一小把，加水一碗，煎至七分，时时服用，一日服完。

中药趣味文化

柴胡的由来

秦代有个胡进士，家里一个长工得了寒热病，一时觉得如被火烧，一时又像掉进冰窖里。胡进士怕被传染，就把他赶走了。长工在一条小溪边晕倒了。醒来时非常饥饿，就挖了一些草根吃。几日后，他的病竟不治而愈了。后来胡家少爷也得了寒热病，胡进士听说了长工病愈的事，请他回来救治儿子，长工便挖了溪边的草根回来煎药给少爷服用。之后，胡家少爷也痊愈了。人们为了纪念此草治疗胡家少爷有功，取名为“柴胡”。

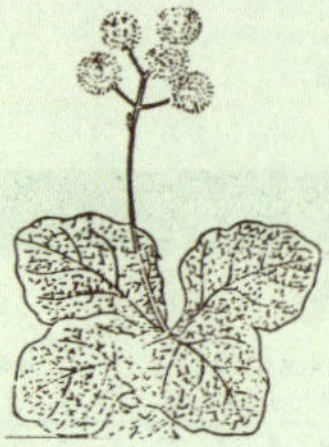

【功效】疏散风热，宣肺祛痰，利咽透疹，解毒消肿。

风靡全球的高档蔬菜

牛蒡

Arctium lappa L.

草部·隰草类　发散风热药

又名：鼠粘、恶实、大力子、蒡翁菜、便牵牛、蝙蝠刺。入药的部分是牛蒡子，也被称为恶实。全国各地到处都有，根非常粗大，可以做菜吃，对人体有益。

药用部分

○牛蒡子

修治：雷敩说：凡用拣净，以酒拌蒸，等到有白霜重出，用布拭去，焙干后捣粉用。

性味：味辛，性平，无毒。

主治：明目补中，除风伤。（出自《名医别录》）

治疗风毒肿，各种瘘管。（陈藏器）

研末浸酒服，每日服二三盏，能除各种风证，去丹石毒，利腰脚。又在吃饭前揉捏三枚恶实子吞服，可散各种结节筋骨烦热毒。（甄权）

吞一枚，出痈疽根。（苏恭）

炒研煎饮，通利小便。（孟诜）

润肺散气，利咽膈，去皮肤过敏，通十二经。（张元素）

消斑疹毒。（李时珍）

○牛蒡根、茎

性味：味苦，性寒，无毒。

陈藏器说：“根须蒸熟曝干用，不然的话，会让人想吐。”

主治：主伤寒寒热出汗，中风面肿，口渴，尿多。久服会轻身耐老。（出自《名医别录》）

根主牙齿痛，劳疟，各种风证引起的双脚无力，痈疽，咳嗽伤肺，肺脓疡及腹内积块，冷气积血。（苏恭）

根浸酒服，可祛风及恶疮。将根与叶同捣碎，能外敷杖疮、金疮。（陈藏器）

主面目烦闷，四肢不健，能通十二经脉，洗五脏恶气。（甄权）

将茎叶煮汤，用来洗浴，可消除皮肤瘙痒。还可加入盐、花生同捣烂，外敷一切肿毒。（孟诜）

［发明］李杲说：“鼠粘子功用有四：治风湿瘾疹，咽喉风热，散诸肿疮疡之毒，利凝滞腰膝之气。”苏颂说：“根做成果脯食用，很好。茎叶宜煮汁酿酒服。冬天采根，蒸晒后入药。”

医家名论

李时珍说：“牛蒡种子，古人用肥沃的土壤栽培。剪嫩苗淘洗干净当蔬菜吃，挖根煮后晒干做成果脯，说是对人很有好处，现在的人已经很少吃了。三月长苗，茎高的有三四尺。四月开花呈丛状，淡紫色，结的果实像枫梂但要小些，花萼上的细刺百十根攒聚在一起，一个有几十颗子。它的根粗的有手臂大，长的近一尺，浅青灰色。在七月采子，十月采根。”

使用禁忌

该品能滑肠，气虚便溏者忌用。若气虚色白大便自利或泄泻者，慎勿服之。痈疽已溃，非便秘不宜服。牛蒡苷有轻度利尿、泻下作用，过量使用会因呼吸和肢体麻痹而引起死亡。

|形态特征|

二年生草本，高1～2米。茎直立，上部多分枝。叶丛生，广卵形或心形，边缘微波状或有细齿，下面密被白色短柔毛。花成丛状，淡紫色，果实像枫球但要小些，花萼上的细刺百十根攒聚在一起，一个有几十颗子。根粗大，浅青灰色。

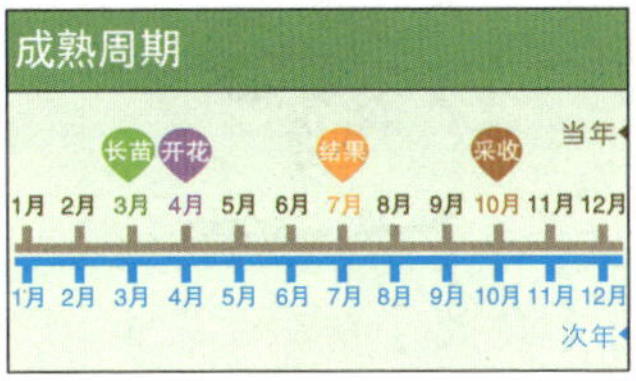

成品选鉴

根呈纺锤状，皮部黑褐色，有皱纹，肉质而直，内呈黄白色，味微苦而性黏。牛蒡子呈长倒卵形，略扁，微弯曲，表皮褐色。

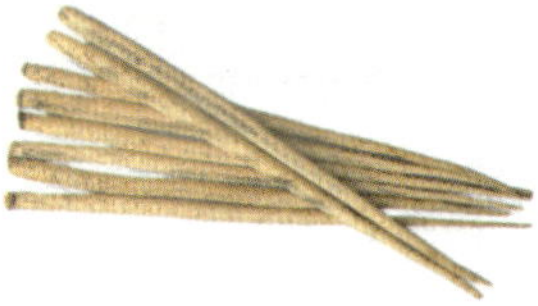

子

[性味] 味辛，性平，无毒。

[主治] 明目补中，除风伤。

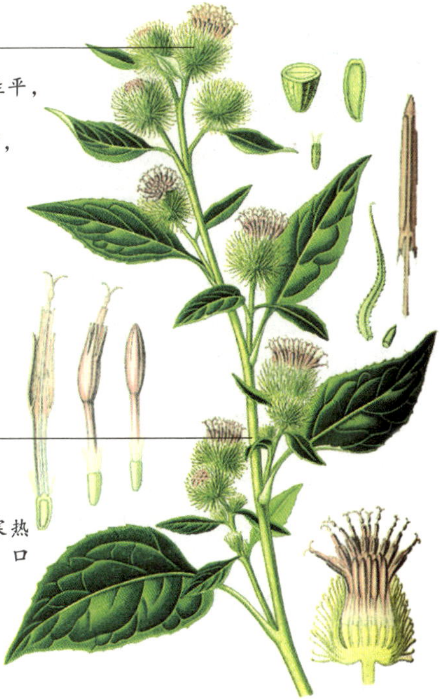

茎

[性味] 味苦，性寒，无毒。

[主治] 主伤寒寒热出汗，中风面肿，口渴，尿多。

|实用妙方|

• **风热浮肿，咽喉闭塞：** 牛蒡子一合，炒至半生半熟，研成末，每次用热酒送服一寸匕。

• **痰厥头痛：** 牛蒡子（炒）、旋覆花等份，研为末，用清茶送服一钱，每天两次。

• **一切风疾，年久不愈：** 牛蒡根一升，生地黄、枸杞子、牛膝各三升，装在袋子里，泡在三升酒中，每天饮适量。

•中药趣味文化•

牛蒡在日本

牛蒡在宋朝时传入日本，并被培育出很多优良品种。现在日本等东亚国家因受我国传统医学的影响，对牛蒡的药用价值情有独钟，并将其奉为营养和保健价值极佳的高档蔬菜。牛蒡受到了消费者的极大欢迎，又因其具有药用与食用双重利用价值，资源丰富，综合开发简便易行，被日本相关部门认定为“新资源食品”。牛蒡不仅风靡东亚、东南亚，还引起了西欧和美国有识之士的关注，可与人参媲美，有“东洋参”的美誉。

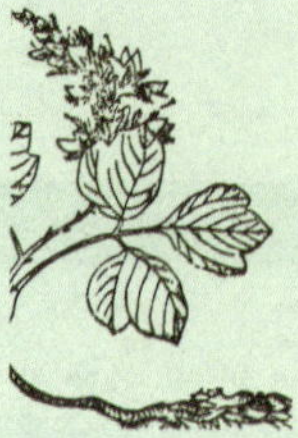

【功效】解肌发表出汗，开腠理，疗金疮，止胁风痛。

适合“三高”人群的保健良药

葛

Pueraria lobata Ohwi

草部·蔓草类　　发散风热药

又名：鸡齐、鹿藿、黄斤。产于我国东北、华北及江南地区，其藤蔓可制布，称为葛布，质地细腻，多用来做衣服，魏晋以后常用做巾。

药用部分

○葛根

性味：味甘、辛，性平，无毒。

主治：主消渴，身大热，呕吐，诸痹，起阴风，解诸毒。（出自《神农本草经》）

疗伤寒中风头痛，解肌发表出汗，开腠理，疗金疮，止胁风痛。（出自《名医别录》）

治天行上气呕逆，开胃下食，解酒毒。（甄权）

治胸膈烦热发狂，止血痢，通小肠，排脓破血。还可外敷治蛇虫咬伤，毒箭伤。（出自《日华子诸家本草》）

生可堕胎。蒸食可消酒毒。做粉吃更妙。（陈藏器）

做粉可止渴，利大小便，解酒，祛烦热，压丹石，外敷治小儿热疮。捣汁饮，治小儿热痞。（出自《开宝本草》）

散郁火。（李时珍）

鼓舞胃气上行，生津液，又解肌热，治脾胃虚弱泄泻。（李杲）

生者捣取汁饮之，解温病发热。葛根为屑，疗金疮断血，亦疗疟及疮。（陶弘景）

发散表邪，发散小儿疮疹难出。（张元素）

末服之，主猘狗啮，并饮其汁良。（出自《唐本草》）

生者破血，合疮，堕胎，解酒毒，身热赤，酒黄，小便赤涩。（出自《本草拾遗》）

杀野葛、巴豆、百药毒。（出自《本草经集注》）

［发明］陶弘景说：“生葛捣汁饮，解温病发热。”朱震亨说：“凡斑痘已见红点，不可用葛根升麻汤，恐表虚反增斑烂。”

医家名论

李时珍说：“葛有野生、家种两种。它的藤蔓可用来制成粗细葛布。其根外紫而内白，长约七八尺。其叶有三尖，像枫叶而更长些，叶面青色而背面为淡青色。其开花成穗，累累相缀，为红紫色。其荚像小黄豆荚，也有毛。其子绿色，扁扁的像盐梅子核，生嚼有腥气，八九月份采集，也就是《神农本草经》中所说的葛谷。花晒干后，也可以炸来吃。”

使用禁忌

其性凉，易于动呕，胃寒者当慎用。不可多服，恐损胃气。夏日表虚汗多尤忌。凡中气虚而热郁于胃者，应慎用。

形态特征

多年生落叶藤本，长达10米。全株被黄褐色粗毛。块根呈圆柱状，肥厚，外皮灰黄色，内部粉质，富纤维。藤茎基部粗壮，上部分枝，长数米，植株全被黄褐色粗毛。叶互生，具长柄，有毛，项生叶片呈菱状卵圆形，先端渐尖，边缘有时浅裂。

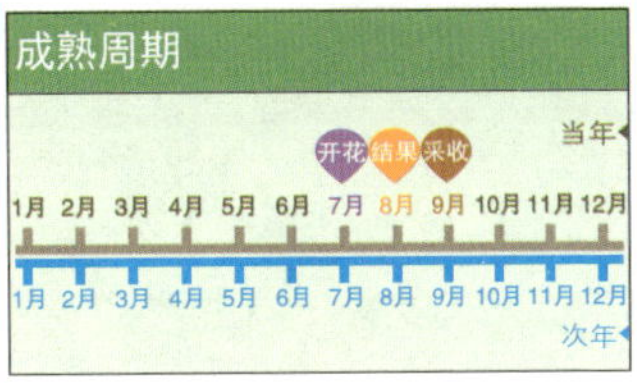

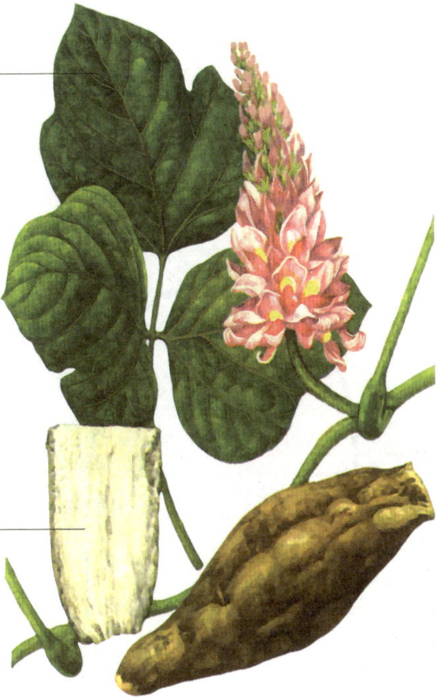

叶

［性味］味辛，性平，无毒。

［主治］主诸痹，起阴风，解诸毒。

根

［性味］味甘、辛，性平，无毒。

［主治］主消渴，身大热、呕吐。

成品选鉴

呈纵切的长方形厚片或小方块，外皮淡棕色，有纵皱纹，粗糙。切面黄白色，纹理不明显。质韧，纤维性强。无臭，味微甜。

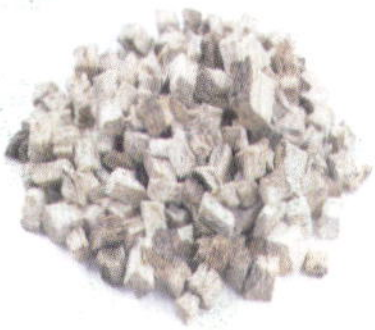

实用妙方

- **时气头痛，壮热：**生葛根洗净，捣汁一大盏，加豉一合，煎成六分，去滓分次服，汗出即愈。如不出汗，再服。若心热，加栀子仁十枚。
- **热毒下血，因食热物而发：**生葛根二斤，捣汁一升，加藕汁一升，服下。
- **酒醉不醒：**取生葛根汁二升，服下。
- **妊娠热病心闷：**葛根汁二升，分作三服。

中药趣味文化

葛根的传说

从前，有一位姓葛的员外，受朝臣陷害，被满门抄斩，只有最小的儿子逃了出去。这孩子孤苦无依，机缘巧合被一个挖药的老人收留。从此他便每天跟着老人上山采药。老人常采一味药草，用它的块根给乡亲们治发热口渴、泄泻等病。过了几年，老人死了，葛员外的小儿子继续用这味药草治病救人。一个病人让他给这味药草取个名字。他联想到自己的身世，就将这味药草叫作“葛根”，以感谢老人家为葛家留住了最后的根。

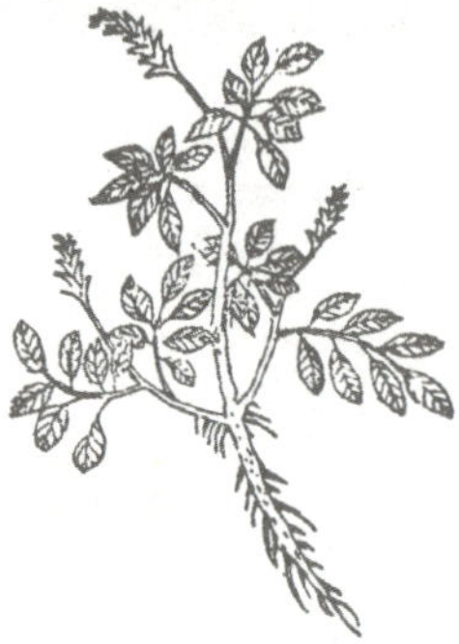

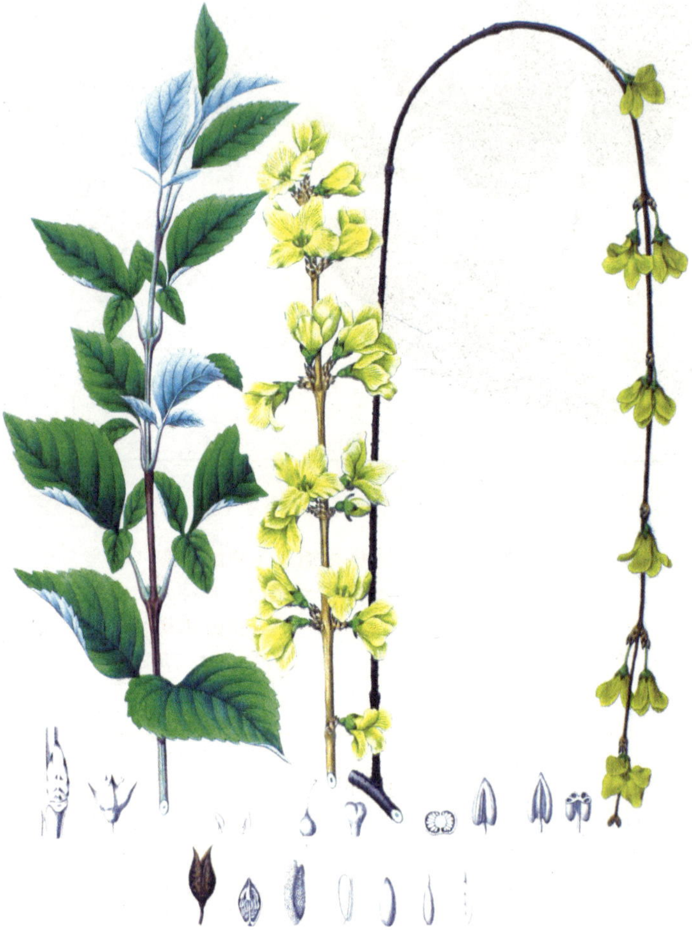

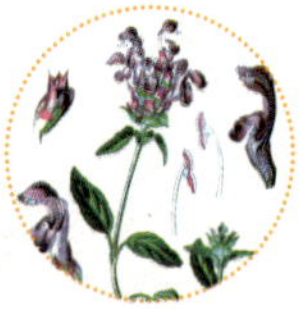

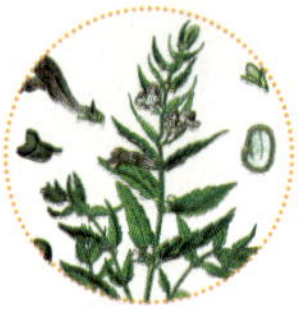

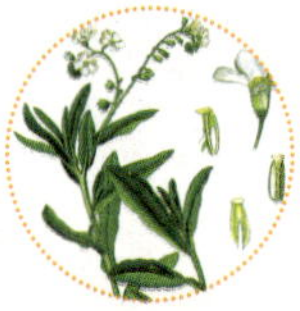

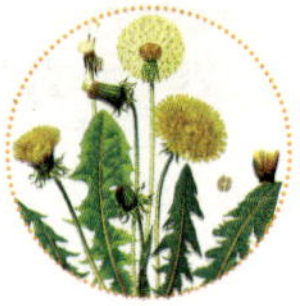

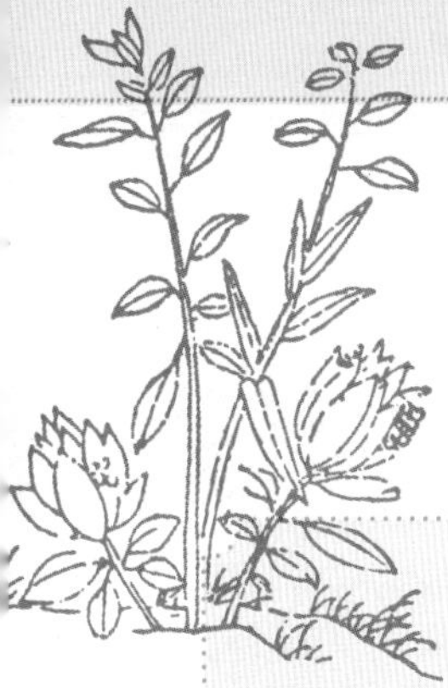

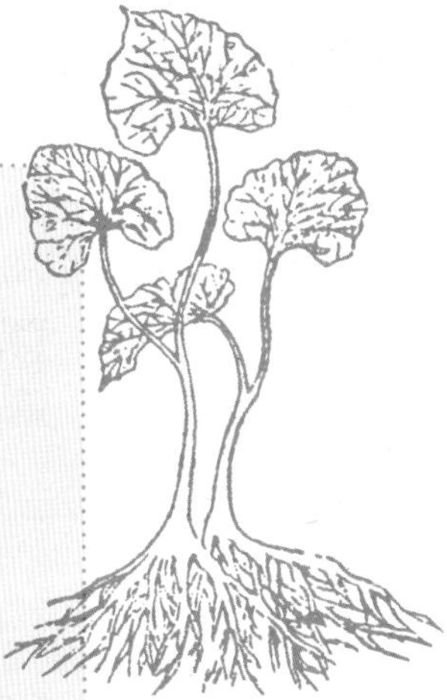

第三章 清热篇

清热药是以清解里热为主要作用的药物，主要用于热病高热、痢疾、痈肿疮毒、目赤肿痛、咽喉肿痛等各种里热证候。清热药多属寒凉，根据各药的专长，又分为不同小类，即清热泻火药，如知母；清肝明目药，如决明子；清热解毒药，如连翘、紫花地丁、蒲公英；清热燥湿药，如黄连、黄芩。

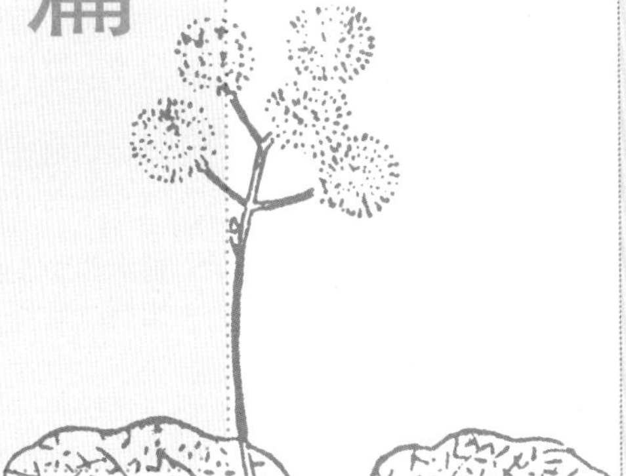

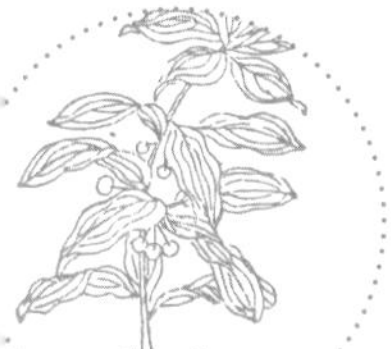

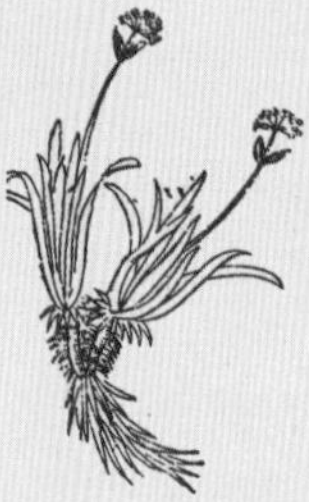

【功效】清热泻火，生津润燥。

润肺滋阴，清肺泻火

知母

Anemarrhena asphodeloides Bge.

草部·山草类　清热泻火药

又名：蚳母、连母、蝭母、地参、水参（水浚、水须）、苦心、儿草、女理、韭逢。因为老根旁边初生的子根，形状像蚳虻，所以叫蚳母，后来讹传为知母、蝭母。

|药用部分|

○知母根

修治：雷敩说：使用本品时，先在槐砧上锉细，焙干，用木臼捣碎，不要用铁器。

李时珍说："拣肥润里白的使用为好，去毛切片。如需引经上行，则用酒浸焙干，引经下行则用盐水润焙。"

性味：味苦，性寒，无毒。

主治：治消渴热中，除邪气，肢体水肿，利水，补不足，益气。（出自《神农本草经》）

疗伤寒久疟烦热、胁下邪气，膈中恶，及恶风汗出、内疸。多服令人腹泻。（出自《名医别录》）

治心烦燥闷、骨蒸潮热、产后发热，肾气劳，憎寒虚烦。（甄权）

治骨蒸痨瘵，通小肠，消痰止咳，润心肺，安心神，止惊悸。（出自《日华子诸家本草》）

清心除热，治阳明火热，泻膀胱、肾经之火。疗热厥头痛，下痢腰痛，喉中腥臭。（张元素）

泻肺火，滋肾水，治命门相火有余。（王好古）

安胎，止妊娠心烦，辟射工、溪毒。（李时珍）

甚疗热结，亦主疟热烦。（陶弘景）

治嗽血，喘，淋，口病，尿血，呃逆，盗汗，遗精，痹痿，瘛疭。（出自《本草求原》）

［发明］甄权说："知母治各种热劳，凡病人体虚而口干的，加用知母。"李杲说："知母入足阳明、手太阴经，其功效有四：一泻无根之肾火；二疗有汗的骨蒸；三退虚劳发热；四滋肾阴。"李时珍说："肾苦燥，宜食辛味药以滋润，肺苦气逆，宜用苦味药以泻下，知母辛苦寒凉，下润肾燥而滋阴，上清肺金而泻火，为二经气分药。黄檗是肾经血分药，所以二药必相须配用。"

|医家名论|

《名医别录》载：知母生长在河内川谷，二月、八月采根晒干用。

陶弘景说："现在出于彭城。形似菖蒲而柔润，极易成活，掘出随生，要根须枯燥才不生长。"

苏颂说："现在的黄河沿岸怀、卫、彰德各郡以及解州、滁州都有。四月开青色的花，如韭花，八月结实。"

使用禁忌

脾胃虚寒，大便溏泄者忌服。凡肺中寒嗽，无火症而尺脉微弱者禁用。阳痿及易举易痿、泄泻脾弱、饮食不消化、食欲缺乏、肾虚溏泄等症者禁用。脾胃虚热人误服，令人作泻减食，故虚损大忌。

形态特征

多年生草本，全株无毛。根状茎横生于地面，上有许多黄褐色纤维，下生许多粗而长的须根。叶呈线形，质稍硬。花茎直立，花序穗状，稀疏狭长，花为绿色或紫堇色。果呈长卵形，成熟后有裂纹，种子呈三棱形，两端尖，黑色。

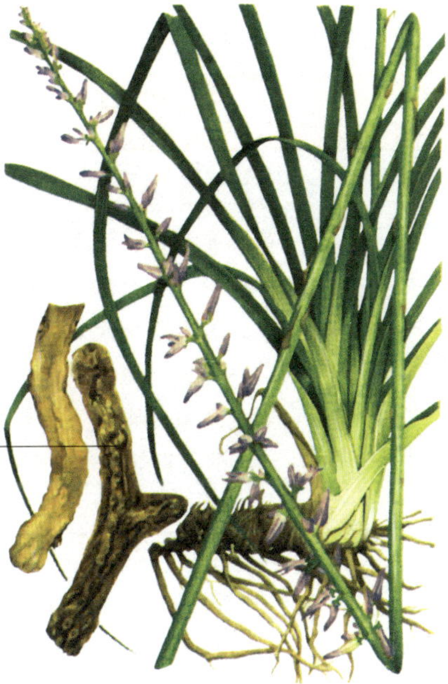

根

［性味］味苦，性寒，无毒。

［主治］利水，补不足，益气。

成熟周期

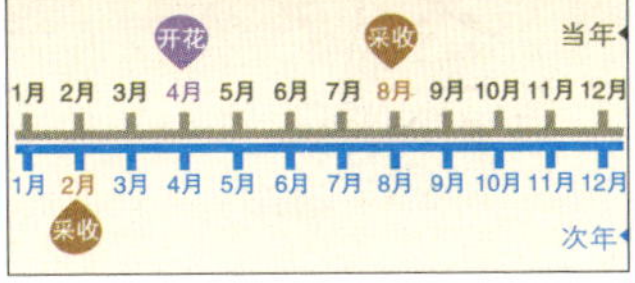

成品选鉴

呈长条状，表面黄棕色至棕色，具紧密排列的环状节，质硬，易折断，断面黄白色。气微，味微甜、略苦，嚼之带黏性。

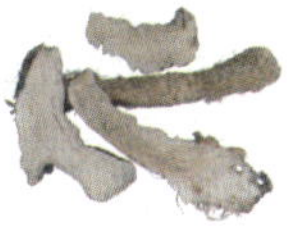

实用妙方

• **新久痰嗽**：知母、贝母各一两，研细，巴豆三十枚，去油，研匀。每次服一合，用生姜三片，两面蘸上药末，放在口里细嚼咽下，服完即睡。第二天早晨大便一次，则痰嗽渐止。体质壮实者才可用。

• **久咳气急**：知母五钱（去毛切片，隔纸炒），杏仁五钱（姜水泡后去皮尖，焙干），加水一盅半，煎取一盅，饭后温服。再用萝卜子、杏仁等份，研末，加米糊做成丸子，每次姜汤送服五十丸，以绝病根。

中药趣味文化

知母的传说

三国时有个老婆婆靠挖药为生，她想把认药的本事传给一个厚道人。后来她碰到一个樵夫，樵夫看老人可怜就收留了她，并认作义母。三年后的一天，老人让樵夫背她上山，找到了白中带紫条纹状花朵的野草。“这草能治肺热咳嗽发热。你知道为什么现在我才教你认药吗？”樵夫说：“义母是想找个厚道的人传他认药，怕居心不良的人拿这本事去坑害百姓！”老婆婆点了点头：“这味药还没有名字，就叫它‘知母’吧！”

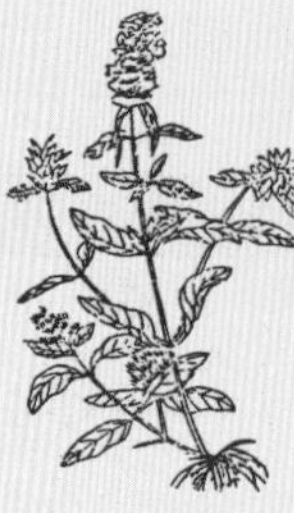

【功效】清火明目，散结消肿。

清火降压的凉茶原料

夏枯草

Prunella vulgaris L.

草部·隰草类　清热泻火药

又名：夕句、乃东、燕面、铁色草。这种草秉承纯阳之气，遇阴气即枯，一般冬至过后开始生长，过了夏至就枯萎，因而得名夏枯草。

药用部分

○茎、叶

性味：味辛、苦，性寒，无毒。

徐之才说：“与土瓜相使。伏汞砂。”

主治：治寒热淋巴结核、鼠瘘头疮，破腹部结块，散瘿结气，消脚肿湿痹。（出自《神农本草经》）

祛肝风，行经络。治口眼歪斜，行肝气，开肝郁，止筋骨疼痛，目珠痛，散瘰疬，周身结核。（出自《滇南本草》）

祛痰消脓，治瘰疬，清上补下，去眼膜，止痛。（出自《生草药性备要》）

治瘰疬、鼠瘘、瘿瘤、癥坚、乳痈、乳岩。（出自《本草从新》）

补养血脉。（出自《本草衍义补遗》）

补养厥阴血脉，疏通结气。目痛、瘰疬皆系肝证。（出自《本草通玄》）

凡凝痰结气，风寒痹着，皆其专职。（出自《本草正义》）

［**发明**］朱震亨说：“本草著作中说夏枯草善治瘰疬，散结气。它还有补养厥阴血脉的功效，这点书中没有提及。用夏枯草退寒热，体虚的可以用；如果用于实证，佐以行散之药，外用艾灸，也能渐渐取效。”李时珍说：“黎居士《易简方》中说，夏枯草可以治目疼，用砂糖水浸一夜之后用，取它能解内热、缓肝火的功效。”楼全善说：“夏枯草治晚上目痛严重，有神效，或用性苦寒的药治目痛反而更疼的，也有神效。所谓眼睛的根本，是肝，属厥阴之经。夜里目痛和用苦寒之药目痛更甚，是因为夜与寒都是阴气所在。夏枯草禀纯阳之气，补厥阴血脉，所以治这种病有奇效，是以阳治阴。”

医家名论

苏颂说：“夏枯草在冬至过后开始生长，叶子像旋覆。三四月间开花抽穗，为紫白色，像丹参花，结子也成穗。它到了五月就枯萎，故在四月采收。”

李时珍说：“夏枯草在原野间有很多。它的苗高一二尺，茎微呈方形，叶子对节生，像旋覆叶但更长更大些，边缘有细齿，背面色白而多纹。茎端抽穗，长一二寸，穗中开淡紫色小花，一穗有细子四粒。将苗煮后，浸去苦味，可用油盐拌来吃。”

使用禁忌

脾胃虚弱的人或患风湿的人使用过多，就容易造成腹泻。长期大量服食夏枯草，药物中的毒副作用物质积蓄，可能会有中毒症状，会增加肝肾代谢负担，严重的会引起肝、肾等疾病。

形态特征

多年生草本，茎高15～30厘米。根状茎横生于地上，茎基部多分枝，四棱形，有浅槽，紫红色，被稀疏的糙毛或近无毛。叶对生，叶片呈卵状长圆形或圆形，边缘有不明显的波状齿。花序顶生，假穗状，紫色、蓝紫色或红紫色。果呈黄褐色，长圆状卵形。

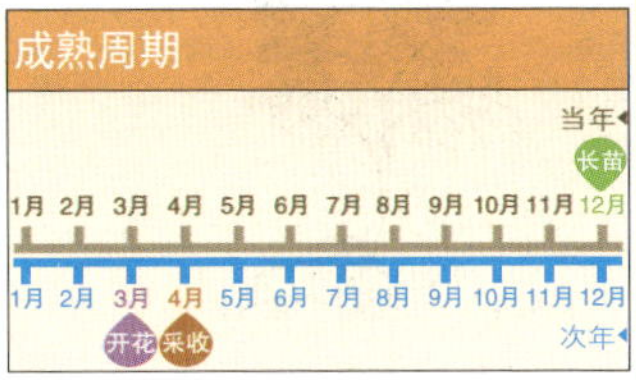

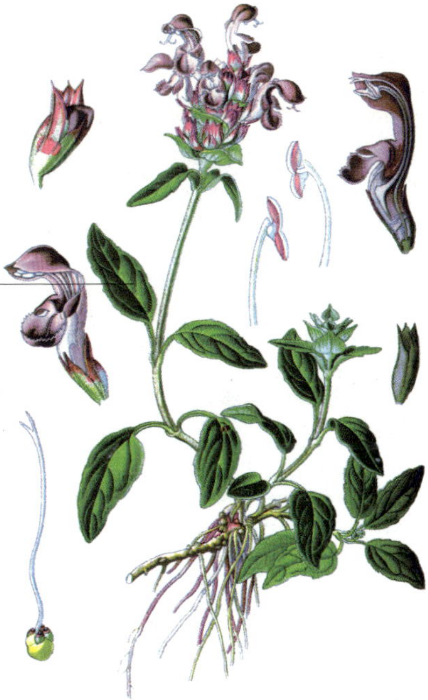

叶

［性味］味辛、苦，性寒，无毒。

［主治］治寒热淋巴结核、鼠瘘头疮。

成品选鉴

淡棕色至棕红色。全穗由数轮苞片组成，外表面有白毛。果实呈棕色，卵圆形，尖端有白色突起。体轻，气味稍淡。

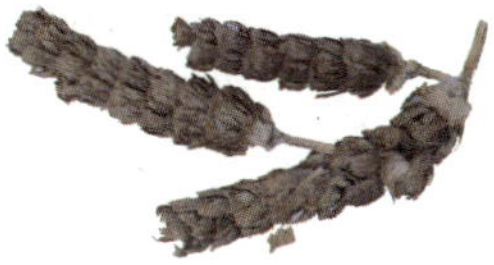

实用妙方

- **明目补肝，治肝虚目痛，冷泪不止，羞明怕日光：** 夏枯草半两、香附子一两，同研末，每次用腊茶汤调服一钱。
- **赤白带下：** 在夏枯草开花时采摘，阴干后碾成末，每次服二钱，饭前服，米汤送下。
- **血崩：** 夏枯草，研为末，每次服方寸匕，用米汤调服。
- **汗斑白点：** 用夏枯草煎成浓汁，每天洗患处。

中药趣味文化

夏枯草的传说

从前，有个郎中用一种野草治好了秀才母亲的瘰疬。秀才为感谢郎中，留他在自己家中住了一年。郎中也感念秀才待他的情意，临走时带秀才上山，教他认识治瘰疬的那种草药，并嘱咐说这种草药一定要在夏天采摘。初秋时，县官的母亲得了瘰疬，秀才说自己可以治，上山后却找不到那种药草。县官气极，打了他五十大板。后来秀才想起，郎中说过此药草一过夏天就枯死了。为了记住这件事，秀才把这种药草叫作“夏枯草”。

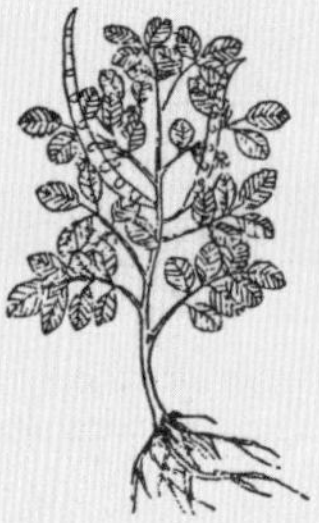

【功效】清肝明目，降压润肠。

明目润肠，眼病的克星

决明

Cassia tora L.

草部·隰草类　清热泻火药

决明的种类很多，这里指的是马蹄决明，以其明目的功效而命名。另外还有草决明、石决明，功效都相同。草决明就是青葙子，陶弘景称其为萋蒿。

|药用部分|

○决明子

性味：味咸，性平，无毒。

徐之才说："与蓍实相使，恶大麻子。"

主治：治视物不清，眼睛浑浊，结膜炎，白内障，眼睛发红、疼痛、流泪，久服令人眼明亮，轻身。（出自《神农本草经》）

治唇口青。（出自《名医别录》）

助肝气，益精。用水调末外涂，消肿毒。熏太阳穴，可治头痛。贴印堂，止鼻洪。做枕头，可治头风且有明目的作用，效果比黑豆好。（出自《日华子诸家本草》）

治肝热风眼赤泪，利五脏，除肝家热。（甄权）

益肾、解蛇毒。（朱震亨）

叶当蔬菜食用，利五脏，明目，效果好。

解蛇毒。（出自《本草衍义补遗》）

治小儿五疳，擦癣癞。（出自《生草药性备要》）

泻邪水。（出自《医林纂要》）

明目，利尿。治昏眩，脚气，水肿，肺痈，胸痹。（出自《湖南药物志》）

[**发明**] 李时珍说："《物类相感志》载，在园中种决明，蛇不敢入。丹溪说决明解蛇毒即源于此。"

|医家名论|

李时珍说："决明有两种，一种是马蹄决明，茎高三四尺，叶比苜蓿叶大而叶柄小，叶尖开杈，白天张开，夜晚合拢，两两相贴。它在秋天开淡黄色的花，花有五瓣。结的角像初生的细豇豆，长五六寸。角中有子数十颗，不均匀连接，形状像马蹄，青绿色，是治眼疾的最佳药物。另一种是茳芒决明，即《救荒本草》中的山扁豆。它的苗和茎都像马蹄决明，但叶柄小，末端尖，像槐叶，夜晚不合拢。秋天开深黄色的花，花为五瓣，结的角大小如小手指，长二寸左右。角中子排成列，像黄葵子而扁，褐色，味甘滑。这两种的苗叶都可以做酒曲，俗称独占缸。但茳芒决明的嫩苗及花、角子，都可食用或泡茶饮，而马蹄决明的苗和角都苦、硬，不能吃。"

使用禁忌

决明子药性寒凉，有明显的泄泻和降血压的作用，因此脾胃虚寒、脾虚泄泻及低血压等患者不宜服用。决明子主要含有一些刺激肠道的化合物，长期服用可引起肠道病变。

|形态特征|

一年生半灌木状草本，高0.5～2米。茎直立，上部多分枝，全株被短柔毛。叶互生，羽状，叶片呈倒卵形或倒卵状长圆形，下面及边缘有柔毛。花成对腋生，花瓣呈倒卵形或椭圆形，黄色。果实细长，近四棱形。种子呈菱柱形或菱形，略扁，淡褐色，有光亮。

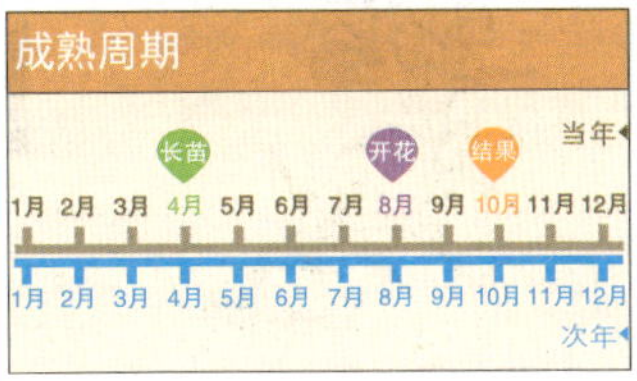

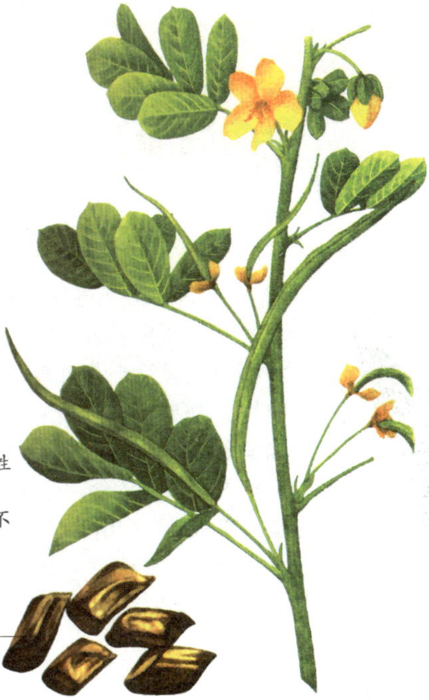

子

［性味］味咸，性平，无毒。

［主治］治视物不清，眼睛浑浊。

成品选鉴

两端平行倾斜，形似马蹄。表面为绿棕色或暗棕色，平滑有光泽，背腹两侧各有一条突起的线性凹纹。质坚硬。味微苦。小决明子为短圆柱形，两端平行倾斜。

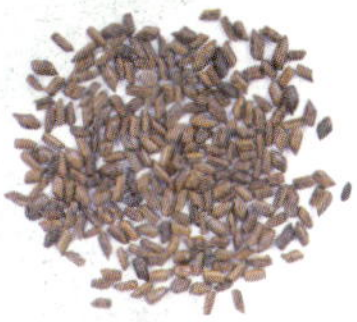

|实用妙方|

- **青盲、雀目：**决明子一升、地肤子五两，同研末，加米汤做成梧桐子大的丸子，每次用米汤送服二三十丸。注：青盲是外观正常，但不见物；雀目是夜盲。
- **目赤肿痛、头风热痛：**决明子炒后研细末，用茶调匀敷两侧太阳穴，药干即换，一夜肿消。

·中药趣味文化·

老秀才和决明子

明代时，有个老秀才不到六十岁就得了眼病。一天，一个南方药商从他门前经过，见有几株野草，就问这草卖不卖。老秀才心想：这肯定是草药，不肯卖给药商。秋天，这几株野草结了菱形、灰绿色有光亮的草子。老秀才一闻草子味挺香，就每天用它泡水喝，日子一长，眼病居然好了。以后，老秀才常饮这种茶，一直到八十多岁还眼明体健。有诗曰：“愚翁八十目不瞑，日数蝇头夜点星，并非生得好眼力，只缘长年饮决明。”

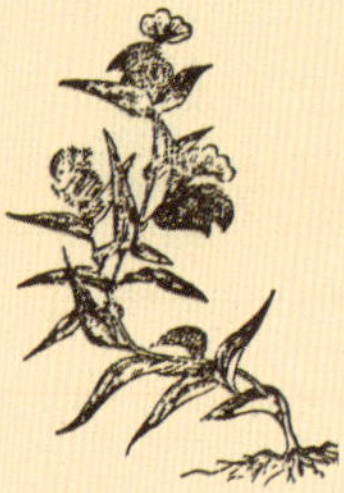

【功效】清热解毒，利水消肿。

清热利尿的“翠蝴蝶”

鸭跖草

Commelina communis L.

草部·隰草类　清热泻火药

又名：鸡舌草、碧竹子、竹鸡草、竹叶菜、淡竹叶、耳环草、碧蝉花、蓝姑草。生于江东、淮南平地。叶如竹，高一二尺，花深碧色。

|形态特征|

茎直立，紫色，叶像竹叶，四五月开花，花瓣如蝴蝶双翅，花蕊黄色，子小豆大小，灰黑色。

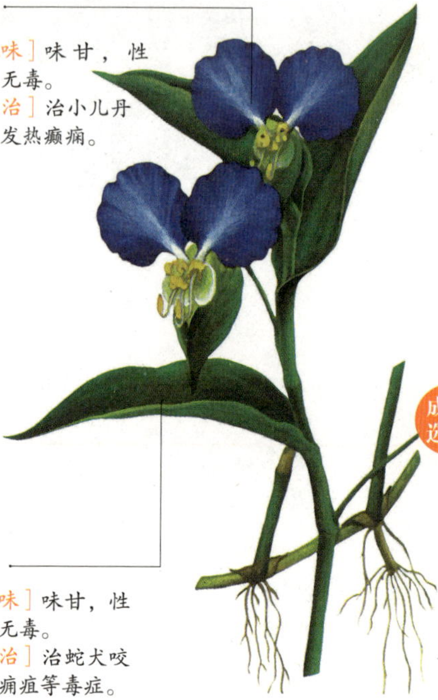

花

［性味］味甘，性寒，无毒。
［主治］治小儿丹毒，发热癫痫。

叶

［性味］味甘，性寒，无毒。
［主治］治蛇犬咬伤、痈疽等毒症。

|药用部分|

○苗

性味：味苦，性大寒，无毒。

主治：治寒热及因感受山岚瘴毒而神志昏迷、狂妄多言，痰饮，疔肿，腹内肉块不消，又治小儿丹毒，发热癫痫，腹胀结块，全身气肿，热痢，还治蛇犬咬伤、痈疽等毒症。（陈藏器）

与赤小豆煮食，可下水气，治风湿关节炎，利小便。（出自《日华子诸家本草》）

消咽喉肿痛。（李时珍）

去热毒，消痈疽。（出自《本草品汇精要》）

成品选鉴

黄绿色，老茎略呈方形，表面光滑，节膨大，断面坚实，中部有髓。叶质脆易碎；聚伞花序，总苞心状卵形，花瓣呈蓝黑色。气微，味甘、淡。

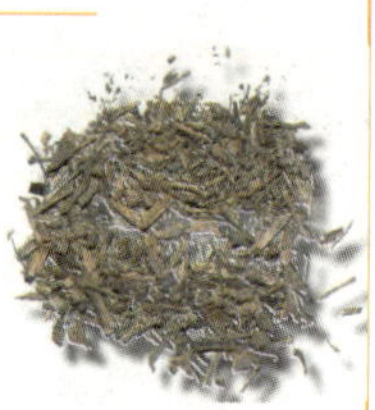

|实用妙方|

- 小便不通：用鸭跖草一两、车前草一两，共捣出汁，加蜜少许，空腹服。
- 赤白痢：用鸭跖草煎汤每日服。
- 痔疮肿痛：用鸭跖草搓软敷贴患处。

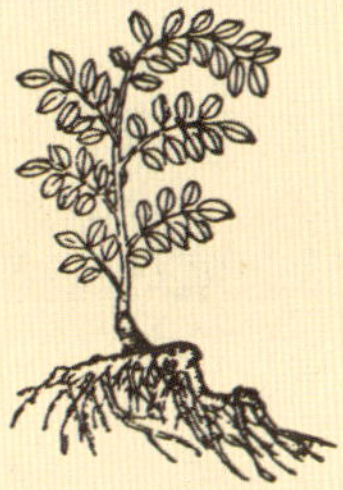

【功效】主治湿疹，疥癣，风湿热痹等症。

赶走一切热毒风

白鲜

Dictamnus dasycarpus Turcz.

草部·山草类　清热燥湿药

又名：白膻、白羊鲜、地羊鲜、金雀儿椒。生于谷地，河中、江宁府、滁州、润州等地均有分布，四五月份采其根阴干入药，嫩苗可当菜吃。

|形态特征|

多年生草本，高50～65厘米，根肉质，淡黄白色。叶稍白，开淡紫色花朵。

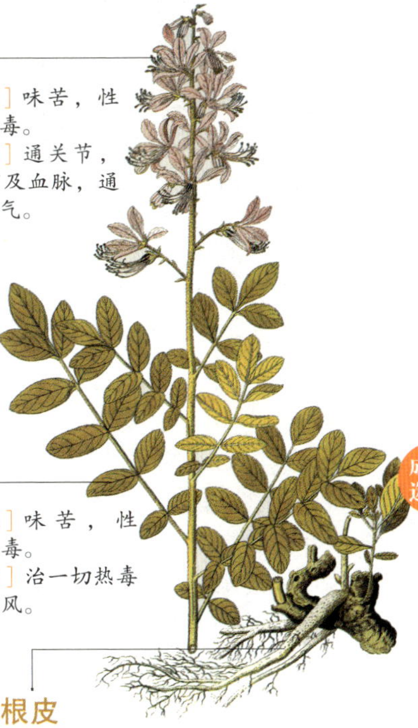

花

[性味] 味苦，性寒，无毒。

[主治] 通关节，利九窍及血脉，通小肠水气。

叶

[性味] 味苦，性寒，无毒。

[主治] 治一切热毒风、恶风。

根皮

[性味] 味苦，性寒，无毒。

[主治] 主头风黄疸，咳逆淋沥。

|药用部分|

○白鲜根皮

性味：味苦，性寒，无毒。

主治：主头风黄疸，咳逆淋沥。女子阴中肿痛，湿痹死肌，不能屈伸起止走路。（出自《神农本草经》）

疗四肢不安，时行腹中大热饮水，小儿惊痫，妇人产后余痛。（出自《名医别录》）

[发明] 李时珍说：“白鲜皮性寒善行，味苦性燥，是足太阴、阳明经祛湿热的药物，兼入手太阴、阳明经，是治疗各种黄疸病和风痹的重要药物。”

成品选鉴

本品呈卷筒状，外表面呈灰白色或淡灰黄色，具细纵皱纹及细根痕；内表面类白色，有细纵纹。质脆，略呈层片状。有羊膻气，味微苦。

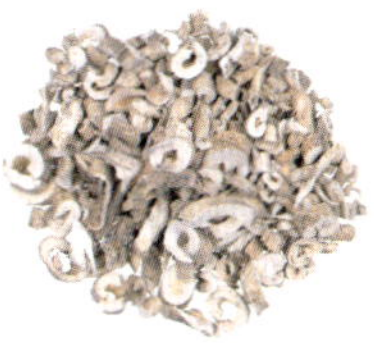

|实用妙方|

- 治痫黄：白鲜皮、茵陈蒿等份。水二盅煎服，每日二服。
- 治鼠瘘已有核，脓血出者：白鲜皮，煮服一升。
- 疗产后中风，虚人不可服他药者：白鲜皮三两。以水三升，煮取一升，分服。耐酒者可酒、水等份煮之。

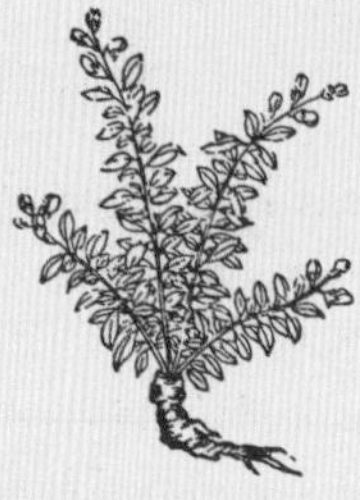

【功效】清热燥湿，泻火解毒，止血安胎。

天然有效的植物抗生素

黄芩

Scutellaria baicalensis Georgi

草部·山草类　清热燥湿药

又名：腐肠、空肠、内虚、妒妇、经芩、黄文、印头、苦督邮。质地坚实的名子芩、条芩、尾芩、鼠尾芩。宿芩是旧根，多中空，外黄内黑，所以又有腐肠、妒妇等名称。

|药用部分|

○黄芩根

性味：味苦，性平，无毒。

李时珍说："黄芩用酒拌炒，药效上行；与猪胆汁配伍，除肝胆之火；与柴胡配伍，退寒热；与芍药配伍，治下痢；与桑白皮配伍，泻肺火；与白术配伍，能安胎。"

主治：治各种发热、黄疸，泻痢，能逐水，下血闭，治恶疮疽蚀火疡。（出自《神农本草经》）

治痰热，胃中热，小腹绞痛，消谷善饥，可利小肠。疗女子经闭崩漏，小儿腹痛。（出自《名医别录》）

治热毒骨蒸，寒热往来，肠胃不利，能破壅气，治五淋，令人宣畅。还可去关节烦闷，解热渴。（甄权）

能降气，主流行热病，疗疮排脓，治乳痈发背。（出自《日华子诸家本草》）

凉心，治肺中湿热，泻肺火上逆，疗上部实热，目赤肿痛，瘀血壅盛，上部积血，补膀胱寒水，安胎，养阴退热。（张元素）

治风热湿热头疼，奔豚热痛，肺热咳嗽、肺痿、痰黄腥臭，各种失血证。（李时珍）

黄芩含有大量的黄酮类化合物，抗菌谱较广，对多种细菌都有抑制作用，被称为"中药中的抗生素"。

［**发明**］李时珍说："黄芩性平味苦，苦入心，寒胜热，泻心火，治脾之湿热，一则肺金不受刑，二则胃火不侵犯肺，所以能救肺。肺虚者不宜，是因为苦寒伤脾胃，恐损其母脏。若因饮寒受寒致腹痛及水饮内停致心下悸、小便不利而脉不数，这是里无热证，则黄芩不能用。若热厥腹痛，肺热而致小便不利，黄芩可以用。"李杲说："黄芩中空质轻的，主泻肺火，利气，消痰，除风热，清肌表之热；细实而坚的，主泻大肠火，养阴退热，补膀胱寒水，滋其化源。"

|医家名论|

苏颂说："现在川蜀、河东、陕西近郡都有黄芩。它的苗长一尺多，茎干如筷子般粗，叶从地脚四面作丛生状，像紫草，高一尺多，也有独茎生长的。黄芩的叶细长，颜色青，两两对生，六月开紫花，根如知母般粗细，长四五寸，二月、八月采根晒干。"

使用禁忌

脾肺虚热者忌之。凡中寒作泄，中寒腹痛，血虚腹痛，脾虚泄泻，肾虚溏泻，脾虚水肿，血枯经闭，气虚小便不利，肺受寒邪喘咳，及血虚胎不安，阴虚淋露等症都禁用。

形态特征

多年生草本，高30～70厘米。主根粗壮，呈圆锥形，棕褐色。茎呈四棱形，基部多分枝，有细条纹，绿色或常带紫色。单叶对生，全缘，有短柄，叶片披针形，上面无毛或微有毛，下面沿中脉被柔毛。花序项生，花瓣呈唇形，蓝紫色或紫红色。果实近球形，黑褐色。

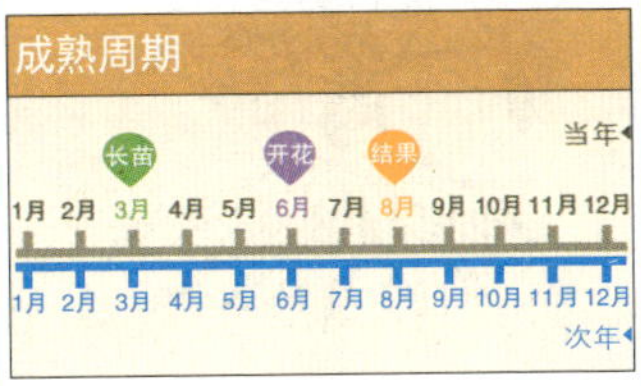

叶

［性味］味苦，性平，无毒。

［主治］治热毒骨蒸，寒热往来，肠胃不利。

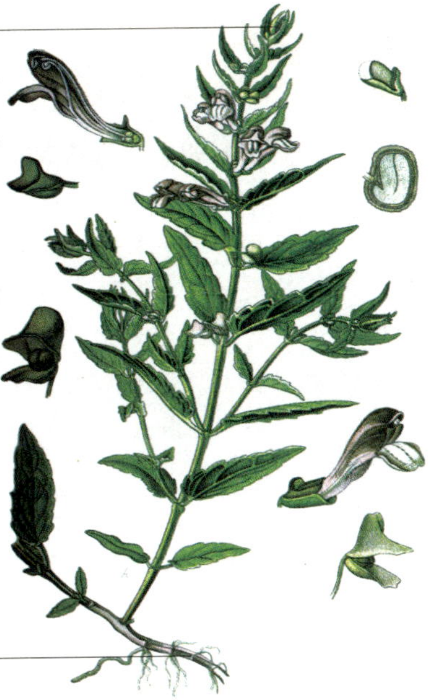

根

［性味］味苦，性平，无毒。

［主治］治各种发热、黄疸，泻痢。

成品选鉴

呈圆锥形，扭曲，表面为棕黄色或深黄色，上部较粗糙，下部有顺纹和细皱。质硬而脆，易折断，断面黄色，中心红棕色。气微，味苦。

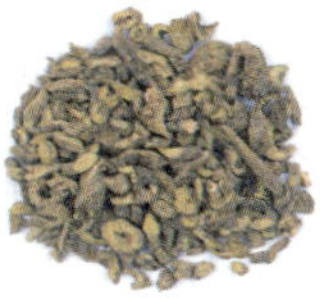

实用妙方

- 三补丸，治上焦积热，能泻五脏火：黄芩、黄连、黄柏等份，研为末，蒸饼做丸如梧桐子大，每次服二三十丸，用开水送下。
- 肺中有火，用清金丸：将黄芩炒后研末，用水调和制成如梧桐子大的药丸，每次用白开水送服二三十丸。
- 小儿惊啼：黄芩、人参等份，研为末，每次用温水送服一剂。
- 产后血渴，饮水不止：用黄芩、麦门冬等份，水煎，不时温服。

中药趣味文化

李时珍与黄芩

李时珍十六岁时，突患急病，咳嗽不止，并且久治不愈。方圆百里的名医都束手无策。眼看李时珍的生命危在旦夕，正当他的父母悲伤绝望之际，村子里来了一位云游的道士。听说道士专治疑难杂症，李时珍的父母忙把道士请到家中给李时珍看病。道士号了脉象后说："此病只需服用黄芩一两，加水两盅，煎至一盅，服用半个月即可痊愈。"半个月之后，李时珍的身体逐渐恢复健康。一味黄芩居然起到了立竿见影的治疗效果。

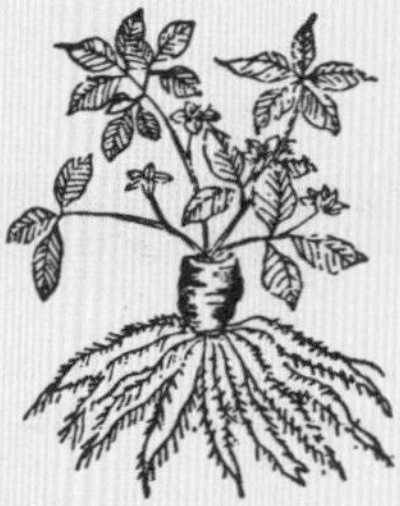

【功效】清热燥湿，泻火解毒。

治疗下痢腹泻的首选

黄连

Coptis chinensis Franch.

草部·山草类　清热燥湿药

又名：王连、支连。因为它的根像串珠一样相连且为黄色，所以得名黄连。一般生长在山地的向阳处，二八月采其根入药，九节坚实、相击有声者质优。

药用部分

○黄连根

修治：雷敩说：“黄连入药时须用布拭去肉毛，入浆水中浸泡两昼夜，滤出后放在柳木火上焙干。”

性味：味苦，性寒，无毒。

徐之才说：“与黄芩、龙骨、理石相使，恶菊花、玄参、白鲜皮、芫花、白僵蚕，畏款冬、牛膝，胜乌头，解巴豆毒。”

主治：主热气，治目痛眦伤流泪，能明目。治腹痛下痢，妇人阴中肿痛。（出自《神农本草经》）

主五脏冷热，久下泻痢脓血，止消渴大惊，除水湿，利关节，调胃厚肠益胆，疗口疮。（出自《名医别录》）

治五劳七伤，能益气，止心腹痛，惊悸烦躁，润心肺，长肉止血，疗流行热病，止盗汗及疮疥。用猪肚蒸后做成丸，治小儿疳气，杀虫。（出自《日华子诸家本草》）

治体虚消瘦气急。（陈藏器）

治郁热在中，烦躁恶心，兀兀欲吐，心下痞满。（张元素）

主心病逆而盛，心积伏梁。（王好古）

除心窍恶血，解服药过量所致的烦闷及巴豆、轻粉毒。（李时珍）

［发明］李时珍说：“黄连是治疗目疾、痢疾的要药。”古方治疗痢疾：香连丸，用黄连、木香；姜连散，用干姜、黄连；变通丸，用黄连、吴茱萸；姜黄散，用黄连、生姜。治消渴，用酒蒸黄连；治伏暑，用酒煮黄连；治下血，用黄连、大蒜；治肝火，用黄连、吴茱萸；治口疮，用黄连、细辛。以上配伍，均是一寒一热，一阴一阳，寒因热用，热因寒用，君臣相佐，阴阳相济，最得制方之妙，所以有效又无偏胜之害。

医家名论

李时珍说：“黄连，汉末李当之本草只取蜀地所产黄而肥大、坚实的为好。唐朝时以澧州产的为好。现在虽然吴、蜀均产黄连，但只以雅州、眉州所产的为好。黄连有两种：一种是根粗无毛有连珠，像鹰爪、鸡爪的形状而坚实，色深黄；另一种是无珠多毛而中空，淡黄色。两者各有所宜。”

使用禁忌

凡病人血少气虚，脾胃薄弱，血不足，以致惊悸不眠，而兼烦热躁渴，及产后不眠，血虚发热，泄泻腹痛；老人脾胃虚寒作泻；恶菊花、芫花、玄参、白鲜皮。

形态特征

多年生草本。根茎黄色，常分枝，形如鸡爪。叶基生，叶片坚纸质，呈卵状三角形，顶端尖，羽状深裂，边缘有锐锯齿，表面沿脉被短柔毛。聚伞花序，花瓣呈线形或线状披针形，种子呈长椭圆形，褐色。

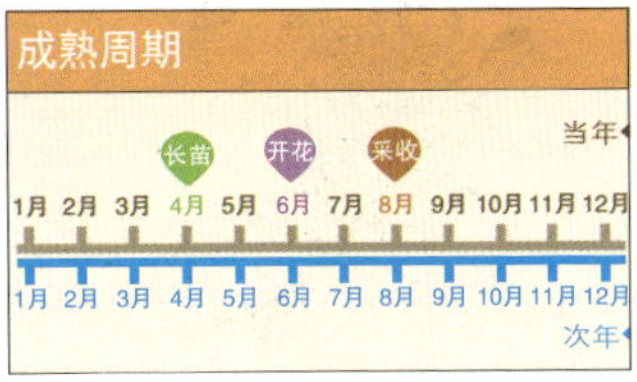

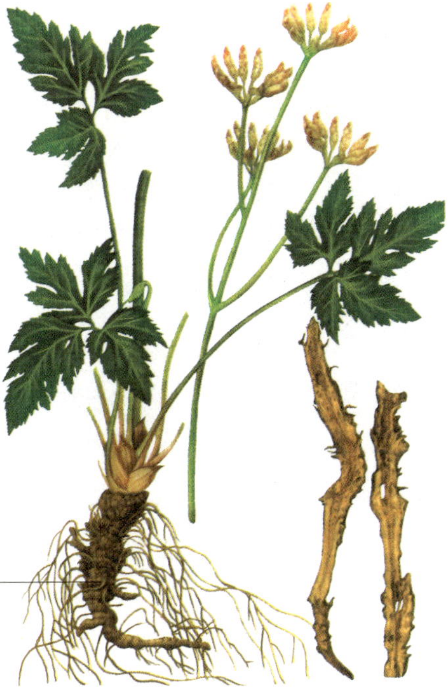

根

［性味］味苦，性寒，无毒。

［主治］主热气，治目痛眦伤流泪，能明目。

成品选鉴

常弯曲，表面呈灰黄色或黄褐色，粗糙；质硬，断面不整齐，皮部橙红色或暗棕色，木部呈鲜黄色或橙黄色，呈放射状排列。气微，味极苦。

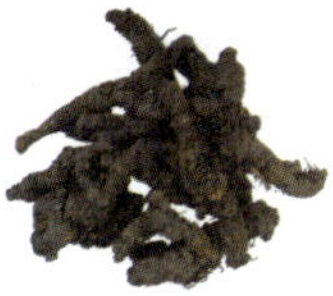

实用妙方

- **心经实热，用泻心汤：**黄连七钱，加水一碗半，煎成一碗，饭后过一阵温服。小儿剂量酌减。
- **肝火痛：**黄连用姜汁炒后研末，用粥糊成梧桐子大的药丸，每次用白开水送服三十丸。左金丸：黄连六两，吴茱萸一两，一起炒后研末，用神曲打糊为丸，每次用开水送服三四十丸。
- **阳毒发狂，奔走不定：**黄连、寒水石等份，研为末，每次用浓煎甘草汤送服三钱。
- **口舌生疮：**用黄连煎酒，时时含漱。

中药趣味文化

黄连的由来

从前，有个姓陶的医生，医术高明，经常出诊。他家有个园子专种药草，请了一个叫黄连的帮工来经管。一次，陶医生到外地给人治病尚未回来，他的女儿妹娃得了一种怪病，满身燥热，又吐又拉。很多医生都没有办法。帮工想起园子里有种绿色的小花，前几个月治好了自己的喉咙痛，就试着用它煎了碗药给妹娃喝。谁知喝了几次，病居然全好了。陶医生回来后非常感谢帮工，便用帮工的名字给这味药草命名为“黄连”。

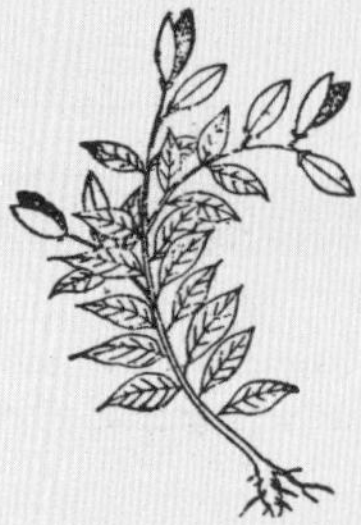

【功效】清热解毒，消肿散结，疏散风热。

消肿解毒，“疮家圣药”

连翘

Forsythia suspensa Vahl

草部·隰草类　清热解毒药

又名：连、异翘、旱莲子、兰华、三廉。它的根叫作连轺、折根。按《尔雅》所记载，连，异翘，即本名连，又名异翘，因此合称为连翘。有大小之分。

药用部分

○连翘根

性味：味甘，性寒、平，有小毒。

主治：下热气，益阴精，令人面色好，能明目。久服轻身耐老。（出自《神农本草经》）

治伤寒郁热欲发黄。（李时珍）

下热气，治湿热发黄。（出自《本经逢原》）

○连翘实

性味：味苦，性平，无毒。

李时珍说：“味微苦、辛。”

主治：主寒热鼠瘘瘰疬，痈肿恶疮瘿瘤，结热蛊毒。（出自《神农本草经》）

驱白虫。（出自《名医别录》）

通利五淋，治小便不通，除心经邪热。（甄权）

通小肠，排脓，治疮疖，能止痛，通月经。（出自《日华子诸家本草》）

散各经血结气聚，消肿。（李杲）

泻心火，除脾胃湿热，治中部血证，为使药。（朱震亨）

治耳聋、听音不清。（王好古）

连翘茎、叶主心肺积热。（李时珍）

[发明] 张元素说：“连翘功用有三，一泻心经客热；二祛上焦诸热；三为疮家圣药。”李时珍说：“连翘形状像人心，两片合成，里面有仁很香，是少阴心经、厥阴心包络气分主药。各种疼痛、痒疾、疮疡都属心火，所以连翘为十二经疮家圣药，兼治手足少阳、手阳经气分之热。”

医家名论

苏颂说：“连翘有大、小两种。大翘生长在下湿地或山冈上，青叶狭长，像榆叶、水苏一类，茎赤色，高三四尺，独茎，梢间开黄色花，秋天结实像莲，内作房瓣，根黄像蒿根，八月采房。小翘生长在山冈平原上，花、叶、果实都似大翘而细。生长在南方的，叶狭而小，茎短，才高一二尺，花也是黄色，实房为黄黑色，内含黑子如粟粒，也叫旱莲，南方人将它的花叶入药。”

陶弘景：“连翘处处有，今用茎连花实也。”

《唐本草》载：连翘有两种，大翘、小翘。大翘叶狭长，如水苏，花黄可爱，生下湿地，著子似椿实之未开者，作房翘出众草。其小翘生岗原之上，叶花实皆似大翘而小细，山南人并用之。今京下惟用大翘子，不用茎花也。

使用禁忌

脾胃虚弱，气虚发热，痈疽已溃、脓稀色淡者忌服。大热由于虚者勿服，脾胃薄弱易于作泄者勿服。久服有寒中之患。

形态特征

落叶灌木。茎单生，赤色，高三四尺。枝土黄色或灰褐色，略呈四棱形。叶通常为单叶，叶片呈卵形、宽卵形或椭圆状卵形至椭圆形，除基部外具锐锯齿或粗锯齿。花生于叶腋，花冠呈黄色，倒卵状椭圆形。蒴果呈卵球形，先端喙状渐尖，表面疏生瘤点。

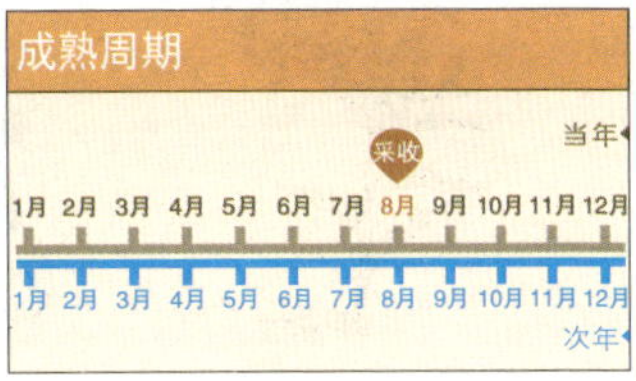

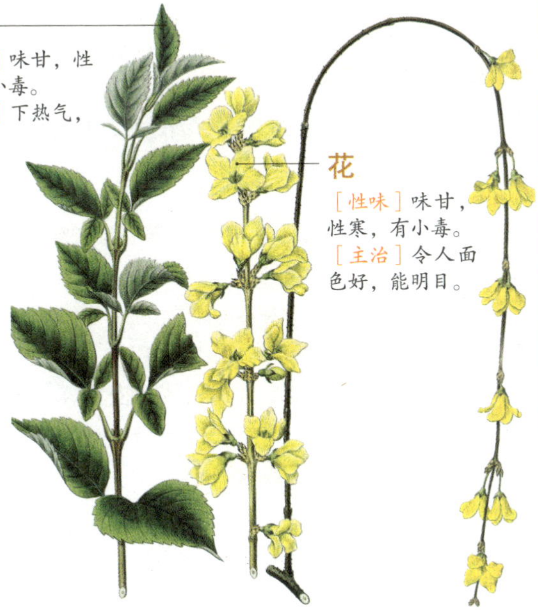

成品选鉴

呈长卵形至卵形，稍扁，表面有不规则的纵皱纹；顶端锐尖；青翘多不开裂，表面呈绿褐色，质硬；种子多数，黄绿色，细长，一侧有翅。气微香，味苦。

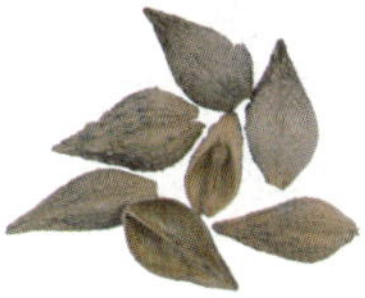

实用妙方

- **瘰疬结核：**连翘、芝麻等份，研为末，经常服用。
- **痔疮肿痛：**用连翘煎汤熏洗，然后用刀上飞过的绿矾加麝香少许敷贴。
- **治小儿一切热：**连翘、防风、甘草（炙）、山栀子各等份，上捣罗为末，每服二钱，水一中盏，煎七分，去滓温服。

中药趣味文化

莲巧姑娘和连翘树

很久以前，有个姑娘叫莲巧，心地善良，温柔贤惠。一次她在山里看到一条大蟒蛇缠住了一个孩子。她为了救那个孩子，捡起身边的一块大石头，用力不停地向蟒蛇砸去。蟒蛇一时疼痛难忍，松开了孩子，张着血盆大口向莲巧扑来。最后孩子得救了，莲巧却被蟒蛇缠死了。后来，在她的坟旁长出了棵棵小树，并且一丛丛一片片，越长越多，越长越大。人们说这是莲巧姑娘变的，为了纪念她，就把这种树叫作“连翘”。

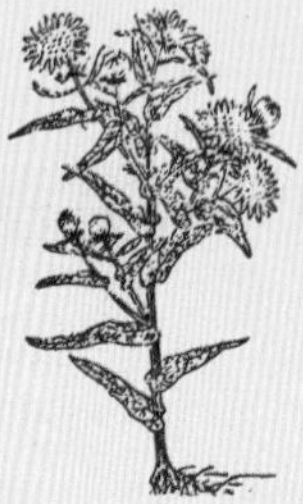

【功效】清热解毒，消肿散结。

女性乳腺疾病不用愁

蒲公英

Taraxacum mongolicum Hand.-Mazz.

草部·柔滑类 | 清热解毒药

又名：耩耨草、金簪草、黄花地丁，广泛分布于我国的各个地区，生长在平原、田野、沼泽中，生命力顽强，可以生吃，味苦，是广受人们喜爱的野菜。

药用部分

○蒲公英苗

性味：味甘，性平，无毒。

主治：取蒲公英煮汁饮用，并外敷患处，治妇人乳痈肿。（苏恭）

解食物毒，散滞气，化热毒，消恶肿、结核、疔肿。（朱震亨）

能掺牙，乌须发，壮筋骨。（李时珍）

用蒲公英的白汁外涂，治恶刺。（苏颂）

主妇人乳痈肿。（出自《唐本草》）

化热毒，消恶肿结核，解食毒，散滞白。（出自《本草衍义补遗》）

敷诸疮肿毒，疥颓癣疮；祛风，消诸疮毒，散瘰疬结核；止小便血，治五淋癃闭，利膀胱。（出自《滇南本草》）

补脾和胃，泻火，通乳汁，治噎膈。（出自《医林纂要》）

疗一切毒虫蛇伤。（出自《本草纲目拾遗》）

清肺，利嗽化痰，散结消痈，养阴凉血，舒筋固齿，通乳益精。（出自《随息居饮食谱》）

治一切疔疮、痈疡、红肿热毒诸症，可服可敷，颇有应验，而治乳痈，红肿坚块，尤为捷效。（出自《本草正义》）

炙脆存性，酒送服，疗胃脘痛。（出自《岭南采药录》）

［发明］李杲说：“蒲公英苦寒，是足少阴肾经的君药，本经必用。”朱震亨说：“蒲公英与忍冬藤同煎汤，加少量的酒调佐服用，可治乳腺炎。服用后想睡，这是它的一个作用，入睡后出微汗，病即安。”

医家名论

韩保升说：“蒲公英生长在平原、沼泽、田园中。它的茎、叶像苦苣，折断后有白汁，可以生吃，花像单菊但更大。”

寇宗奭说：“蒲公英即现在的地丁。四季都可开花，花谢后飞絮，絮中有子，落地就会生长。所以庭院中都有生长，是随风带来的子落地生长。”

李时珍说：“蒲公英四散而生，茎、叶、花、絮都像苦苣，但较苦苣小些。嫩苗可以食用。二月采花，三月采根。”

使用禁忌

阳虚外寒、脾胃虚弱者忌用。用量过大时，偶见胃肠道反应，如食欲缺乏、恶心、呕吐、腹部不适及轻度泄泻，以及倦怠、疲乏、出虚汗、面色苍白。个别人会出现荨麻疹、全身瘙痒等过敏反应。

|形态特征|

根深长，单一或分枝，外皮呈黄棕色。叶根生，排成莲座状，狭倒披针形，羽裂，叶端稍钝或尖，基部渐狭成柄，无毛蕨有蛛丝状细软毛。花茎比叶短或等长，结果时伸长，总苞片草质，绿色，部分淡红色或紫红色，先端有或无小角，有白色珠丝状毛。

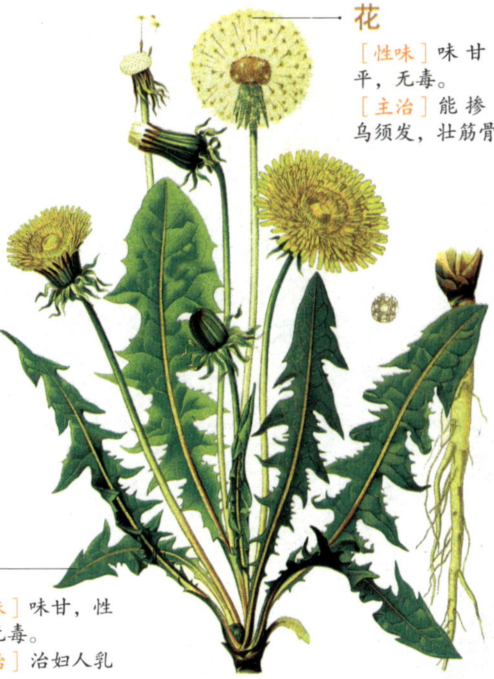

花

［性味］味甘，性平，无毒。

［主治］能掺牙，乌须发，壮筋骨。

叶

［性味］味甘，性平，无毒。

［主治］治妇人乳痈肿。

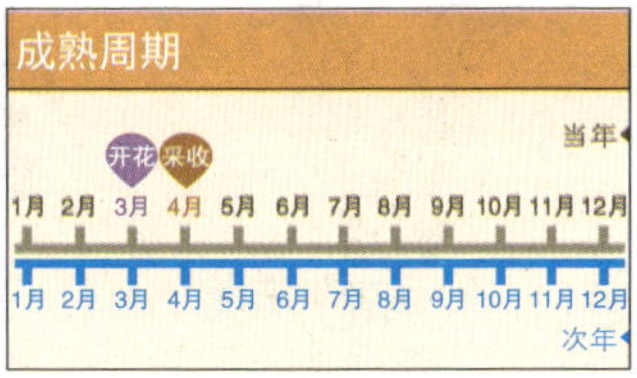

成品选鉴

本品呈皱缩卷曲的团块。叶多皱缩破碎，呈绿褐色或暗灰色；花冠呈黄褐色或淡黄白色；有的可见多数具白色冠毛的长椭圆形瘦果。气微，味微苦。

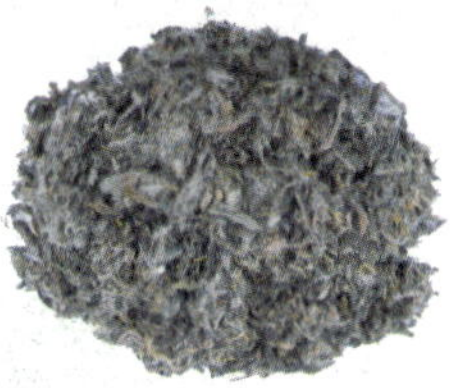

|实用妙方|

- 乳痈红肿：蒲公英一两，忍冬藤二两，同捣烂，加水两碗，煎成一碗，饭前服。
- 急性乳腺炎：蒲公英二两，香附一两。每日一剂，煎服两次。
- 疳疮疔毒：取蒲公英捣烂外敷，同时另取蒲公英捣汁和酒煎服，取汗。

中药趣味文化

蒲公英治乳痈

西周时期，有个十六岁的姑娘患了乳痈。她母亲从未听说过姑娘会患乳痈，以为女儿做了什么见不得人的事。姑娘投河自尽，被一个蒲姓的老公公和女儿小英救了起来，问清了投河的根由。第二天，小英按照父亲的指点，从山上挖了一种草，翠绿的披针形叶，顶端长着一个松散的白绒球。洗净后捣烂成泥，敷在姑娘的乳痈上，不几天就痊愈了。之后，姑娘将这草带回家里栽种。为了纪念那对父女，便把这种野草称为“蒲公英”。

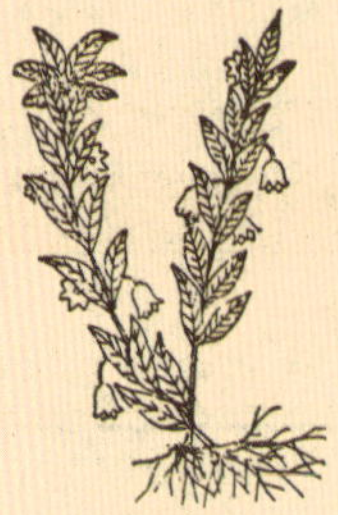

【功效】清热解毒，凉血消肿。

无名肿毒去无踪

紫花地丁

Viola yedoensis Makino.

草部·隰草类　清热解毒药

又名：箭头草、独行虎、羊角子、米布袋。生长在我国的东北、华北等地，喜潮湿的环境，耐寒，耐旱，生命周期长，是极好的地被植物。

|形态特征|

叶狭呈披针形或卵状披针形，边缘具圆齿。花萼卵状披针形，花瓣呈紫堇色，具细管状，直或稍上弯。

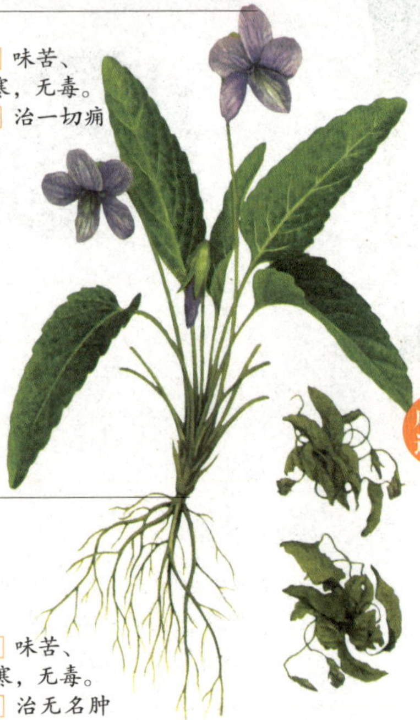

花

［性味］味苦、辛，性寒，无毒。

［主治］治一切痈疽发背。

根

［性味］味苦、辛，性寒，无毒。

［主治］治无名肿毒恶疮。

|药用部分|

○紫花地丁全株

性味：味苦、辛，性寒，无毒。

主治：治一切痈疽发背，疔肿瘰疬，无名肿毒恶疮。（李时珍）

中药趣味文化

紫花地丁的传说

战国时，一个乞儿手指突发疔疮，无钱求医，在山坡地上顺手掐了几朵紫色小花放在嘴里嚼嚼，敷在手指上，第二天，肿痛居然消了。后来他根据这种草茎部笔直，像一根铁钉，顶头开几朵紫花的形象取了“紫花地丁”的名字。

成品选鉴

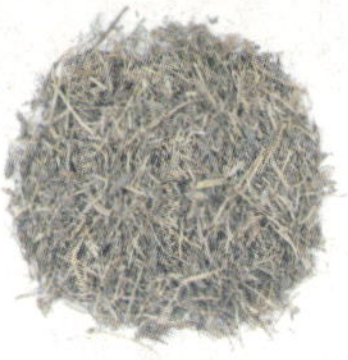

表面皱缩粗糙，呈深绿色至绿黄色，全体被毛。花茎细长，顶端常具三裂蒴果，内含多数淡黄棕色种子，长圆球形。质脆易碎。气微臭，味微苦而涩。

|实用妙方|

• 黄疸内热：取紫花地丁末，每次用酒送服三钱。

• 痈疽恶疮：用连根的紫花地丁、苍耳叶等份，捣烂，加酒一杯，搅汁服下。

• 瘰疬疔疮，发背诸肿：用紫花地丁根，去粗皮，同白蒺藜共研为末，加油调匀涂患处。

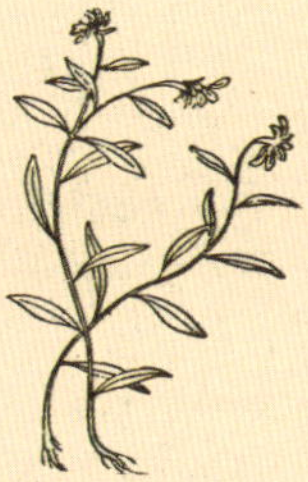

小草不起眼，蛇毒大克星

半边莲

Lobelia chinensis Lour.

【功效】清热解毒，利水消肿。

草部·隰草类　清热解毒药

又名：急解索、半边花、细米草、瓜仁草、长虫草、蛇舌草。长在长江以南的广大地区，喜水田、沟旁等潮湿的生长环境，一般全草入药。

形态特征

贴着地面蔓生，梗细，节节生细叶。开淡红紫色的小花，只有半边，如莲花状。

花

［性味］味甘，性寒，无毒。

［主治］主蛇咬伤。

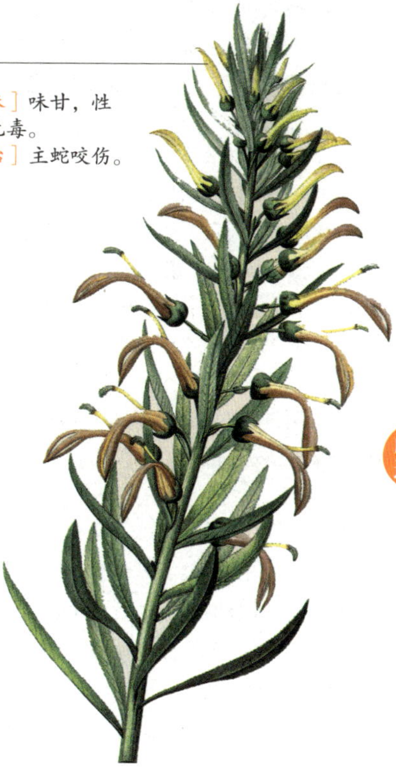

药用部分

○半边莲全株

性味：味辛，性平，无毒。

主治：蛇咬伤，用半边莲捣汁饮下，药渣敷伤处。治气喘以及疟疾寒热，用半边莲、雄黄各二钱，共捣成泥，放碗内，盖好，等颜色变青后，加饭做成如梧桐子大的丸子。每次空腹用盐汤送服九丸。（李时珍）

敷疮，消肿毒。（出自《生草药性备要》

治鱼口便毒，跌打伤瘀痛，恶疮，火疮，捣敷之。（出自《岭南采药录》）

成品选鉴

常缠结成团，表面呈淡黄色或黄棕色，具细纵纹。茎细长，有分枝，灰绿色；叶片多皱缩，绿褐色。气微，味微甘而辛。以茎叶色绿、根黄者为佳。

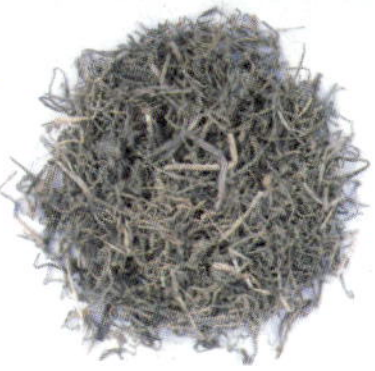

实用妙方

• 治毒蛇咬伤：鲜半边莲一二两，捣烂绞汁，加甜酒一两调服，服后盖被入睡，以便出微汗。毒重的一天服两次。并用捣烂的鲜半边莲敷于伤口周围。

• 治疔疮，一切阳性肿毒：鲜半边莲适量，加食盐数粒同捣烂，敷患处，有黄水渗出，渐愈。

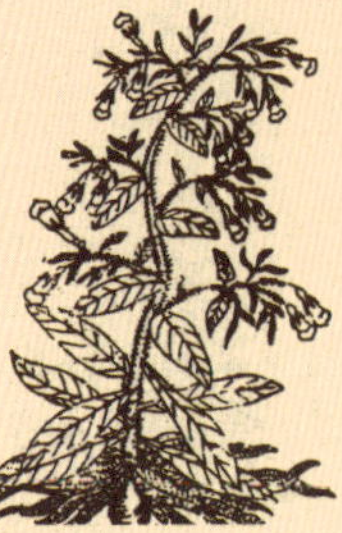

【功效】清热凉血，解毒透疹。

排毒养颜的女性美容佳品

紫草

Arnebia euchromo Johnst.

草部·山草类　清热凉血药

又名：紫丹、紫芙、茈、藐、地血、鸦衔草。因为它的花和根都是紫色的，还可以做紫色的染料，所以叫作紫草。《尔雅》里写作“茈草”。瑶、侗人叫它鸦衔草。

|药用部分|

○紫草根

修治：每一斤紫草用蜡三两溶水中，拌好后蒸，待水干后，将其头和两旁的髭去掉，切细备用。

性味：味苦，性寒，无毒。

李时珍说：“味甘、咸，性寒。入手、足厥阴经。”

主治：主心腹邪气，五疸，能补中益气，利九窍，通水道。（出自《神农本草经》）

疗腹肿胀满痛。用来合膏，疗小儿疮。（出自《名医别录》）

治恶疮、癣。（甄权）

治斑疹痘毒，能活血凉血，利大肠。（李时珍）

补心，缓肝，散瘀，活血。（出自《医林纂要》）

治伤寒时疾，发疮疹不出者，以此做药使其发出。（出自《本草图经》）

治汤火伤，皮炎，湿疹，尿路感染。（出自《陕西中草药》）

[**发明**] 李时珍说：“紫草味甘、咸而性寒，入心包络及肝经血分。它擅长凉血活血，利大小肠。所以痘疹欲出但没出，血热毒盛，大便闭涩的，适宜使用。痘疹已出而色紫黑，便秘的，也可以用。如果痘疹已出而色红活，以及色白内陷，大便通畅的，忌用。”

|医家名论|

苏恭说：“到处都有紫草，也有人种植。它的苗像兰香，茎赤节青，二月份开紫白色的花，结的果实为白色，秋季成熟。”

李时珍说：“种紫草，三月份下种子，九月份子熟的时候割草，春、秋季采根阴干。它的根头有白色茸毛。没有开花时采根，则根色鲜明；花开过后采，则根色黯恶。采的时候用石头将它压扁晒干。收割的时候忌人尿以及驴马粪和烟气，否则会使草变黄。”

《唐本草》载：紫草到处都有。苗像兰香，茎赤红色，节青色，花紫白色而实白。

《本草图经》载：紫草今处处有之。现在医家多用它来治伤寒时疾，发疮疹不出者，以此做药使其发出。韦宙的《独行方》中用它治豌豆疮，煮紫草汤饮，后人相承用之，其效尤速。

使用禁忌

气虚脾胃弱、泄泻不思食、小便清利、大便滑泄者，都需慎服。

|形态特征|

多年生草本，高50～90厘米。根粗大，肥厚，呈圆锥形，略弯曲，全株密被白色粗硬毛。单叶互生，叶片呈长圆状披针形至卵状披针形，两面均被糙伏毛。聚伞花序总状，顶生或腋生，花冠白色。小坚呈果卵球形，灰白色或淡黄褐色，平滑，有光泽。

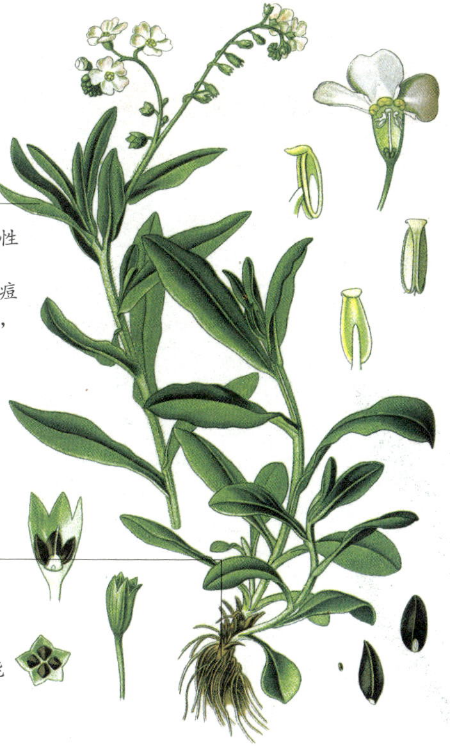

叶

［性味］味苦，性寒，无毒。

［主治］治斑疹痘毒，能活血凉血，利大肠。

根

［性味］味苦，性寒，无毒。

［主治］主心腹邪气，五疸，能补中益气。

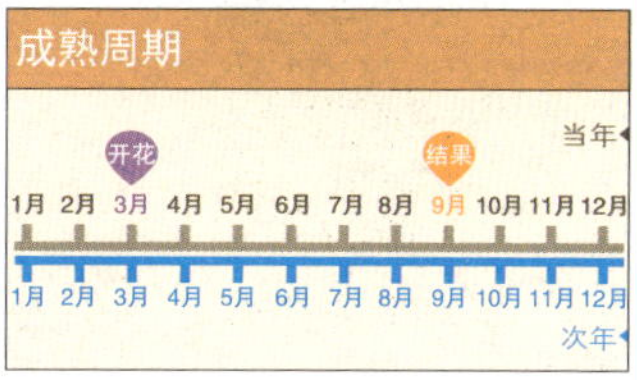

成品选鉴

表面紫红色或紫褐色，皮部疏松易剥落。体软，质松软，易折断，断面呈黄色或黄白色。气特异，味苦涩。以条粗长、肥大、色紫、皮厚、木心小者为佳。

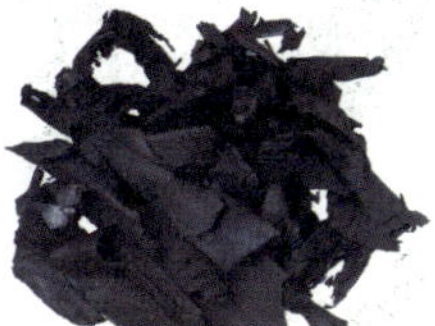

|实用妙方|

• **婴童疹痘，将出未出、色赤便闭者可用本方，如痘已出而大便利者则忌用：** 紫草二两，锉碎，用百沸汤一碗浸泡，盖严勿使漏气。等汤温后，服半合。煎服也可，但大便通畅的不能用。

• **恶虫咬伤：** 用紫草煎油涂抹。

•中药趣味文化•

紫草的凄美传说

相传，小镇上有一对很相爱的情侣。有一天，女孩得了一种病，沉睡不醒，药石枉然。男孩天天拜佛祈祷，希望女孩早日醒转。后来佛终于感动了，他给了男孩一棵草，让他好生照料，等这棵草开花时，喝它紫色的根熬的汤，女孩的病就会好，但是男孩每天必须用自己的鲜血浇灌它。男孩答应了。盛夏时，这棵草终于开花了，男孩挖出它的根，煎水熬汤给女孩喝。这棵用鲜血浇灌而成的草就是紫草。

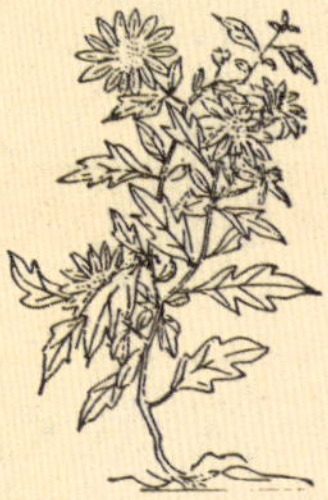

【功效】凉血清热，利湿解毒，止血破瘀。

摆脱久“痔”不愈的痛苦

马兰

Kalimeris indica Sch.-Bip.

草部·芳草类　清热凉血药

又名：紫菊、马兰菊。这种草的花像菊而为紫色，故名紫菊；叶子像兰但比兰大，俗称大的东西为马，所以得名马兰。生长在水泽旁，嫩茎叶可做蔬菜食用。

|形态特征|

在二月生苗，赤茎白根，叶长，边缘有刻齿状，没有香味。马兰到夏天高达二三尺，开紫色花，花凋谢后有细子。

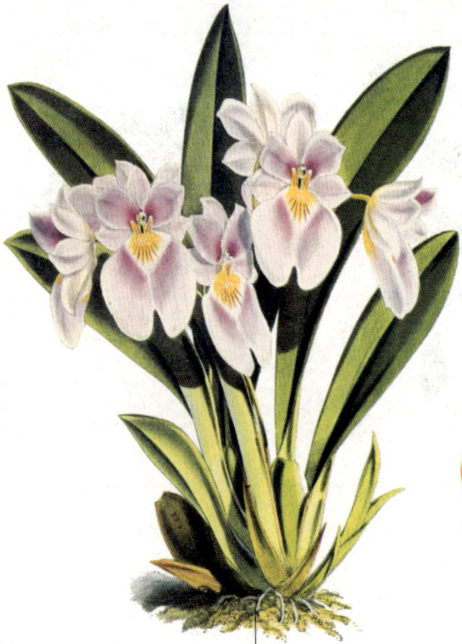

根

[性味] 味辛，性平，无毒。
[主治] 破瘀血，养新血，止鼻出血、吐血。

|药用部分|

○马兰根、叶

性味： 味辛，性平，无毒。

主治： 破瘀血，养新血，止鼻出血、吐血，愈金疮，止血痢，解饮酒过多引起的黄疸及各种菌毒、蛊毒。生捣外敷，治蛇咬伤。（出自《日华子诸家本草》）

主各种疟疾和腹中急痛，痔疮。（李时珍）

[发明] 李时珍说：“现在用它来治疗痔瘘，据说有效。春夏季用新鲜马兰，秋冬季节用干品，不加盐醋，用白水煮来吃，并连汁一起饮用。同时用马兰煎水，放少许盐，天天熏洗患处。”

成品选鉴

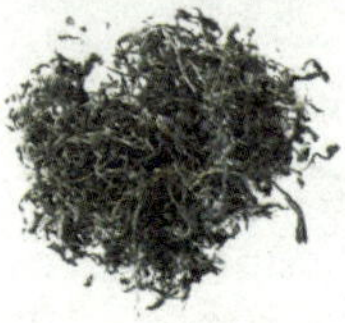

表面呈黄绿色，有细纵纹，质脆，易折断，叶片皱缩卷曲，花为淡紫色或已结果。瘦果呈倒卵状长圆形、扁平。气微，味淡微涩。

|实用妙方|

- **各种疟疾寒热往来：** 用赤脚马兰捣汁，加水少许，在发病日早晨服用。药中也可以加少许糖。
- **绞肠痧痛：** 用马兰根、叶在口中细嚼，将汁咽下，可止痛。
- **外伤出血：** 用马兰同旱莲草、松香、皂子叶共研细末，搽入伤口。冬季没有皂子叶，可用树皮代替。

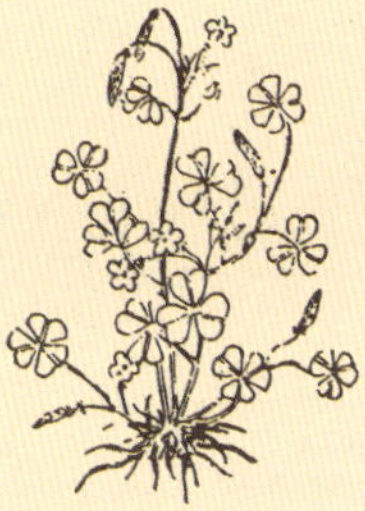

【功效】清热利湿，解毒消肿。

通利二便的酸味小草

酢浆草

Oxalis corniculata L.

草部·石草类　清热凉血药

又名：酸浆、三叶酸、三角酸、酸母、醋母、酸箕、鸠酸、雀儿酸、雀林草、小酸茅、赤孙施。李时珍说其叶如醋。与灯笼草的酸浆，名相同但物不同。

|形态特征|

多年生草本，全体有疏柔毛，茎多分枝，叶呈掌状复叶，花为黄色，种子小，呈扁卵形，红褐色。

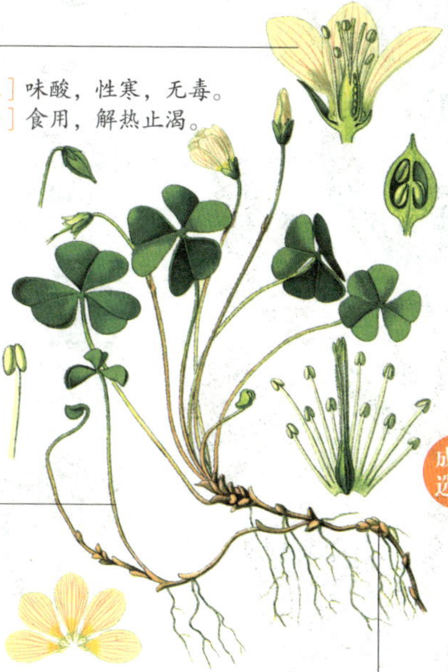

花

[性味] 味酸，性寒，无毒。
[主治] 食用，解热止渴。

茎

[性味] 味酸，性寒，无毒。
[主治] 捣烂后外敷，治恶疮瘘管。

根

[性味] 味酸，性寒，无毒。
[主治] 杀各种寄生虫。

|药用部分|

○酢浆草全株

性味：味酸，性寒，无毒。

主治：杀各种寄生虫。捣烂后外敷，治恶疮瘘管。食用，解热止渴。（出自《新修本草》）

主小便淋漓，赤白带下。同地钱、地龙配合使用，治尿路结石。煎汤洗，治痔痛、脱肛，很有效。捣烂外涂，治烧、烫伤及蛇蝎咬伤。（李时珍）

主上气咳嗽，风热，明目。（出自《唐本草》）

治妇人血结，取一把洗后，研细末，用暖酒送服。（苏颂）

成品选鉴

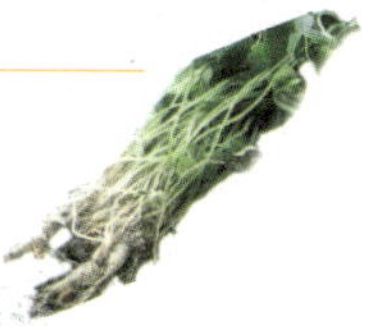

根茎细长，茎细弱，呈褐色，匍匐或斜生，多分枝，被柔毛。花瓣呈倒卵形，果近呈圆柱形，熟时弹裂；种子为深褐色。

|实用妙方|

- 小便血淋：用酢浆草捣汁，煎五苓散服下。
- 痔疮出血：酢浆草一大把，加水二升，煮至一升服用，每天三次。
- 二便不通：酢浆草一大把、车前草一把，共捣取汁，加砂糖一钱调服一盏。不通可再服。

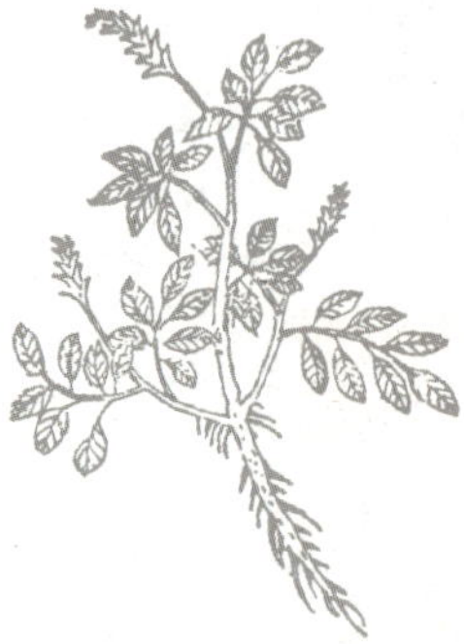

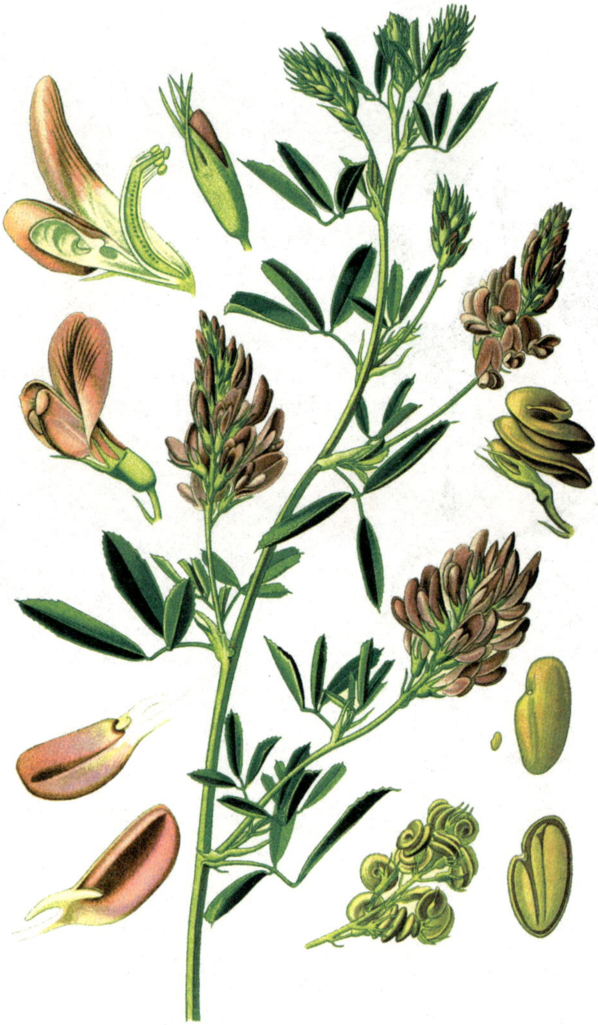

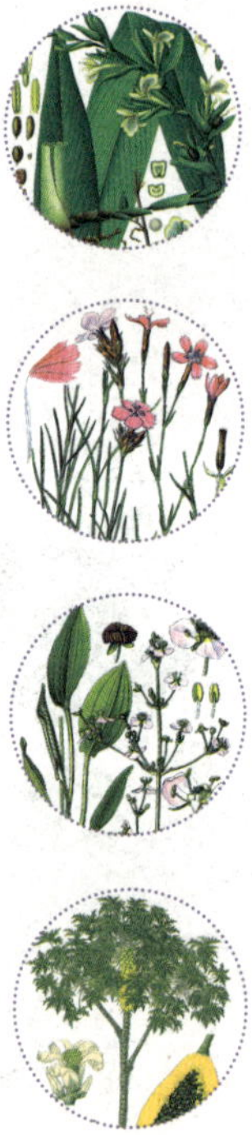

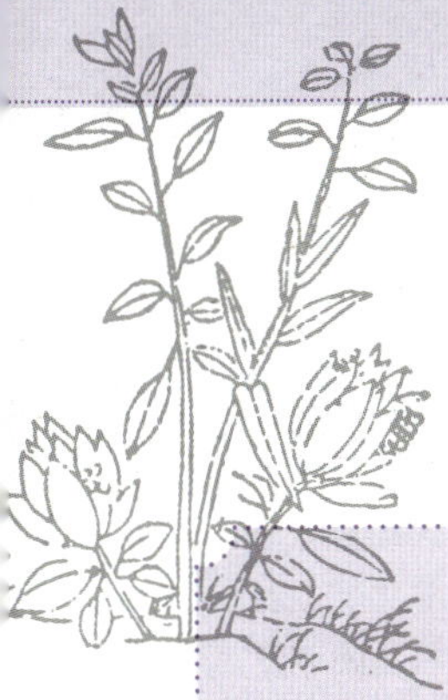

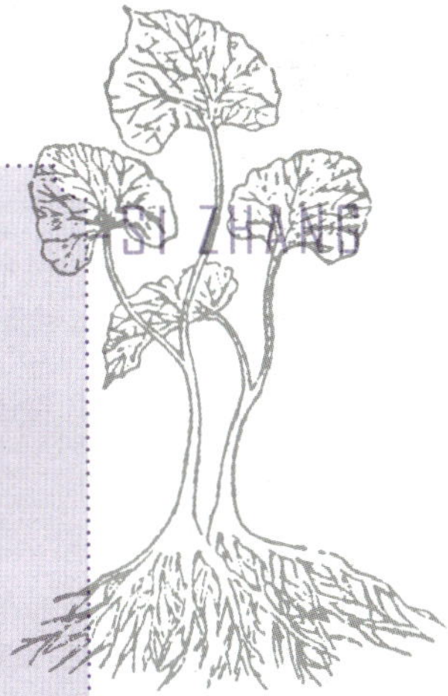

SI ZHANG

第四章 祛风治湿篇

祛风湿药是指以祛除风寒湿邪、治疗风湿痹证为主要作用的中药。多属苦温辛散，所以有祛风散寒除湿的功效，主要用于关节疼痛，肌肉麻木等风寒痹证。使用时，要根据痹证的类型、邪犯的部位、病程的新久等，选择药物并做适当的配伍。

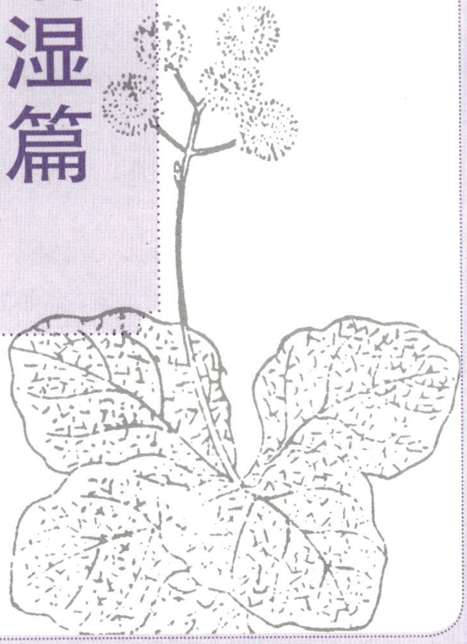

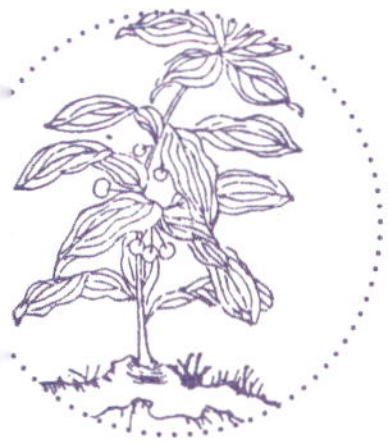

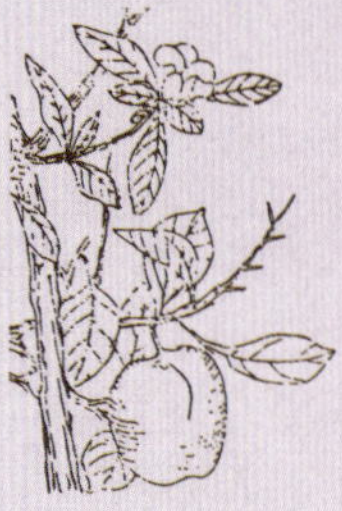

【功效】舒筋活络，和胃化湿。

关节酸痛，一网打尽

木瓜

Chaenomeles speciosa Nakai.

果部·山果类　祛风寒湿药

又名：楙（音茂），素有“百益果王”之称，产于黄河以南或蜀地，营养极其丰富。它所含的蛋白酶，有助于蛋白质的分解，对消化系统很有好处。

|药用部分|

○果实

修治：李时珍说：“切片晒干入药用。”

性味：味酸，性温，无毒。

主治：治湿痹邪气，霍乱大吐下，转筋不止。（出自《名医别录》）

治脚气冲心，取嫩木瓜一颗，去子煎服佳。能强筋骨，下冷气，止呕逆，祛心膈痰唾，可消食，止水利后渴不止，用木瓜煎汤，取汁饮用。（陈藏器）

止吐泻奔豚，水肿冷热痢，心腹痛。（出自《日华子诸家本草》）

调营卫，助谷气。（雷敩）

祛湿和胃，滋脾益肺，治腹胀善噫，心下烦痞。（王好古）

敛肺和胃，理脾伐肝，化食止渴。（出自《海药本草》）

主心痛，煎汁洗风痹。（李时珍）

主利气，散滞血，疗心痛，解热郁。（出自《食物本草》）

下冷气，强筋骨，消食，止水痢后渴不止，做饮服之。又脚气冲心，取一颗去子，煎服之，嫩者更佳。又止呕逆，心膈痰唾。（出自《本草拾遗》）

［发明］李杲说：“木瓜入手、足太阴血分，气脱能收，气滞能和。”陶弘景说：“木瓜最能治疗转筋。”李时珍说：“木瓜所主霍乱、吐痢转筋、脚气，都是脾胃病，非肝病。肝虽主筋，但转筋由湿热、寒湿之邪伤脾胃所致，故筋转必起于足腓。腓及宗筋都属阳明。木瓜治转筋，并不是益筋，而是理脾伐肝。”

|医家名论|

李时珍说：“木瓜可种植，可嫁接，也可以压枝。它的叶子光而厚，果实像小瓜而有鼻。水分多味不木的是木瓜。比木瓜小而圆，味木而涩的是木桃。像木瓜而无鼻，比木桃大，味涩的是木李，也叫木梨。木瓜的鼻是花脱外，并不是脐蒂。木瓜性脆，可蜜渍为果脯。将木瓜去子蒸烂，捣成泥加蜜与姜煎煮，冬天饮用尤其好。木桃、木李质坚，可与蜜同煎或制成糕点食用。”

使用禁忌

下部腰膝无力，精血虚、真阴不足者不宜用。伤食脾胃未虚、积滞多者，不宜用。不可多食，损齿及骨。

形态特征

落叶灌木，高约2米，枝直立，小枝呈圆柱形，紫褐色或黑褐色。叶片呈卵形至椭圆形，少量长椭圆形，边缘有尖锐锯齿。花先叶开放，花瓣呈倒卵形或近圆形，红色，少量淡红色或白色。果实呈球形或卵球形，黄色或带黄绿色，有稀疏不明显斑点，味芳香。

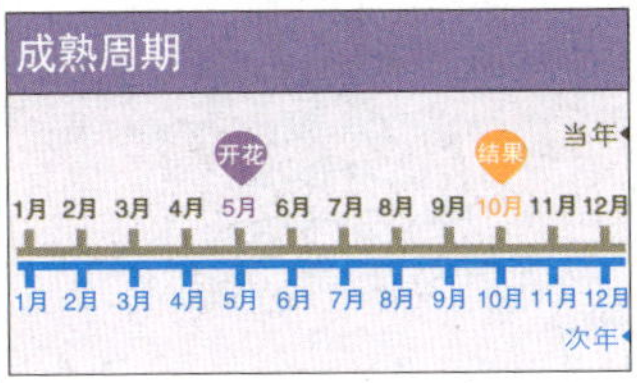

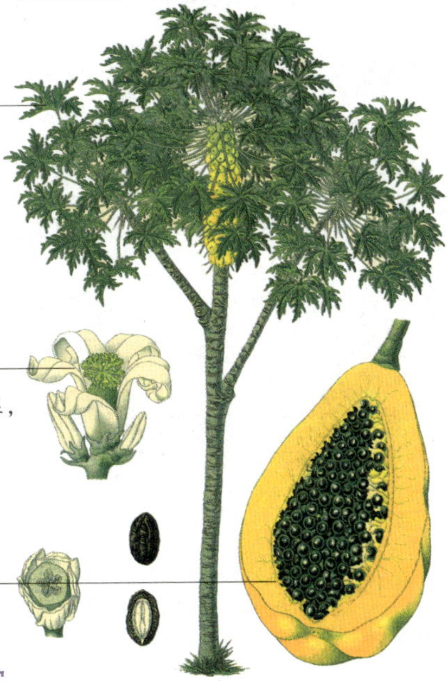

叶

［性味］味酸、涩，性温，无毒。
［主治］霍乱吐下，转筋不止，脚气。

花

［性味］味酸，性温，无毒。
［主治］面黑粉滓。

果实

［性味］味酸，性温，无毒。
［主治］治湿痹邪气，霍乱大吐下，转筋不止。

成品选鉴

果实呈长椭圆形或瓠形，表面黄棕色或深黄色，果皮肉质，有白色浆汁。种子多数，椭圆形，外包有多浆、淡黄色的假种皮。

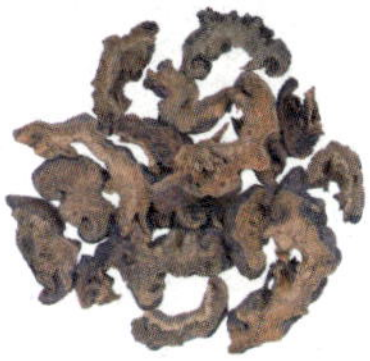

实用妙方

- **治脚筋挛痛**：木瓜数枚，加酒、水各半，煮烂，捣成膏状，趁热贴于痛处，外用棉花包好，冷后即换。每天换药三五次。
- **治霍乱吐泻，转筋**：木瓜一两，酒一升，煮汁饮服。不喝酒的可直接用水煎煮，取汁饮用。
- **治小儿泻痢**：将木瓜捣烂，取汁饮用。

中药趣味文化

木瓜的故事

春秋时，诸侯争霸，战乱纷起。当时狄国比邻近的卫国强大，狄国国君率兵攻打卫国，卫国大败。卫国国君沿通粮河道逃走，被齐桓公相救。齐桓公非但没有落井下石，反而好生款待他，并送给他很多车马器服，还给他一块封地。卫国人听说这件事之后，十分感激齐桓公的仁德，于是作歌曰："投我以木瓜，报之以琼琚。"实际上，以当时卫国的国力，根本无力以报，只是表示永远与齐国相好之意。故卫国与齐国结成联盟。

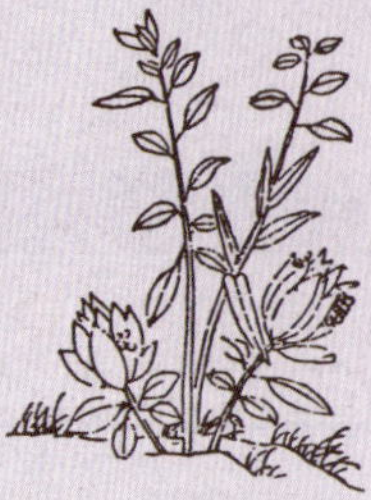

【功效】温中燥湿，行气健脾，温胃止呕。

健脾消食的调味佳品

豆蔻

Amomum kravanh Pierre ex Gagne.

草部·芳草类　化湿药

又名：草豆蔻、漏蔻、草果。草豆蔻是针对肉豆蔻而命名。《金光明经》三十二品香药中称豆蔻为苏泣迷罗。

|药用部分|

○豆蔻仁

性味：味辛、涩，性温，无毒。

主治：能温中，治疗心腹痛，止呕吐，除口臭。（出自《名医别录》）

下气，止霍乱，主一切冷气，消酒毒。（出自《开宝本草》）

能调中补胃，健脾消食，祛寒，治心、胃疼痛。（李杲）

治疗瘴疠寒疟，伤暑吐下泄痢，噎膈反胃，痞满吐酸，痰饮积聚，妇人恶阻带下，除寒燥湿，开郁破气，杀鱼肉毒。制丹砂。（李时珍）

散滞气，消膈上痰。（朱震亨）

益脾胃、祛寒，又治客寒心胃痛。（出自《珍珠囊》）

补脾胃，磨积滞，调散冷气甚速，虚弱不能饮食者最宜，兼解酒毒。（出自《本草原始》）

○豆蔻花

性味：味辛，性热，无毒。

主治：主降气，止呕逆，除霍乱，调中焦，补胃气，消酒毒。（出自《日华子诸家本草》）

［发明］李时珍说："豆蔻治病，取其辛热浮散，能入太阴、阳明经，有除寒燥湿，开郁消食的作用。南方多潮湿、雾瘴，饮食多酸咸，脾胃易患寒湿郁滞之病，所以食物中必用豆蔻。这与当地的气候相适应。但过多食用也会助脾热，伤肺气及损目。"也有人说："草果与知母同用，治瘴疟寒热，取一阴一阳无偏胜之害。那是因为草果治太阴独胜之寒，知母治阳明独胜之火。"

|医家名论|

《名医别录》载：豆蔻生长在南海。

李时珍说："草豆蔻、草果虽是一物，但略有不同，今建宁所产豆蔻，大小如龙眼而形状稍长，皮为黄白色，薄而棱尖。其仁大小如缩砂仁而辛香气和。滇、广所产草果，大小如诃子，皮黑厚而棱密。其子粗而辛臭，很像斑蝥的气味，当地人常用来做茶及作为食物作料。广东人将生草果放入梅汁中，用盐渍让其泛红，然后在烈日下晒干，放入酒中，名红盐草果。南方还有一种火杨梅，有人用它来伪充草豆蔻。它的形态圆而粗，气味辛猛而不温和，人们也经常使用。也有人说那即山姜实，不可不辨。"

《唐本草》载：豆蔻，嫩苗似山姜，花黄白色，根和子都像杜若。

使用禁忌

阴虚内热，或胃火偏盛，口干口渴，大便燥结者忌食；干燥综合征及糖尿病者忌食。

形态特征

多年生草本，株高1.5～3米。叶片呈狭椭圆形或线状披针形。花序顶生，直立，花冠呈白色，边缘有缺刻，前部有红色或红黑色条纹，后部有淡紫红色斑点。蒴果近圆形，外被粗毛，熟时黄色。

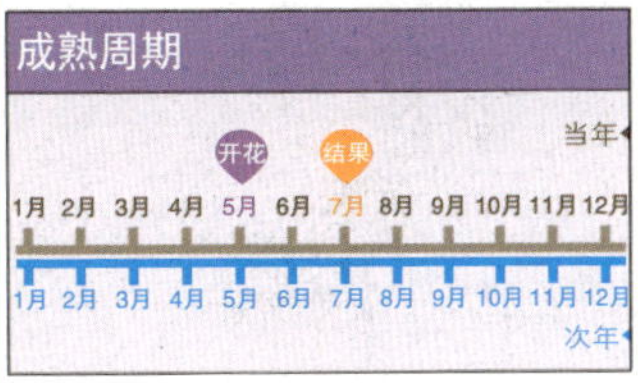

花

［性味］味辛，性热，无毒。

［主治］主降气，止呕逆，除霍乱，调中焦，补胃气，消酒毒。

仁

［性味］味辛、涩，性温，无毒。

［主治］能温中，治疗心腹痛，止呕吐，除口臭。

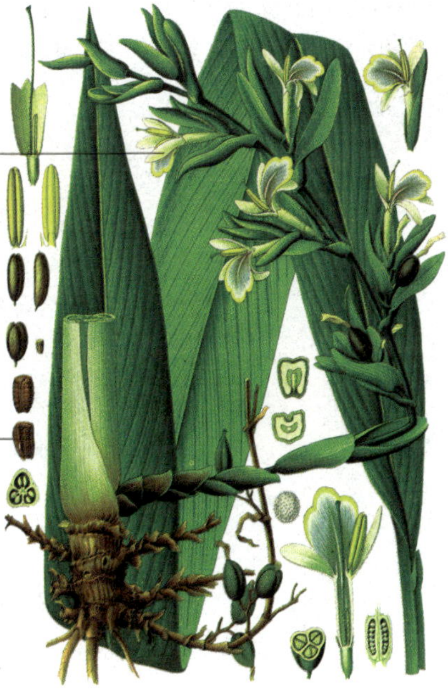

成品选鉴

种子呈椭圆形，表面呈灰棕色或黄棕色，内有黄白色隔膜分隔。质硬，断面为乳白色。气芳香，味辛辣。以个大、饱满、质结实、气味浓者为佳。

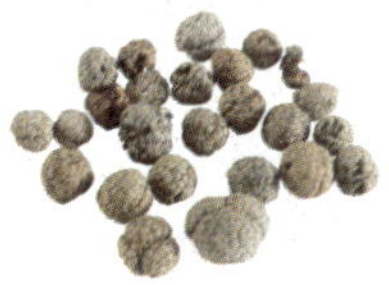

实用妙方

- **心腹胀满，短气：** 用豆蔻一两，去皮研为末，用木瓜生姜汤调服半钱。
- **胃弱呕逆不食：** 用豆蔻仁两枚、高良姜半两，加水一盏，煮取汁，再加生姜汁半合，与白面调和后做成面片，在羊肉汤中煮熟，空腹食用。
- **虚疟自汗不止：** 用豆蔻一枚，面裹煨熟后，连面同研细，加平胃散二钱，水煎服。

中药趣味文化

豆蔻的文学象征

我国古诗文中，常用豆蔻来比喻少女。姜夔在《扬州慢》词中说："纵豆蔻词工，青楼梦好，难赋深情。"杜牧有《赠别》一诗，云："娉娉袅袅十三余，豆蔻梢头二月初。春风十里扬州路，卷上珠帘总不如。"此诗作于杜牧"落魄扬州"之时，当时他郁郁不得志，百无聊赖，写下此诗赠给一位歌伎。诗中的"十三余"指出这个歌伎是十三四岁的少女，一如豆蔻的含苞待放，这个比喻十分确切生动。

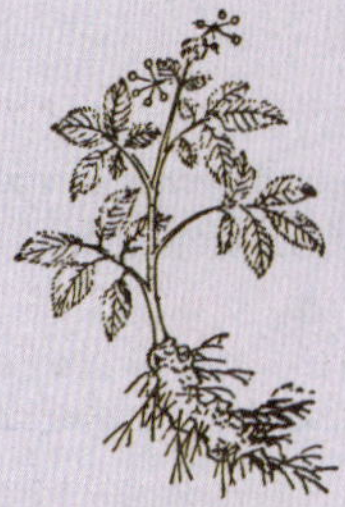

【功效】健脾益气，燥湿利水，止汗安胎。

筋骨无力，从此远离

苍术

Atractylodes lancea DC.

草部·山草类　化湿药

又名：赤术、山精、仙术、山蓟。《异术》中说术是山之精，服后可长寿延年，所以有山精、仙术的名字。术有赤、白两种，主治相似，但性味、止汗、发汗不同。

|药用部分|

○苍术根

修治：《日华子诸家本草》载：术须用米泔水浸泡一夜，才能入药。

寇宗奭说：“苍术辛烈，必须用米泔水浸洗，再换米泔水泡两天，去掉粗皮入药用。”

李时珍说：“苍术性燥，所以用糯米泔水浸泡去油，切片焙干用。也有人用芝麻炒过，以此来制约它的燥性。”

性味：味苦，性温，无毒。

李时珍说：“白术味甘微苦，性温和缓；赤术味甘而辛烈，性温燥烈，可升可降，属阴中阳药，入足太阴、阳明，手太阴、阳明、太阳经。禁忌同白术。”

主治：治风寒湿痹，死肌痉疸。久服可轻身延年。（出自《神农本草经》）

主头痛，能消痰涎，除皮间风水结肿，除心下痞满及霍乱吐泻不止，能明胃助消化。（出自《名医别录》）

治麻风顽痹，胸腹胀痛，水肿胀满，能除寒热，止呕逆下泄冷痢。（甄权）

疗筋骨无力，瘕瘩块，山岚瘴气温疟。（出自《日华子诸家本草》）

明目，暖肾脏。（刘完素）

能健胃安脾，诸湿肿非此不能除。（出自《珍珠囊》）

除湿发汗，健胃安脾，为治痿证要药。（李杲）

散风益气，解各种郁证。（朱震亨）

止水泻飧泄，伤食暑泻，脾湿下血。（出自《本草求原》）

治湿痰留饮，脾湿下流，浊沥带下，滑泻及肠风便溏。（李时珍）

○术苗

主治：作茶饮很香，能去水，也能止自汗。（陶弘景）

［发明］张元素说：“苍术与白术的主治相同，但苍术比白术气重而体沉。如果除湿发汗，苍术功效最大；如补中焦，除脾胃湿，药效不如白术。”

|医家名论|

李时珍说：“苍术也就是山蓟，各处山中都有生长。苗高二三尺，叶抱茎生长，枝梢间的叶似棠梨叶，离地面近的叶，有三五个叉，都有锯齿样的小刺，根像老姜色苍黑，肉白有油脂。”

使用禁忌

阴虚内热，气虚多汗者忌用。

|形态特征|

多年生草本，高30～80厘米。根茎粗大不整齐。茎单一，圆有纵棱，上部稍有分枝。叶互生，革质，上面深绿，下面稍带白粉状。头状花序顶生，花冠管状，白色，有时稍带红紫色。瘦果为长圆形，被棕黄色柔毛。

叶

［性味］味甘，性温，无毒。

［主治］治风寒湿痹等，死肌痉疸。

根

［性味］味甘，性温，无毒。

［主治］能止汗、消食、除热。

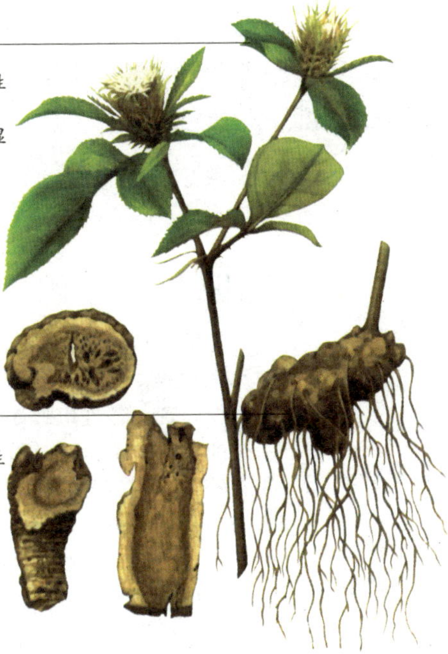

成熟周期

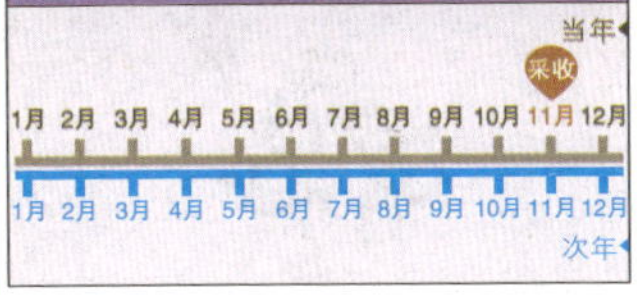

成品选鉴

表面呈灰棕色，有皱纹、横曲纹。质坚实，断面为黄白色或灰白色，散有多数橙黄色或棕红色油室。气香特异，味微甘、辛、苦。

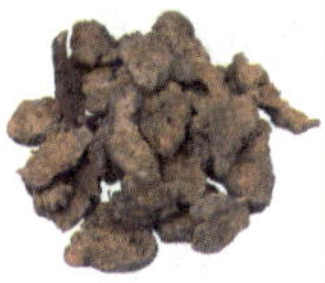

|实用妙方|

• **交感丹，补虚损，固精气，乌须发，久服可治不孕症：** 茅山苍术刮净一斤，分成四份，用酒、醋、米泔水、盐汤各浸七天，晒干研末，川椒红、小茴香各四两，炒后研末，陈米糊调和做成如梧桐子大的丸子，每次空腹用温酒送服四十九。

• **脾湿水泻，困弱无力，水谷不化，腹痛严重：** 苍术二两、白芍药一两、黄芩半两、淡桂二钱，混合后，每取一两，加水一盏半，煎取一盏，温服。如脉弦，头微痛，则减去芍药，加防风二两。

中药趣味文化

苍术的由来

相传茅山观音庵有个老尼姑，医术高明，却贪财吝啬。凡来看病的，若是没有钱就绝不救治。一次，一个患了吐泻重症的穷人来求医，被老尼姑赶了出去。庵里有个小尼姑，不满老尼姑的行为，可是她不懂医道，看老尼姑用一把药草医好过患吐泻病的人，就依样画葫芦，治好了那个穷人。后来，小尼姑离开了观音庵，继续用这味药草给人治病，她发现这味药草有点像白术，不过开白花，根苍黑，便将其唤作“苍术”。

利五脏、通小便的盘中美味

苜蓿

Medicago sativa L.

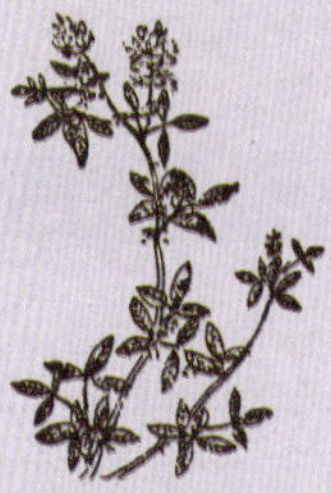

【功效】清脾胃、利大小肠、下膀胱结石。

菜部·柔滑类　利水消肿药

又名：木粟、光风草，原出自古时候的大宛，在今天的乌兹别克斯坦境内。西汉时，张骞出使西域带回了很多当时中原没有的动植物，苜蓿就是其中之一。

|药用部分|

○苜蓿叶

性味：味苦、涩，性平，无毒。

孟诜说："性凉，少吃为好。多吃会令冷气入筋中，使人瘦。"

李廷飞说："苜蓿不可与蜜同吃，否则会使人腹泻。"

主治：安中利人，可以长期食用。（出自《名医别录》）

利五脏，轻身健体，祛脾胃间邪热，通小肠诸恶热毒，煮和酱食，也可煮成羹吃。（孟诜）

利大、小肠。（寇宗奭）

把苜蓿晒干食用，对人有益。（苏颂）

祛腹藏邪气，脾胃间热气，通小肠。（出自《日华子诸家本草》）

利大小肠。（出自《本草衍义》）

治尿酸性膀胱结石。（出自《现代实用中药》）

○苜蓿根

性味：性寒，无毒。

主治：治疗热病烦闷，眼睛发黄，小便黄，酒疸，取苜蓿根捣汁服一升，让人呕吐后即愈。（苏恭）

捣取汁煎服，治疗砂石淋痛。（李时珍）

主热病烦满，目黄赤，小便黄，酒疸，捣汁服一升，令人吐利即愈。（出自《唐本草》）

|医家名论|

李时珍说："《西京杂记》上说，苜蓿原出自大宛，汉使张骞出使西域才将其带回中原。现在各处田野都有，陕西、甘肃一带的人也有栽种。苜蓿每年自生自发。割它的苗可做蔬菜食用，一年可割三次。苜蓿二月生新苗，一棵有数十茎，茎很像灰藋。一个枝丫上有三片叶子，叶子像决明叶，但小如手指尖，有像碧玉一样的绿色。入夏后到秋天，苜蓿开黄色的小花。它结的荚为圆扁形，周围有刺，结的荚非常多，老了则为黑色。荚内有米，可以做饭，也可以用来酿酒。"

|苜蓿的历史|

西汉时，张骞两次出使西域，加强了内地同西域之间的经济文化交流，也带回了很多当时中原没有的植物。苜蓿就是在这个时候开始传入中原地区的。陶弘景的《名医别录》中记载，苜蓿又叫金花菜，属豆科植物。各地有野生，亦有栽培。江苏、苏州等地将其嫩苗腌作菜蔬。

使用禁忌

因属渗利之品，故不宜久食多食。尿路结石、大便溏薄者慎食。

|形态特征|

主根长，多分枝。茎通常直立，近无毛。复叶有3小叶，小叶呈倒卵形或倒披针形，顶端圆，中肋稍凸出，上半部叶有锯齿，基部呈狭楔形；托叶呈狭披针形，全缘。总状花序腋生，花紫色。荚果为螺旋形，无刺。

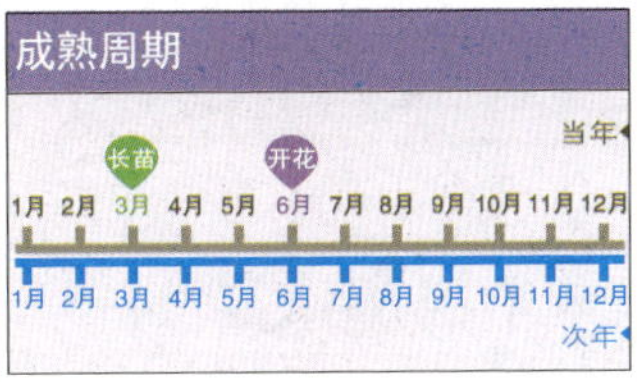

成品选鉴

茎光滑，多分枝，小叶片呈倒卵状长圆形，花冠紫色。荚果呈螺旋形，稍有毛，黑褐色，不开裂，种子为黄褐色。

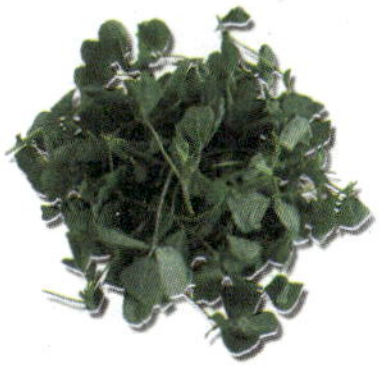

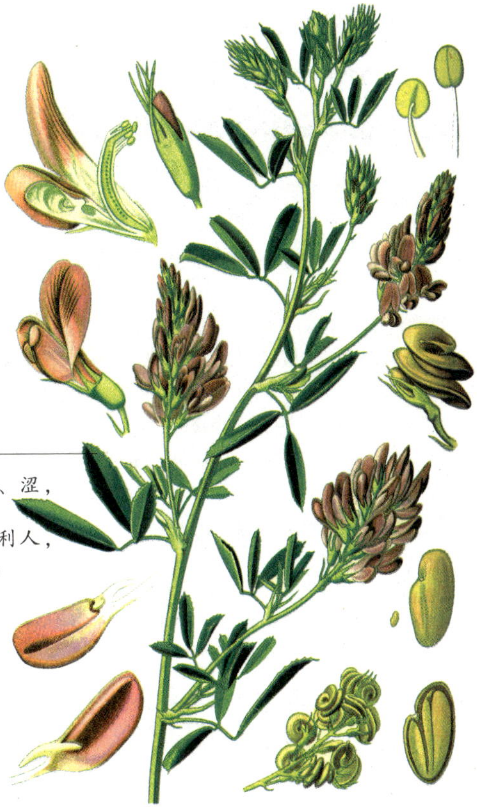

叶

［性味］味苦、涩，性平，无毒。

［主治］安中利人，可以长期食用。

|实用妙方|

• 治膀胱结石：鲜南苜蓿三两至五两，捣汁服。

• 治浮肿：苜蓿叶五钱（研末），豆腐一块，猪油三两。炖熟一次服下，连续服用。

中药趣味文化

苜蓿芽，健康的美味

苜蓿芽是一种低热量且营养丰富的天然碱性食物，可帮助荤食者中和体内血液的酸性。而且还含有丰富的膳食纤维，仅有很少的糖类，热量非常低，是一种高纤维低卡路里的极佳减肥食物。但是不能将苜蓿芽当成减肥过程中三餐的主食，这会破坏饮食的均衡。经常食用苜蓿芽，能消除身体疲劳、便秘、指甲脆弱等症状。苜蓿芽可以生吃或做三明治，日本人把它和海苔一起做成苜蓿芽寿司，也是不可多得的美味。

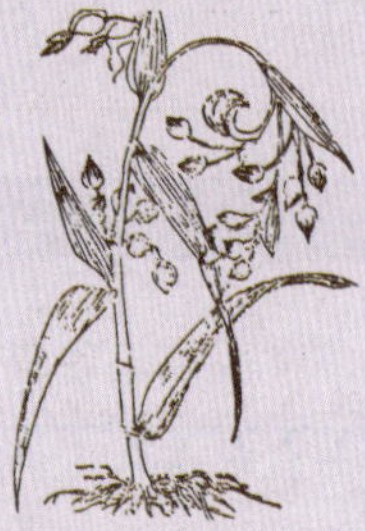

【功效】健脾利湿，清热排脓。

营养价值最高的谷物

薏苡

Coix lacryma-jobi L. var. mayuen Stapf

谷部·稷粟类　　利水消肿药

又名：解蠡、芑实、赣（音感）米、回回米、薏珠子。薏苡仁是我国传统的食品资源之一，可做成粥、饭和各种面食，还具有一定的抑菌、抗病毒功效。

|药用部分|

○薏苡仁

修治：雷敩说："使用时，每一两加糯米一两，同炒熟，去糯米用。也有的用盐汤煮过用。"

性味：味甘，性微寒，无毒。

主治：主筋急拘挛、不能屈伸，风湿久痹，可降气。（出自《神农本草经》）

除筋骨麻木，利肠胃，消水肿，使人开胃。（出自《名医别录》）

煮饭或做面食，可充饥。将它煮粥喝，能解渴，杀蛔虫。（陈藏器）

治肺痿、肺气，消脓血，止咳嗽流涕、气喘。将它煎服，能解毒肿。（甄权）

可治干湿脚气。（孟诜）

健脾益胃，补肺清热，祛风胜湿。做饭食，治冷气。煎饮，利小便热淋。（李时珍）

○薏苡根

性味：味甘，性微寒。无毒。

主治：除肠虫。（出自《神农本草经》）

煮汁糜服，很香，驱蛔虫。（陶弘景）

煮服，可堕胎。（陈藏器）

治疗心急腹胀，胸胁痛，将薏苡根锉破后煮成浓汁服下三升即可。（苏颂）

捣汁和酒服用，能治黄疸。（李时珍）

○薏苡叶

主治：煎水饮，味道清香，益中空膈。（苏颂）

暑天煎服，能暖胃益气血。初生小儿用薏苡叶来洗浴，有益。（李时珍）

［发明］李时珍说："薏苡仁属土，为阳明经的药物，所以能健脾益胃。虚则补其母，所以肺痿、肺痈用之。筋骨之病，以治阳明为本，所以拘挛急风痹者用之。土能胜水除湿，所以泄痢水肿用之。"

|医家名论|

李时珍说："薏苡二三月间老根生苗，叶子像初生的芭茅。五六月间抽出茎秆，开花结实。薏苡有两种。一种黏牙，实尖而壳薄，是薏苡。其米白色像糯米，可以用来煮粥、做饭及磨成面食用，也可以和米一起酿酒。还有一种实圆壳厚而坚硬的，是菩提子。其很少，但可以将它穿成念经的佛珠。它们的根都是白色，大小如汤匙柄，根须相互交结，味甜。"

苏颂说："薏苡到处都有，春天生苗茎，高三四尺。叶像黍叶，开红白色花，作穗，五六月结实，为青白色，形如珠子而稍长，所以称为薏珠子。小孩常用线将珠穿成串当玩具。九月、十月采其实。"

使用禁忌

薏苡仁会使身体冷虚，虚寒体质的人不适宜长期食用，孕妇和经期女性应该避免食用。另外汗少、便秘者不宜食用。

形态特征

茎直立粗壮，节间中空，基部节上生根。叶鞘光滑，与叶片间具白色薄膜状的叶舌，叶片呈长披针形，先端渐尖，基部稍鞘状包茎，中脉明显。颖果成熟时，外面的总苞坚硬，呈椭圆形。种皮为红色或淡黄色，种仁呈卵形。

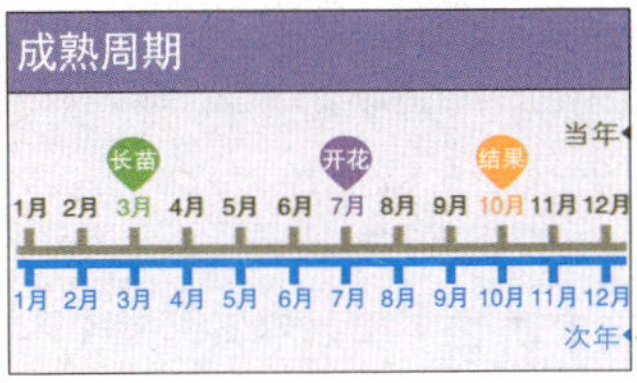

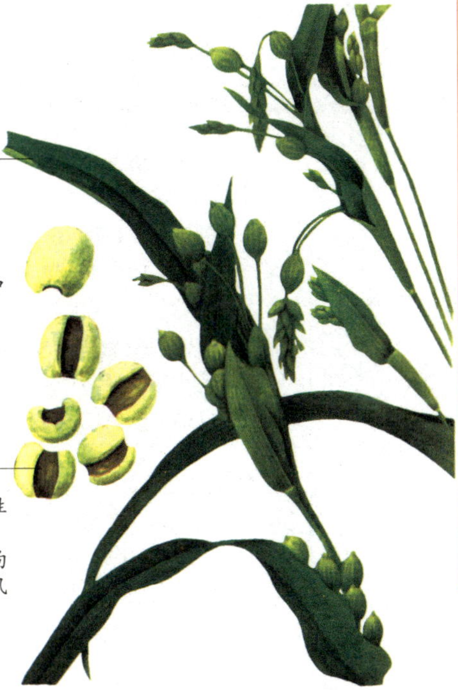

叶

［主治］煎水饮，味道清香，益中空膈。

仁

［性味］味甘，性微寒，无毒。

［主治］主筋急拘挛、不能屈伸，风湿久痹，可降气。

成品选鉴

种仁呈宽卵形或长椭圆形，表面为乳白色，气微，味微甜。以粒大充实、色白、无皮碎者为佳。

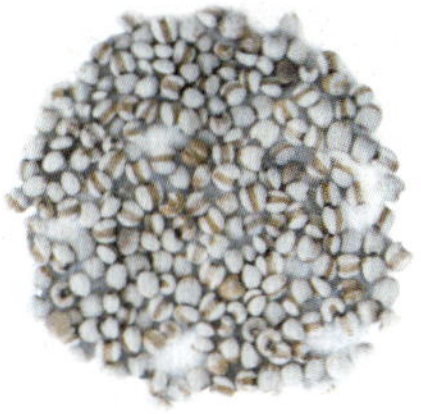

实用妙方

- **风湿身疼，用麻黄杏仁薏苡仁汤：** 麻黄三两，杏仁二十枚，甘草、薏苡仁各一两，加水四升，煮成二升，分两次服。
- **水肿喘急：** 郁李仁三两，研细，以水滤汁，煮薏苡仁饭，每天吃两次。
- **肺痿咳吐脓血：** 薏苡仁十两，捣破，加水三升煎成一升，加酒少许服下。

中药趣味文化

成语“薏苡明珠”

成语“薏苡明珠”，指无端受人诽谤而蒙冤。它来源于一段历史故事：东汉名将马援（伏波将军）领兵到南疆打仗，军中士卒病者甚多。当地民间多用薏苡治瘴，马援用此法后果然疗效显著。平定南疆凯旋时，他带回几车薏苡药种。谁知马援死后，朝中有人诬告他带回来的几车薏苡，是搜刮来的大量明珠。这一事件，朝野都认为是一宗冤案，故把它说是“薏苡之谤”。白居易也曾写有“薏苡谗忧马伏波”的诗句。

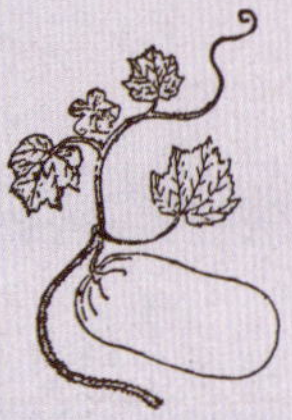

【功效】清热解毒、利水消痰、除烦止渴、祛湿解暑。

祛湿利尿，降压效果好

冬瓜

Benincasa hispida Cogn.

菜部·蓏菜类　利水消肿药

又名：白瓜、水芝、地芝。一般在秋季采摘，冬瓜经秋霜后，外皮上会有一层白粉状的物质，好像是冬季的霜一样，所以叫作冬瓜。它的子是白色的，所以又叫白瓜。

|药用部分|

○白冬瓜

性味：味甘，性微寒，无毒。

主治：小腹水胀，利小便，止渴。（出自《名医别录》）

捣汁服，止消渴烦闷，解毒。（陶弘景）

主三消渴疾，解积热，利大、小肠。（出自《本草图经》）

益气耐老，除心胸胀满，祛头面热。（孟诜）

消热毒痈肿。将冬瓜切成片，用来摩擦痱子，效果很好。（出自《日华子诸家本草》）

利大小肠，压丹石毒。（苏颂）

患发背及一切痈疽，削一大块置疮上，热则易之，分散热毒气。（出自《本草衍义》）

治痰吼，气喘，姜汤下。又解远方瘴气，又治小儿惊风。润肺消热痰，止咳嗽，利小便。（出自《滇南本草》）

○瓜练（瓜瓤）

性味：味甘，性平，无毒。

主治：绞汁服，止烦躁热渴，利小肠，治五淋，压丹石毒。（甄权）

用瓜练洗面沐浴，可祛黑斑，令人肌肤悦泽白皙。（李时珍）

○白瓜子

性味：味甘，性平，无毒。

主治：除烦闷不乐。可用来做面脂。（出自《名医别录》）

治肠痈。（李时珍）

益气。（出自《神农本草经》）

利水道，去淡水。（崔禹锡）

去皮肤风剥黑皯，润肌肤。（出自《日华子诸家本草》）

能润肺化痰，兼益胃气。（陈念祖）

［发明］孟诜说：“冬瓜热食味佳，冷食会使人消瘦。煮食养五脏，因为它能下气。”寇宗奭说：“凡是患有发背及一切痈疽的人，可以削一大块冬瓜贴在疮上，瓜热时即换，分散热毒气的效果好。”

|医家名论|

李时珍说：“冬瓜三月生苗引蔓，大叶圆而有尖，茎叶都有刺毛。六七月开黄色的花，结的瓜大的直径有一尺，长三四尺。瓜嫩时绿色有毛，老熟后则为苍色，皮坚厚有粉，瓜肉肥白。瓜瓤叫作瓜练，白虚如絮，可用来洗衣服。子叫瓜犀，在瓜囊中排列生长。霜后采收冬瓜，瓜肉可煮来吃，也可加蜜制成果脯。子仁也可以食用。凡收瓜忌酒、漆、麝香及糯米，否则必烂。”

使用禁忌

因营养不良而致之虚肿者，慎用。

|形态特征|

一年蔓生或架生草本，全株被黄褐色硬毛及长柔毛。叶片呈肾状近圆形。花单性，雌雄同株，花冠黄色。瓠果大型，肉质，呈长圆柱状或近球形，表面有硬毛和蜡质白粉。种子多数，卵形，白色或淡黄色。

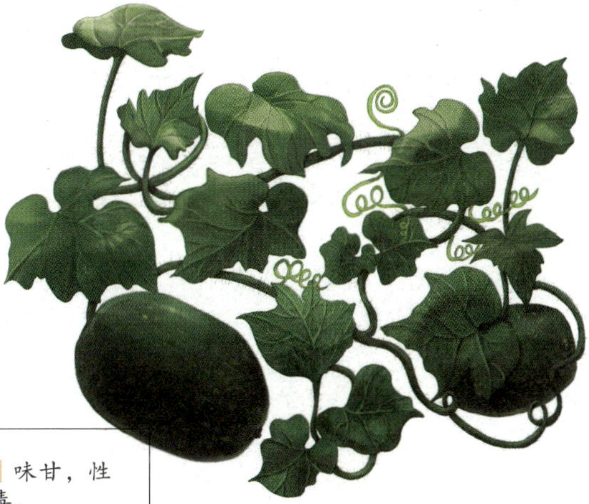

瓤

［性味］味甘，性平，无毒。

［主治］绞汁服，止烦躁热渴，利小肠，治五淋。

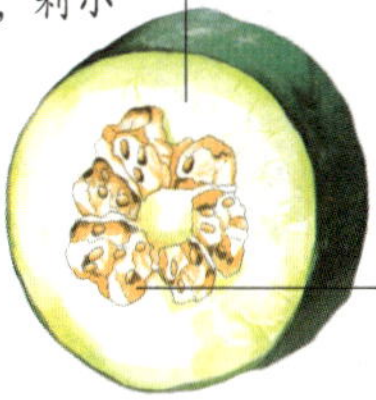

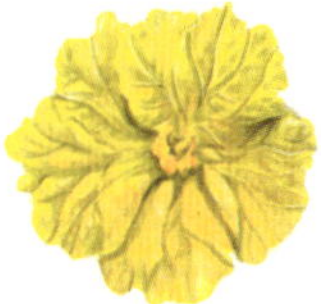

子

［性味］味甘，性平，无毒。

［主治］除烦闷不乐，治肠痈。

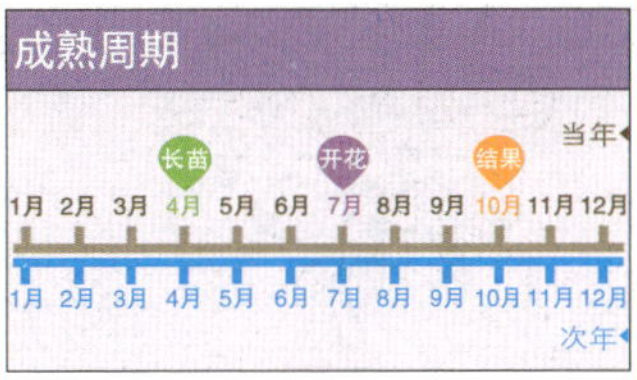

成品选鉴

外层果皮为不规则碎片，外表面呈灰绿色或黄白色，有的被有白霜，内表面较粗糙。体轻，质脆。无臭，味淡。

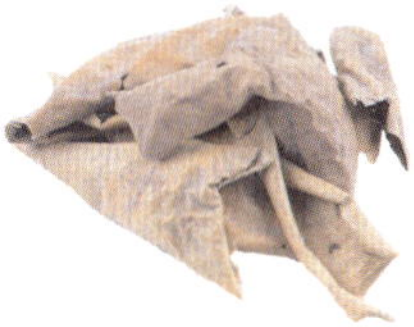

|实用妙方|

- 治伤寒后痢，日久津液枯竭，四肢浮肿，口干：冬瓜一枚，黄土泥厚裹五寸，煨令烂熟，去土绞汁服之。
- 治夏月生痱子：冬瓜切片，捣烂涂之。
- 治食鱼中毒：饮冬瓜汁。
- 痔疮肿痛：用冬瓜煎汤洗。

中药趣味文化

是东瓜还是冬瓜

传说为神农培育了“四方瓜”，即东瓜、南瓜、西瓜、北瓜，令它们各奔所封之地安心落户。结果，南瓜、西瓜、北瓜各自都到受封的地方去了，唯有东瓜不服从分配。神农只好让它换个地方，西方它嫌沙多，北方它怕冷，南方它惧热，最后还是去了东方。神农看到东瓜回心转意了，便高兴地说：“东瓜，东瓜，东方为家”。东瓜立即答道：“是冬瓜不是东瓜，处处都是我的家。”神农说：“冬天无瓜，你喜欢就叫冬瓜。”

治疗泌尿系统疾病的妙药

车前草

Plantago depressa Willd.

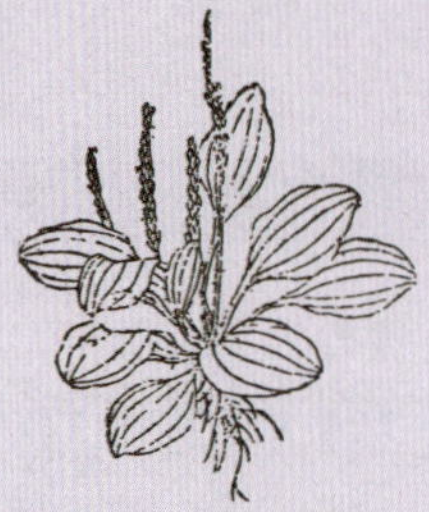

【功效】利尿通淋，渗湿止泻，明目，祛痰。

草部·隰草类　　利尿通淋药

又名：当道、马舄（音昔）、牛遗、车轮菜、地衣、蛤蟆衣。陆玑《诗义疏》上说，此草爱长在路旁及牛马足迹中，所以有车前、当道、马舄、牛遗的名称。

|药用部分|

○车前草及根

性味：味甘，性寒，无毒。

主治：主金疮出血，鼻出血，瘀血，血块，便血，小便红赤，能止烦下气，除小虫。（出自《名医别录》）

○叶

主治：主泄精，治尿血，能明目，利小便，通五淋。（甄权）

○车前子

修治：李时珍说："凡用须以水淘去泥沙，晒干。入汤液，炒过用；入丸散，则用酒浸泡一夜，蒸熟研烂，做成饼晒干，焙后研末。"

性味：味甘，性寒，无毒。

主治：主下腹至阴囊胀痛、小便不畅或尿后疼痛，能利小便，除湿痹。（出自《神农本草经》）

主男子伤中，女子小便淋漓不尽、食欲缺乏，能养肺强阴益精，明目，疗目赤肿痛。（出自《名医别录》）

祛风毒，肝中风热，毒风冲眼，赤痛障翳，头痛，流泪。能压丹石毒，除心胸烦热。（甄权）

主小便不通，导小肠中热。（出自《医学启源》）

清小肠热，止暑湿气伤脾所致的痢疾。（李时珍）

通小便淋涩，壮阳。治脱精，心烦。下气。（出自《日华子诸家本草》）

消上焦火热，止水泻。（出自《滇南本草》）

去肾之邪水，兼去脾之积湿，润心肾。（出自《医林纂要》）

主淋漓癃闭，阴茎肿痛，湿疮，泄泻，赤白带浊，血闭难产。（出自《雷公炮制药性解》）

车前子，能利小便而不走气，与茯苓同功。（李杲）

敷湿疮、泡疮、小儿头疮。（出自《山东中药》）

［发明］王好古说："车前子，能利小便而不走气，与茯苓作用相同。"

|医家名论|

苏颂说："车前草初春长出幼苗，叶子布地像匙面，连年生长的长一尺多。此草从中间抽出数茎，结长穗像鼠尾。穗上的花很细密，色青微红。它结的果实像葶苈，为红黑色。如今人们在五月采苗，七八月采实，也有在园圃里种植的。蜀中一带多种植，采其嫩苗当菜吃。"

《名医别录》载：车前草，多生长在路边，五月五日采摘，阴干后使用。

使用禁忌

若虚滑精气不固者，禁用。

|形态特征|

多年生草本，连花茎可高达50厘米。叶片呈卵形或椭圆形，贴地面，全缘或呈不规则的波状浅齿，通常有弧形脉。花茎从叶中抽出，花序穗状，花冠小，膜质，淡绿色。蒴果呈卵状圆锥形。种子近椭圆形，黑褐色。

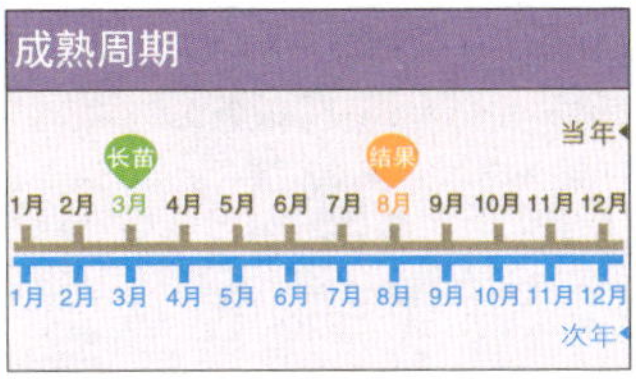

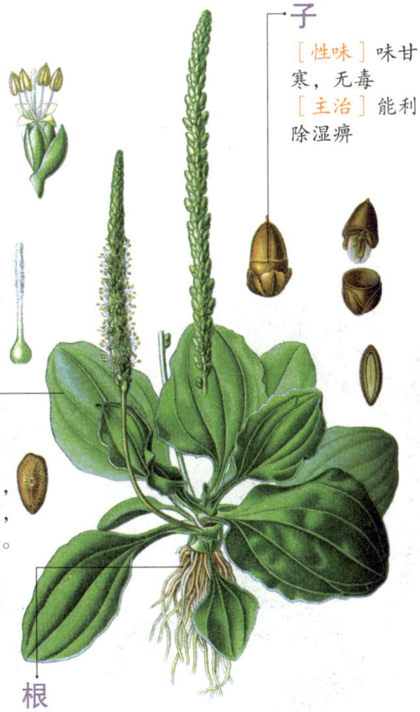

子

［性味］味甘，性寒，无毒

［主治］能利小便，除湿痹

叶

［性味］味甘，性寒，无毒。

［主治］主泄精，治尿血，能明目，利小便，通五淋。

根

［性味］味甘，性寒，无毒。

［主治］主金疮出血，鼻出血，瘀血，血块，便血，小便红赤，能止烦下气。

成品选鉴

叶呈灰绿色而卷曲，展平呈椭圆形，花茎顶部有尚未开放的花。气微，味苦而带黏液性。

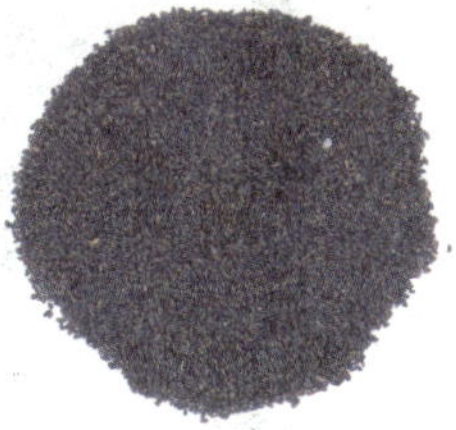

|实用妙方|

- **小便血淋作痛：** 车前子晒干研细，每次服二钱，用车前叶煎汤送下。
- **小便不通：** 车前草一斤，加水三升，煎取一升半，分三次服。
- **金疮血出：** 车前叶捣烂外敷。

中药趣味文化

车前草与大禹治水

相传大禹在江西治水时，当年夏天天气炎热，久旱无雨，乡民们头昏发热、小便短赤，病倒的人不计其数。大禹为了此事愁眉不展，几日之后，有个马夫来帐中求见，他说马厩里有一些马也跟人得了一样的病，但是有一些马却很健康，经过几天的观察，他发现健康的马经常吃一种长在车前面的草。大禹让他用这种草熬成水给有病的士兵喝，结果他们的病也好了。因为这种草长在马车前面，所以就命名为“车前草”。

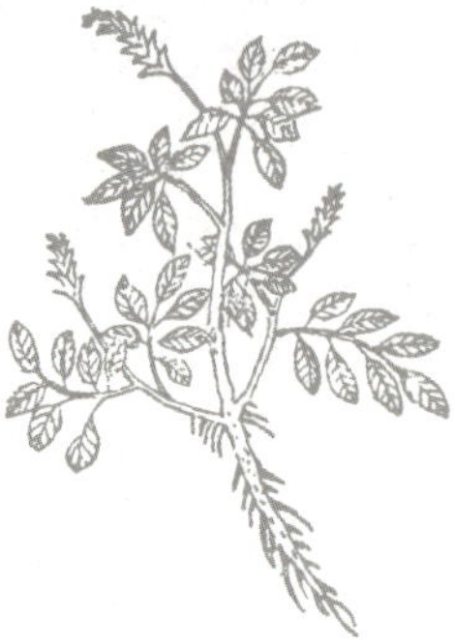
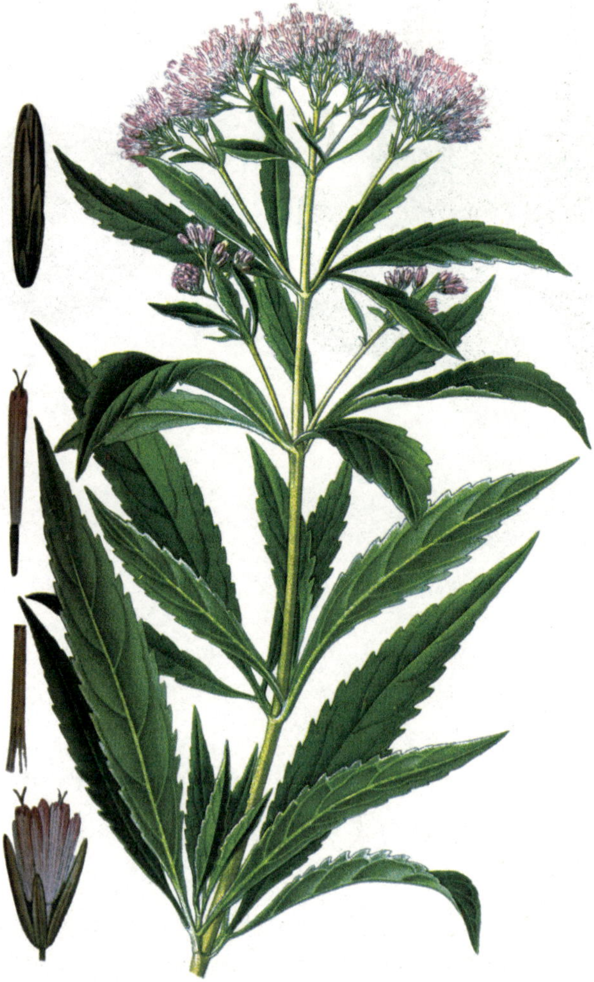
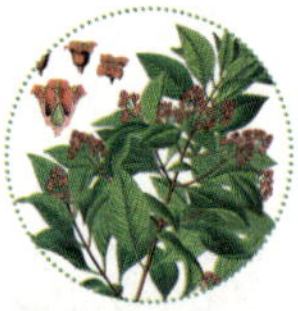
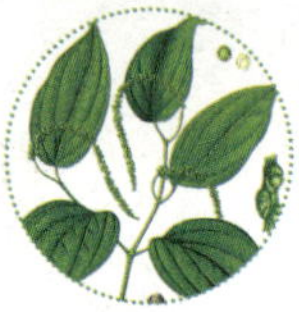
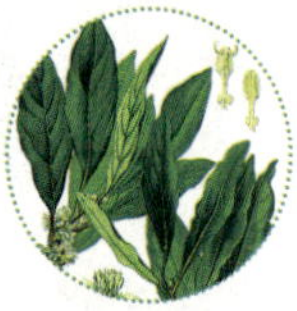
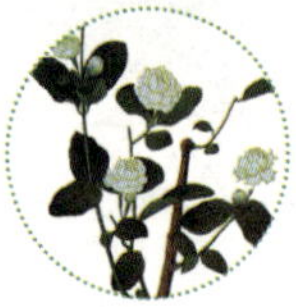

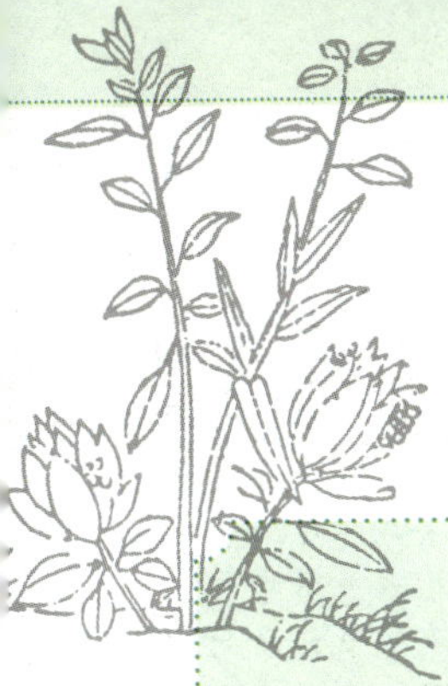

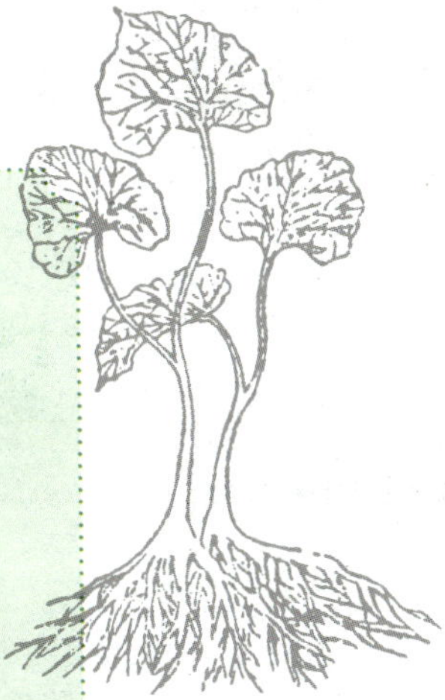

第五章 温里理气、开窍安神篇

温里药是指能温里祛寒，用以治疗里寒证候的药物，又称祛寒药。药性偏温热，代表药物有花椒、胡椒、丁香。

理气药主要用于治疗由『气滞』引起的胸腹疼痛等证候，又称行气药。多辛、苦，性温，气味芳香，代表药物有莎草等。

开窍药是以通关开窍、苏醒神志为主要作用的一类中药。多属辛香，常用开窍药物有苏合香、石菖蒲等。

安神药是指以镇静安神为主要功效的药物，分为重镇安神和养心安神两类。常用的安神药物有灵芝等。

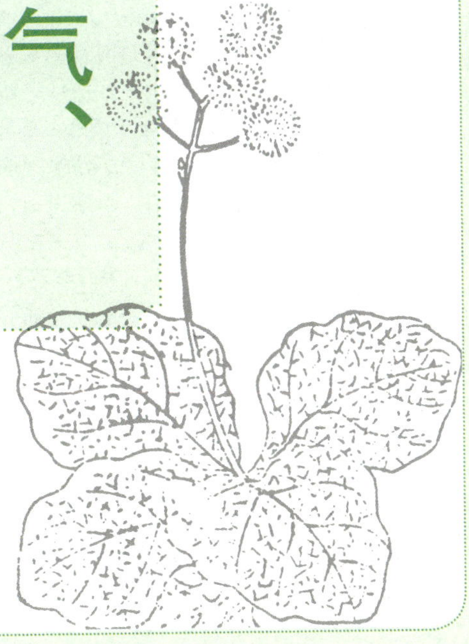

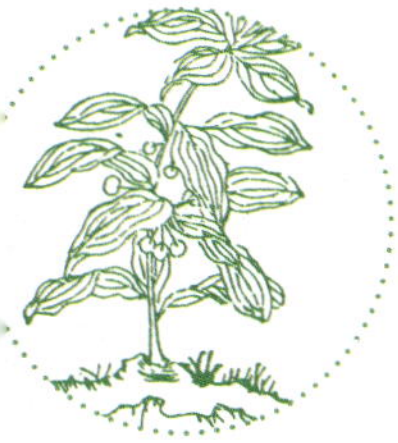

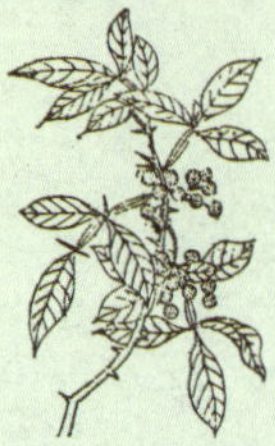

【功效】芳香健胃、温中散寒、除湿止痛、杀虫解毒、止痒解腥。

厨房里的芳香之宝

花椒

Zanthoxylum bungeanum Maxim.

果部·味果类　　温里药

又名：大椒、秦椒，有浓郁的香气，炒菜时可用于去除肉类的腥气，是川菜最常用的调味品，有降低血压的作用。最早产于秦地，所以也叫秦椒。

|药用部分|

○椒红（椒的果壳）

性味：味辛，性温，有毒。

徐之才说："恶瓜蒌、防葵，畏雌黄。"

主治：除风邪气，温中，去寒痹，坚齿发，明目。（出自《神农本草经》）

疗咽喉肿痛，吐逆疝瘕。散瘀血，治产后腹痛。能发汗，利五脏。（出自《名医别录》）

治上气咳嗽，久风湿痹。（孟诜）

治恶风遍身，四肢麻痹，口齿浮肿摇动，闭经，产后恶血痢，慢性腹泻，疗腹中冷痛，生毛发，灭疤痕。（甄权）

能消肿除湿。（朱震亨）

破癥结，开胃，治天行时气温疾，产后宿血，治心腹气，壮阳，疗阴汗，暖腰膝，缩小便。（出自《日华子诸家本草》）

散寒除湿，解郁结，消宿食，通三焦，温脾胃，补右肾命门，杀蛔虫，止泄泻。（李时珍）

灭瘢，下乳汁。（出自《食疗本草》）

温中去痹，除风邪气，治吐逆疝瘕，下肿湿气。疮毒腹痛，冷水下一握效，其能通三焦，引正气，下恶气。（出自《本经逢原》）

○花椒叶

性味：味辛，性热，无毒。

主治：治寒积，霍乱转筋，脚气，漆疮，疥疮。

治奔豚、伏粱气及内外肾钓并霍乱转筋，和艾及葱研，以醋汤拌罯并得。（出自《日华子诸家本草》）

杀虫，洗脚气及漆疮。（李时珍）

敷寒湿脚肿，风弦烂眼。（出自《本草求原》）

○花椒根

性味：味辛，性温，有小毒。

主治：肾与膀胱虚冷，血淋色瘀者，煎汤细饮，色鲜者勿服。（李时珍）

杀虫。煎汤洗脚气及湿疮。（出自《本草从新》）

|医家名论|

李时珍说："秦椒也就是花椒。它最早出自秦地，现在各地都可种植，很容易繁衍。它的叶是对生的，尖而有刺。四月开小花，五月结子，生时为青色，熟后变成红色，比蜀椒大，但其子实中的子粒不如蜀椒的黑亮。"

范子计说："蜀椒产自成都，红色的好；秦椒出自陕西天水，粒小的好。"

《唐本草》载：秦椒，树叶及子都似蜀椒，但味短实细。蓝田秦岭间大有。

使用禁忌

阴虚火旺者禁服，孕妇慎服。

形态特征

灌木或小乔木，高3～6米。茎略向上斜，嫩枝被短柔毛。叶互生，叶片呈卵形、椭圆形至广卵形，边缘钝锯齿状，齿间具腺点。伞房状圆锥花序，顶生或顶生于侧枝上，花单性，雌雄异株，花轴被短柔毛。果实为红色至紫红色。种子为黑色，有光泽。

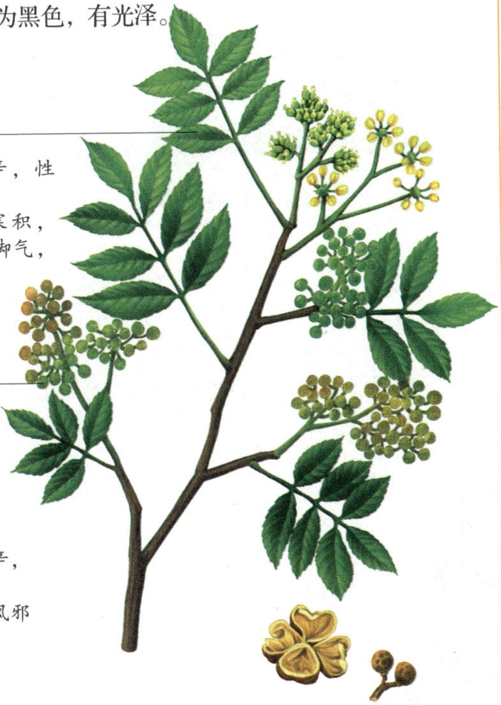

叶

［性味］味辛，性热，无毒。

［主治］治寒积，霍乱转筋，脚气，漆疮，疥疮。

果实

［性味］味辛，性温，有毒。

［主治］除风邪气，去寒痹。

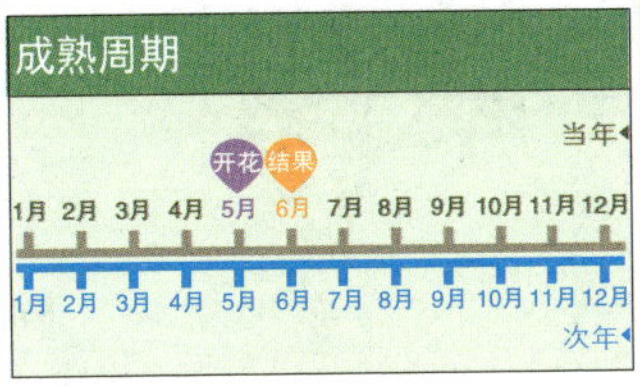

成品选鉴

外表面呈紫红色或棕红色，散有多数疣状突起的油点，内表面淡黄色。香气浓，味麻辣而持久。

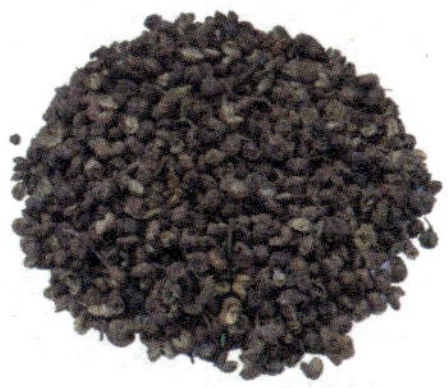

实用妙方

- **手足心肿：** 椒、盐末等份，用醋调匀敷肿处。
- **牙齿风痛：** 秦椒煎醋含漱。
- **久患口疮：** 取秦椒去掉闭口的颗粒，水洗后面拌，煮为粥，空腹服，以饭压下。重者可多服几次，以愈为度。
- **元藏伤惫，耳聋目暗：** 将蜀椒研末，取生地黄捣绞自然汁，铜器中煎至一升许，住火，候稀稠得所，即和椒末为丸，如梧桐子大，每日空心酒下三十丸。

中药趣味文化

神农和花椒的故事

有一年，神农到临江察访庶民生活，地方官将神农的午饭安排在一对年轻夫妻椒儿和花秀的家。神农生活朴素，提出要吃庶民的家常便饭，地方官很为难，但椒儿和花秀很有把握。吃饭时神农发现他们做的汤非常好喝，就问用了什么材料。夫妻俩说只用了萝卜、青菜和山上一种树结出的有香味的种子。神农尝了尝他们摘回来的种子，发现味道辛香，还能调理胃气，就各取夫妻俩名字的第一个字，称其为“花椒”。

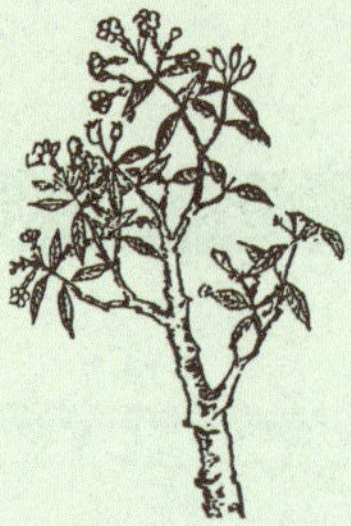

【功效】温中降逆，散寒止痛，温肾助阳。

温中散寒治呕逆

丁香

Eugenia caryophyllata Thunb.

木部·香木类　　温里药

丁香亦称丁子香、鸡舌香。我国的广东、广西栽培较多，因花筒细长，形状如钉，且有浓郁香气，故名丁香。花朵以白色和紫色居多。

|形态特征|

常绿乔木，叶片呈长方卵形或长方倒卵形，花芳香，呈白色或淡紫色，短管伏，浆果为红棕色，长方椭圆形，种子呈长方形。

花

[性味] 味辛，性温，无毒。
[主治] 主温脾胃，止霍乱涌胀。

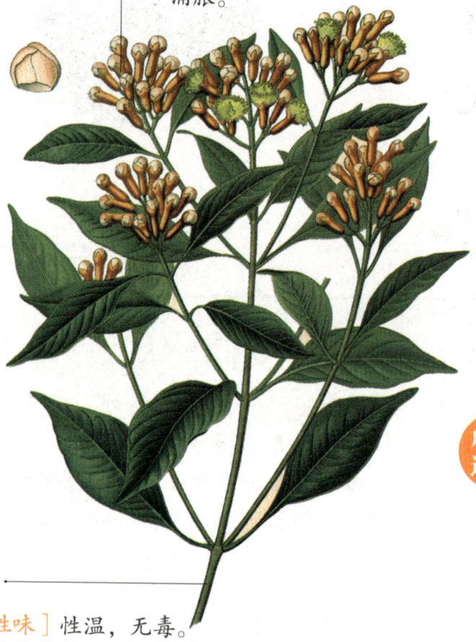

枝

[性味] 性温，无毒。
[主治] 主心腹胀满，恶心，泄泻虚滑，水谷不消。

|药用部分|

○丁香花

性味：味辛，性温，无毒。

主治：主温脾胃，止霍乱涌胀，风毒诸肿，齿疳溃疡。

治冷气腹痛。（甄权）

补肝、润命门，暖胃、祛中寒，泻肺、散风湿。（出自《医林纂要》）

○丁皮

主治：齿痛。心腹冷气诸病。方家用代丁香。

○丁香枝

主治：一切冷气，心腹胀满，恶心，泄泻虚滑，水谷不消。

○丁香根

性味：味辛，性热，有毒。

主治：风热毒肿。不入心腹之用。

成品选鉴

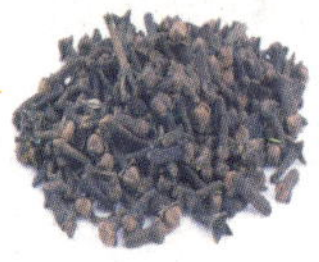

棒状，长1～2厘米。花冠呈圆球形，花瓣呈棕褐色至褐黄色，搓碎后可见黄色细粒状花粉。质坚实，富油性。气芳香浓烈，味辛辣、有麻舌感。

|实用妙方|

• **突然心痛：** 丁香末酒服一钱。

• **干霍乱痛：** 丁香十四枚，研末，开水一碗送服。不愈再服。

• **反胃，气噎不通：** 丁香、木香各一两，每取四钱，水煎服。

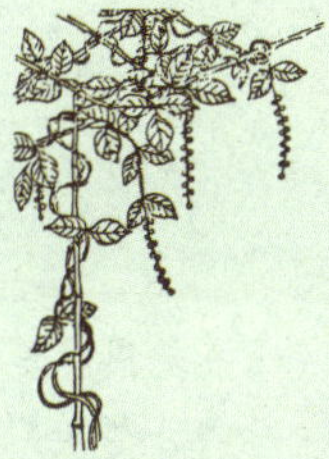

【功效】温中散气，下气止痛，止泻，开胃，解毒。

温中下气，善解食物毒

胡椒

Piper nigrum L.

果部·味果类　　温里药

又名：昧履支。原产于西域，名字里有“胡”字，又因其辛辣似椒，所以得椒名。一般四月成熟，五月采收，在古代就是人们日常生活的必需品。

形态特征

攀缘状藤本，叶片厚革质，呈阔卵形或卵状长圆形，花黄白色，果实初为青色，成熟后变成红色。

叶

[性味]味辛，性温，无毒。
[主治]祛胃寒吐水，大肠寒滑。

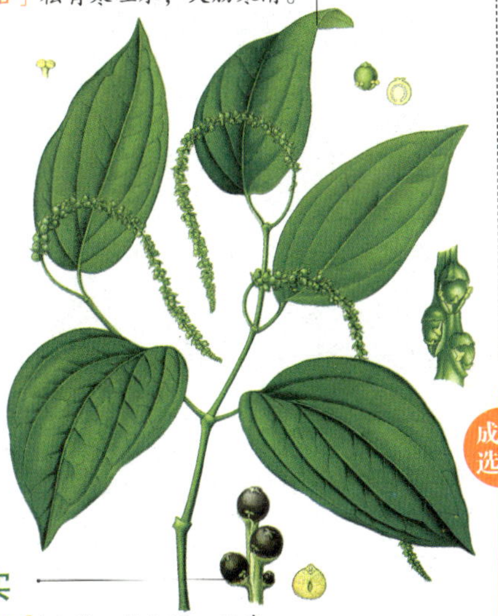

果实

[性味]味辛，性大温，无毒。
[主治]主下气温中祛痰，除脏腑中冷气。

药用部分

○果实

性味：味辛，性大温，无毒。

李时珍说：辛热纯阳，走气助火，昏目发疮。

主治：主下气温中祛痰，除脏腑中冷气。（出自《新修本草》）

调五脏，壮肾气，治冷痢，杀一切鱼、肉、鳖、蕈毒。（出自《日华子诸家本草》）

暖肠胃，除寒湿，治反胃虚胀，冷积阴毒，牙齿浮热疼痛。（李时珍）

[发明]李时珍说：“胡椒大辛热，为纯阳之物，肠胃寒湿的人适宜吃。有热病的人吃了，动火伤气，深受其害。”

成品选鉴

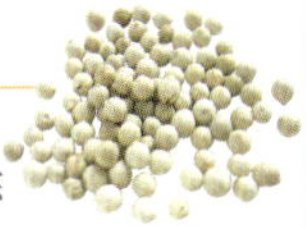

果实近圆球形，表面为暗棕色或白色，有网状皱纹，内果皮呈淡黄色。气芳香，味辛辣。以粒大、饱满、色黑、皮皱、气味强烈者为佳。

实用妙方

• 心腹冷痛：胡椒二十粒，淡酒送服。

• 伤寒咳逆，日夜不止：胡椒三十粒打碎，麝香半钱，酒一盏，煎成半盏，热服。

• 砂石淋痛，用二拗散：胡椒、朴硝等份，研为末。每次用开水服二钱，每天两次。

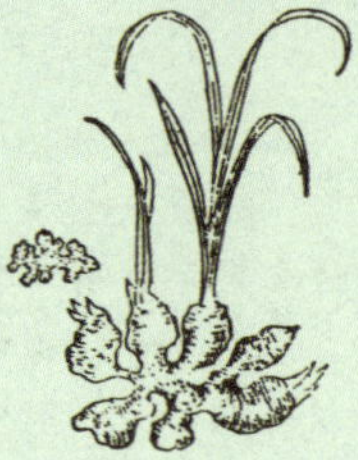

【功效】温中散寒，回阳通脉，温肺化饮。

回阳通脉不可少

干姜

Zingiber officinale Rosc.

菜部·荤辛类　　温里药

又名：白姜。李时珍说："干姜是用母姜制成的。"江西、湖北都有，以白净结实的为好，以前人称其为白姜，又名均姜。凡入药都宜炮用。

形态特征

叶呈线状披针形，穗状花序卵形至椭圆形，花冠黄绿色，唇瓣有淡紫色条纹及淡黄色斑点，雄蕊微紫色。

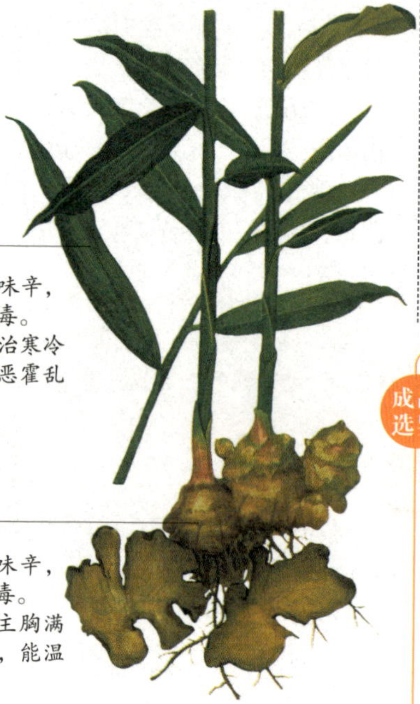

叶

［性味］味辛，性温，无毒。

［主治］治寒冷腹痛，中恶霍乱胀满。

根

［性味］味辛，性温，无毒。

［主治］主胸满咳逆上气，能温中止血。

药用部分

○根茎

性味：味辛，性温，无毒。

主治：主胸满咳逆上气，能温中止血，出汗，逐风湿痹，止肠澼下痢。生的尤好。（出自《神农本草经》）

治寒冷腹痛，中恶霍乱胀满，风邪诸毒，皮肤间结气，止唾血。（出自《名医别录》）

［发明］李时珍说："干姜能引血药入血分，气药入气分，又能去恶养新，有阳生阴长之意，所以血虚的人可以用；而吐血、衄血、下血，有阴无阳的人，也宜使用。"

成品选鉴

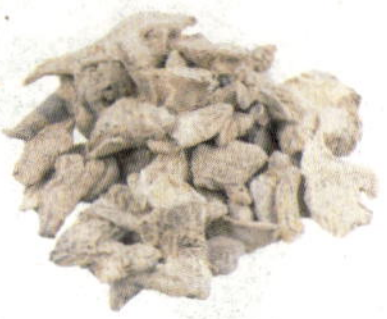

为不规则切片，具指状分枝。外皮为灰黄色或浅黄棕色，粗糙，具纵皱纹及明显的环节，断面灰黄色或灰白色、纤维性。气香、特异，味辛辣。

实用妙方

•胃冷生痰致头晕吐逆：川干姜（炮）二钱半、甘草（炒）一钱二分，加水一碗半，煎成一半服下。

•中寒水泻：炮干姜研为末，用粥送服二钱即愈。

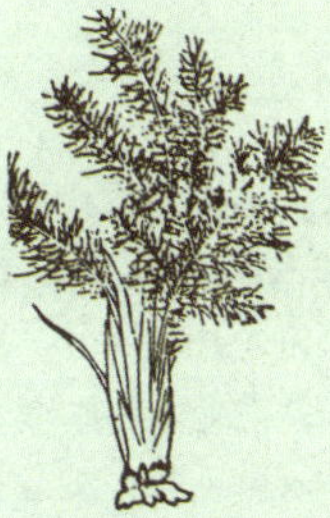

【功效】温阳散寒，理气止痛。

暖胃驱寒、理气止痛的香料

茴香

Foeniculum vulgare Mill.

菜部·荤辛类　　温里药

茴香又名八角珠，是常用的一种调料，也是烧鱼炖肉或制作卤制食品时的必需品。因为它们能去除肉中的腥气、臭气，使之重新添香，所以叫作“茴香”。

|形态特征|

有特殊香辛味，表面有白粉。茎肥叶细，夏季开黄色花，果为椭圆形，黄绿色。

子

[性味]味辛，性平，无毒。

[主治]主诸瘘、霍乱及蛇伤。

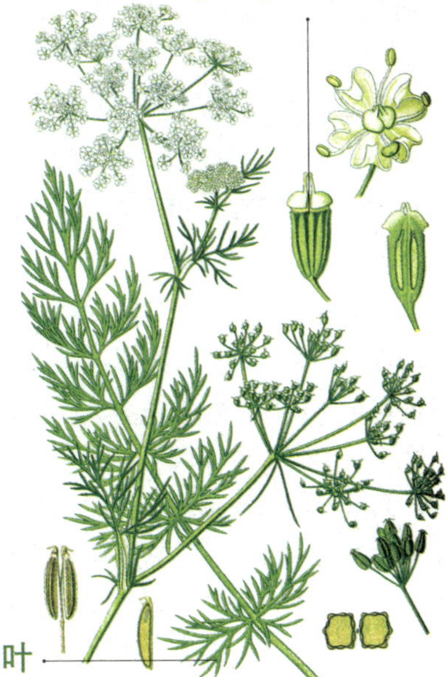

叶

[性味]味辛，性平，无毒。

[主治]治干湿脚气，肾劳，腹疝。

|药用部分|

○茴香子

性味：味辛，性平，无毒。

主治：主诸瘘、霍乱及蛇伤。（出自《新修本草》）

除膀胱、胃部冷气，能调中，止痛，止呕吐。（马志）

治干湿脚气，肾劳，腹疝，阴疼。能开胃下气。（出自《日华子诸家本草》）

补命门不足。（李杲）

[发明]李时珍说：“小茴香性平，理气开胃，夏天驱蝇辟臭，食物中适宜使用。大茴香性热，多食伤目发疮，食料中不宜过多使用。”

成品选鉴

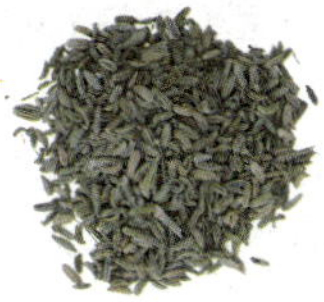

干燥果实呈长椭圆形，断面呈五边形。气芳香，味甘微辛。以颗粒均匀、饱满、黄绿色、香浓味甜者为佳。

|实用妙方|

- 疝气：茴香炒过，分作两包，交替熨患处。
- 胁下刺痛：小茴香一两（炒），枳壳五钱（麸炒），同研末，每次用盐酒调服二钱。

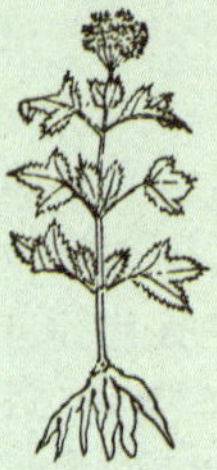

【功效】生津止渴，利水调气，滋润肌肤。

调节脏腑之间气的平衡

兰草

Eupatorium fortunei Turcz.

草部·芳草类　　理气药

又名：香水兰、燕尾香、兰泽草、省头草、都梁香。因其叶像马兰，故名兰草；当地人用它煮水洗浴，以御风邪，又名香水兰；生长在湖泽河畔，故又称兰泽。

药用部分

○兰草叶

主治：能利水道，杀蛊毒，辟秽邪。（出自《神农本草经》）

可除胸中痰饮。（出自《名医别录》）

能生血，调气，养颜。（雷敩）

兰草气味清香，能生津止渴，滋润肌肤，治疗消渴、黄疸。（李杲）

煎水用来洗浴，可疗风病。（马志）

能消痈肿，调月经，水煎服可解吃牛、马肉中毒。（李时珍）

主恶气，其气芳香润泽，可做膏剂用来涂抹头发。（陈藏器）

［发明］李时珍说：“寇、朱二人说的是现在的兰花，并不是古代的兰草。兰有好几种，兰草、泽兰生长在水边，山兰即生长在山中的兰草。兰花也生长在山中，但与兰草、泽兰、山兰有很大区别。生长在附近的兰花，叶像麦冬，在春天开花；生长在福建的兰花，叶像菅茅，在秋天开花。兰草与泽兰属同类。古时的香草，花叶都有香味且燥湿不变，所以可以佩戴。现在所说的兰蕙，只是花有香味而叶并没有气味，质弱易萎，不能采来佩戴。”

医家名论

《名医别录》载：兰草生长在太吴池塘湖泊，四月、五月采挖。

马志说：“此草的叶像马兰，故名兰草。它的叶上有分支，俗称燕尾香。当地人用它煮水沐浴，以御风邪，故又名香水兰。”

陈藏器说：“兰草生长在湖泽河畔，妇人用它调油来抹头，故称兰泽。”盛弘《荆州记》上记载：都梁有山，山下有水清浅，水中生长着兰草，所以名都梁香。”

李时珍说：“兰草、泽兰为一类植物的两个品种。两者都生长在水边低湿处，二月老根发芽生苗成丛，紫茎素枝，赤节绿叶，叶子对节生，有细齿。但以茎圆节长，叶片光滑有分叉的是兰草；茎微方，节短而叶上有毛的是泽兰。它们鲜嫩时都可摘来佩戴，八九月后渐渐长老，高的有三四尺，开花呈穗状，像鸡苏花，呈红白色，中间有细子。”

使用禁忌

肺虚有热者，元气虚脱及阴虚内热，诸病有热，心痛属火者禁用。脏腑燥热，胃气虚弱者禁用。

形态特征

茎直立或微有倾斜，叶复生，小叶片呈长卵形，边缘有规则的锯齿，背面叶脉明显。头状花序顶生，花萼细长，绿色，花冠较小，红白色，中间有细子。

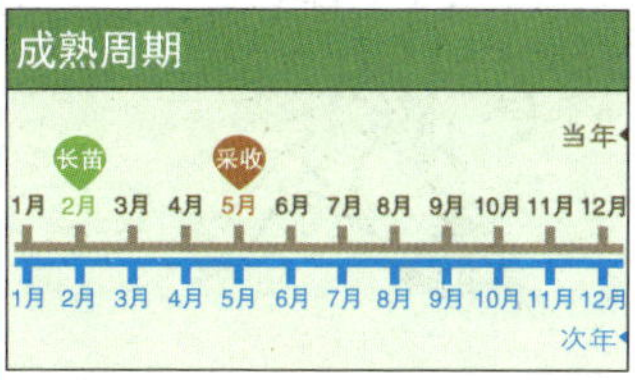

花

[性味] 味辛，性平，无毒。
[主治] 能生血，调气。

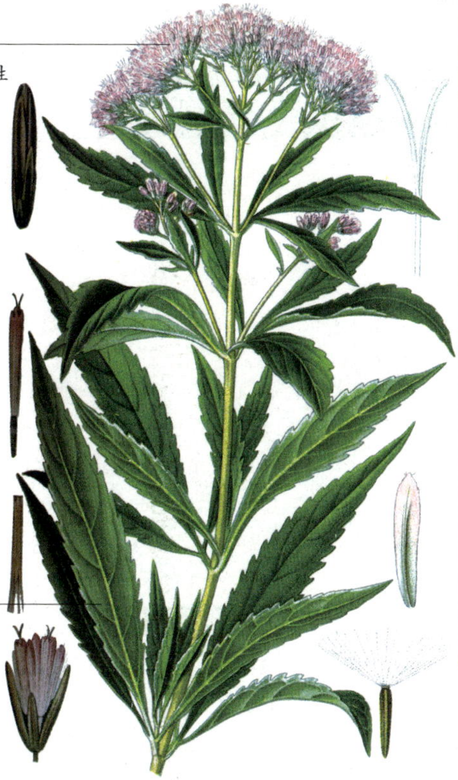

叶

[性味] 味辛，性平，无毒。
[主治] 能利水道，杀蛊毒，辟秽邪。

成品选鉴

表面为黄棕色，质坚硬，断面稍平坦。气芳香浓烈而特异，味先甜后苦，稍刺舌。以条匀、质坚实、香气浓郁者为佳。

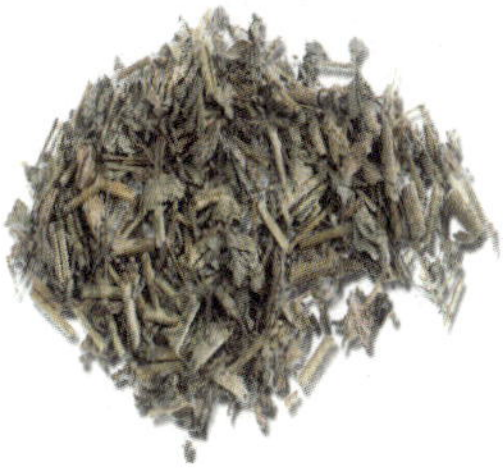

实用妙方

- 滋阴清肺、化痰止咳：用兰草连根叶一起煎服。

中药趣味文化

兰草种植需注意

兰草为草本石蒜科，喜阴，喜温润通风的生长环境。它与泽兰都是兰花的一种，但不是我们常见的兰花。兰草适宜的土壤是腐土，最好是山里的；浇水不能过勤，否则容易烂根，也不能太干燥。如果是在北方，空气干燥，需要一周浇两次水；如果是在江南，一周一次就可以了。兰花开花周期很长，香气淡雅而沁人心脾。如果想延长花期，可以在兰花结苞时往根部撒一些草木灰，花凋零后再在兰花花盆的边缘打一个鸡蛋。

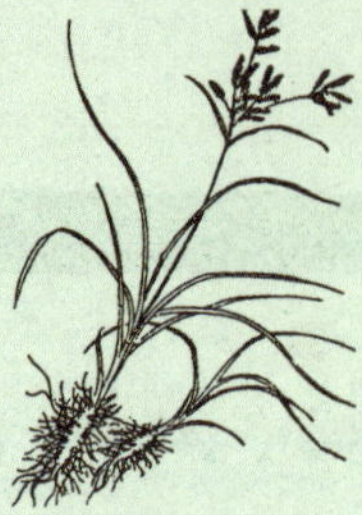

【功效】疏肝解郁，温经止痛，理气调中。

气病之总司，女科之主帅

莎草

Cyperus rotundus L.

草部·芳草类　理气药

又名：雀头香、草附子、水香棱、水巴戟、水莎、侯莎、莎结、夫须、续根草、地毛。莎草可做斗笠和雨衣，因其为衣下垂穗，像孝子的蓑衣，也写成"蓑"。

|药用部分|

○莎草根（香附子）

修治：李时珍说："采来后，连苗晒干，用火燎去苗及毛。使用的时候，用水洗干净，放在石上磨去皮，洗后晒干捣用。或生用，或炒用，或用酒、醋、盐水浸，根据具体情况。又有用稻草煮的，味不苦。"

性味：味甘，性微寒，无毒。

李时珍说："味辛甘、微苦而性平，为足厥阴、手少阳经的主药。并兼行十二经，八脉气分，宜与醋、川芎、苍术同用。"

主治：除胸中热，濡润肌肤，久服利人，益气，长须眉。（出自《名医别录》）

散时气寒疫，利三焦，解六郁，消饮食积聚，痰饮痞满，胕肿腹胀，脚气，止心腹、肢体、头目、齿耳各种痛症，疗痈疽疮疡，止吐血下血尿血，妇人崩漏带下，月经不调，胎前产后各种疾病。（李时珍）

○苗及花

主治：治男子心肺中虚风及客热，膀胱间连胁下气机不畅，皮肤瘙痒瘾疹，饮食不多，日渐瘦损，常有忧愁、心悸、少气等症。用苗花二十多斤锉细，加水二石五斗，煮至一石五斗，倒入斛中熏洗浸浴，令全身出汗，其瘙痒即止。四季经常使用，可根治风疹。（出自《天宝单方图》）

煎饮能散气郁，利胸膈，降痰热。（李时珍）

［发明］李时珍说："香附性平，味多辛能散，微苦能降，微甘能和，是足厥阴肝经、手少阳三焦经气分主药，而兼通十二经气分。香附生用则上行胸膈，外达皮肤；熟用则下走肝肾，外彻腰脚；炒黑则止血；用盐水浸炒则入血分而润燥；用青盐炒则补肾气；用酒浸炒则通经络；用醋浸炒则消积聚；用姜汁炒则能化痰饮。"

|医家名论|

《名医别录》载：莎草生长在田野里，二月、八月采收。

寇宗奭说：香附子今人多用。它虽生于莎草根，但有的根上有而有的根上则没有。香附子有薄皱皮，为紫黑色，毛不多，刮去皮则色白。如果以莎草根为香附子，那就错了。

李时珍说：莎草的叶子光泽有剑脊棱，五六月中抽一茎，三棱中空，茎端再长出数片叶子。开青色的花，花穗子上有细黑毛，大小像羊枣而两头尖。采来根上子燎去细毛晒干后，就是现在的常用药。

使用禁忌

凡月事先期者，血热也，法当凉血，禁用此药。独用、多用、久用，耗气损血。

|形态特征|

多年生草本，块茎呈纺锤形，紫褐色，有棕毛或黑褐色的毛状物。茎呈锐三棱形。叶窄线形，穗状花序，轮廓为陀螺形，青色，中间有细子，子上有细黑毛，大小像羊枣而两头尖。小坚果呈长圆状倒卵形。

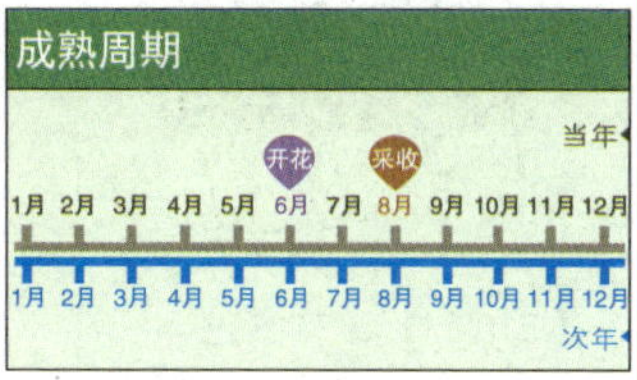

花

[性味] 味苦、性凉。
[主治] 治男子心肺中虚风及客热，膀胱间连胁下气机不畅，皮肤瘙痒瘾疹。

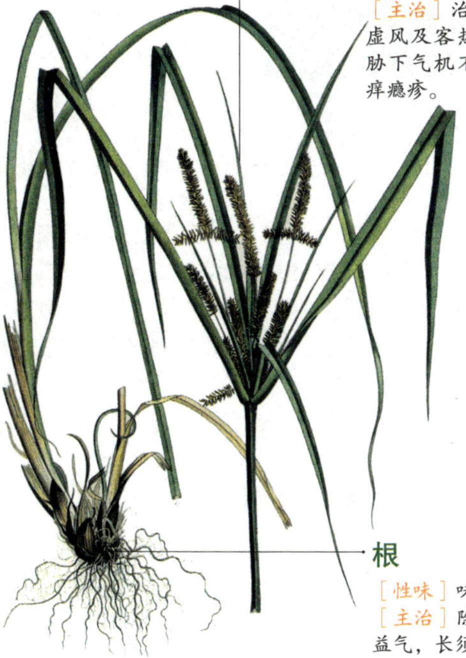

根

[性味] 味甘，性微寒，无毒。
[主治] 除胸中热，濡润肌肤，益气，长须眉。

成品选鉴

表面为棕褐色或黑褐色，质硬，经蒸煮者断面呈黄棕色，角质样；生晒者断面色白而显粉性，内皮层环纹明显，中柱色较深。气香，味微苦。

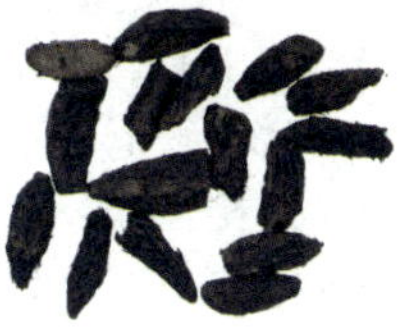

|实用妙方|

- **心腹刺痛，用小乌沉汤：**香附子擦去毛后焙二十两、乌药十两、炒甘草一两，同研末，每次用盐汤送服二钱。
- **心腹诸痛，用艾附丸，治疗心气痛、腹痛、小腹痛、血气痛等：**香附子二两、蕲艾叶半两，用醋汤同煮熟后去艾叶，将香附炒后研末，米醋调糊做成梧桐子大的丸子，每次用白开水送服五十丸。

·中药趣味文化·

莎草的传说

莎草的根叫作香附子，相传两晋时，有个美丽的妇人叫索索。一年，村里闹瘟疫，只有索索一家安然无恙，丈夫认为是索索身上的香气起了作用，让她给乡亲们治病，果真人们都好了。可丈夫听到了这样的谣言：“索索每到一家，就脱去衣服让人闻”。丈夫羞愧难当，毒死了索索。没过几天，索索的坟上长出了几缕小草，蜂围蝶绕。人们都说，索索死得冤屈。直到今天，尽管药名改为“香附子”，可当地人仍叫它“索索草”。

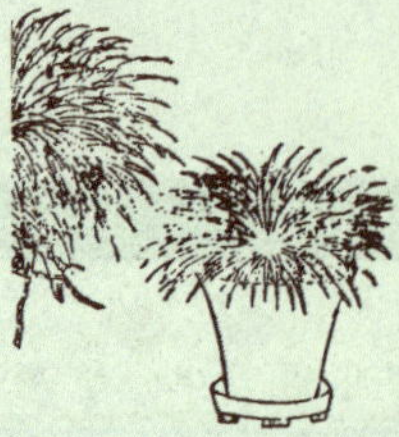

【功效】除风寒湿痹，咳逆上气，开心窍，补五脏，通九窍，明耳目。

补五脏，开九窍，醒神益脑

菖蒲

Acorus calamus L.

草部·水草类　开窍药

又名：昌阳、尧韭、水剑草。李时珍说："因其是蒲类植物中生长昌盛的，所以叫菖蒲。"《典术》上说，尧帝时，天降精于庭为韭，感百阴之气为菖蒲，所以又叫尧韭。

药用部分

○菖蒲根

性味：味辛，性温，无毒。

徐之才说："与秦皮、秦艽相使，恶地胆、麻黄。"

主治：能除风寒湿痹，咳逆上气，开心窍，补五脏，通九窍，明耳目，出声音。主耳聋、痈疮，能温肠胃，治尿频。（出自《神农本草经》）

四肢湿痹不能屈伸，小儿温疟身热不退，可用菖蒲煎汤洗浴。（出自《名医别录》）

治耳鸣、头昏、泪下，杀诸虫，疗恶疮疥瘙。（甄权）

将菖蒲根做末炒，趁热外敷，能除风下气，疗男子肾病、女子血海冷败，治健忘，除烦闷，止心腹痛，霍乱转筋及耳痛。（出自《日华子诸家本草》）

治痰蒙清窍引起的昏迷、癫痫，疗崩漏，安胎漏，散痈肿。捣汁服，能解巴豆、大戟毒。（李时珍）

治心积伏梁。（王好古）

治九种胃气，止疼痛。（出自《滇南本草》）

补肝益心，祛湿逐风，除痰消积，开胃宽中。疗噤口毒痢，风痹惊痫。（出自《本草备要》）

止鼻血，散牙痛。（出自《本草再新》）

○菖蒲叶

主治：洗疥疮、大风疥。（李时珍）

［发明］李时珍说："开国之初，周颠仙见太高祖皇帝经常嚼食菖蒲喝水，便问其中的原因。"高祖皇帝说："吃了不会有腹痛的毛病。这在高祖皇帝的御制碑中有记载。菖蒲性温味辛，入手少阴、足厥阴经。心气不足的人用它，是虚则补其母。"

医家名论

《日华子诸家本草》载：菖蒲以生长在石涧中，坚小，一寸九节的为好。

李时珍说："菖蒲有五种。生长在池泽中，蒲叶肥，根长二三尺的是泥菖蒲，也叫白菖；生长在溪涧中，蒲叶瘦，根长二三尺的是水菖蒲，也叫溪荪；生长在水石之间，叶有剑脊，瘦根密节，根长一尺多的是石菖蒲；人们用砂石栽种一年的，到春天剪洗，越剪越细，高四五寸，叶如韭，根如匙柄粗的，也是石菖蒲；经多次剪洗，根长二三分，叶长一寸多的，称为钱蒲。服食入药用的只有上面所说的两种石菖蒲，其余的都不可用。"

使用禁忌

阴虚阳亢、烦躁汗多、咳嗽、吐血、精滑者慎服。心劳、神耗者禁用。

形态特征

多年生草本，根茎横卧，外皮黄褐色。叶剑状线形，长30～50厘米，先端渐尖，暗绿色，有光泽。花茎高10～30厘米，花为淡黄绿色。浆果肉质，呈倒卵形，红色。

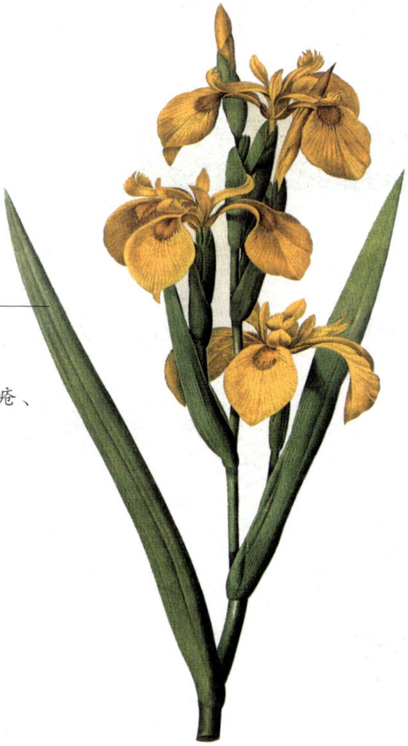

叶

[性味] 味辛，性温，无毒。

[主治] 洗疥疮、大风疥。

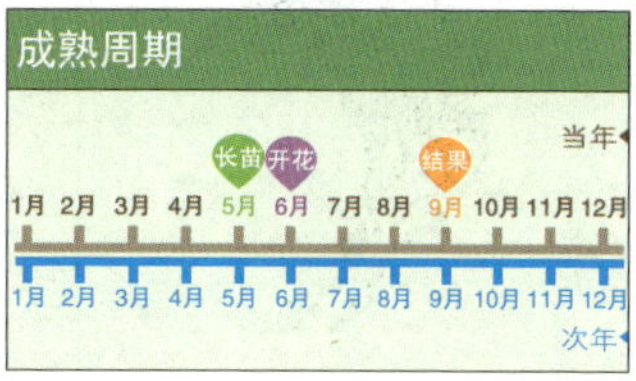

成品选鉴

表面呈类白色至棕红色，有细纵纹。质硬，折断面呈海绵样，类白色或淡棕色。气较浓烈而特异，味苦、辛。

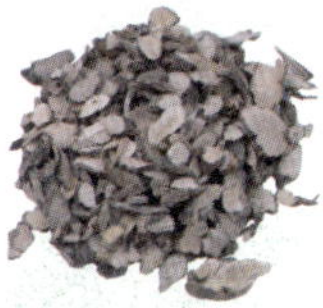

实用妙方

• **霍乱胀痛：** 生菖蒲锉四两，水和捣汁，分四次温服。

• **食积、气积、血积等引起的各种鼓胀：** 取石菖蒲八两，锉细，斑蝥四两，去翅足，同炒黄后，去掉斑蝥不用。将炒好的石菖蒲研为细末，加醋糊成梧桐子大的丸子，每次用温水送服三十丸至五十丸。也可以加入香附末两钱。

• **眼睑长挑针：** 用菖蒲根同盐一起，研末敷患处。

中药趣味文化

我国的菖蒲文化

菖蒲在我国传统文化中，是可以防疫驱邪的灵草。菖蒲“不假日色，不资寸土”“耐苦寒，安淡泊”“生野外则生机盎然，富有而滋润；着厅堂则亭亭玉立，飘逸而俊秀。”江南人家每逢端午节时，悬菖蒲、艾叶于门、窗，饮菖蒲酒，以祛避邪疫；夏、秋之夜，燃菖蒲、艾叶，以驱蚊灭虫。这些习俗保持至今。古人夜读，常在油灯下放置一盆菖蒲，原因就是菖蒲具有吸附空气中微尘的功能，可免灯烟熏眼之苦。

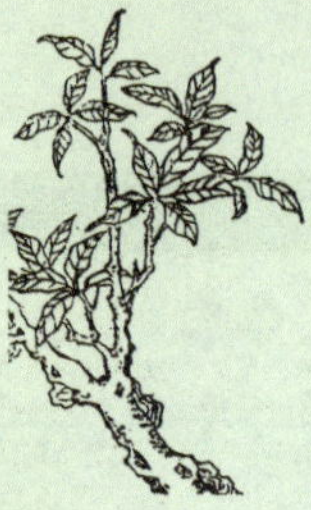

通窍醒脑，驱一切不正之气

苏合香

Liquidambar orientalis Mill.

木部·香木类　开窍药

【功效】开窍醒神，辟秽止痛。

苏合香又名帝膏，一种芳香的黏稠液体。李时珍说："因为此香出自苏合国，因此得名。苏合香产于印度、伊朗、土耳其等国，是苏合香树所分泌的树脂。"

|形态特征|

苏合香树，乔木，叶片掌状五裂，花为黄绿色，蒴果先端喙状，成熟时顶端开裂，种子狭长圆形，扁平。

花

[性味] 味甘，性温，无毒。
[主治] 主水气浮肿，轻身延年。

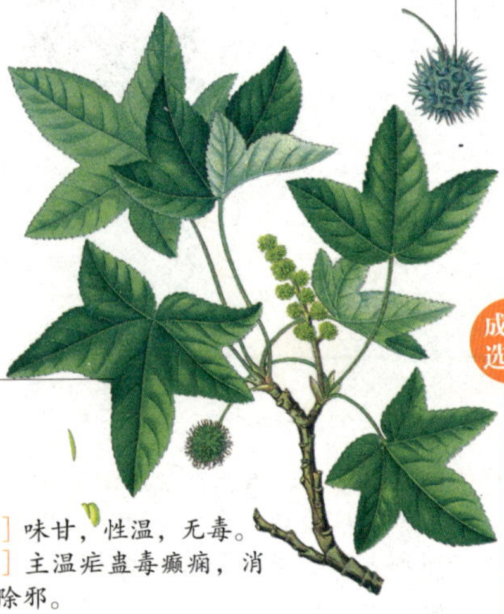

叶

[性味] 味甘，性温，无毒。
[主治] 主温疟蛊毒癫痫，消三虫，除邪。

|药用部分|

○苏合香树脂

性味：味甘，性温，无毒。

主治：辟恶，主温疟蛊毒癫痫，消三虫，除邪。久服，通神明，轻身延年。

主辟恶，温疟，痫痓。去浊，除邪，令人无梦魇。（出自《名医别录》）

杀虫毒。疗癫痫，止气逆疼痛。（出自《本草正》）

走窜，通窍开郁，辟一切不正之气。（出自《本草备要》）

利水消肿，治胀，疹痱，气积血症，调和脏腑。（出自《玉楸药解》）

成品选鉴

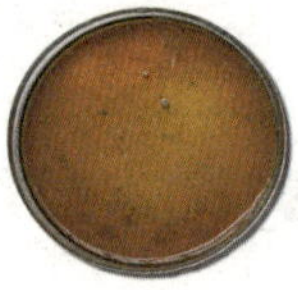

半流质的黏稠液体，呈棕黄色或暗棕色，半透明，不溶于水。有特异芳香气，味淡，微辛。以质黏稠、含油足、半透明、气香浓者为佳。

|实用妙方|

•**苏合香丸（治结核，霍乱，鬼魅瘴疟，赤白暴痢，瘀血月闭，痃癖疔肿，小儿惊痫客忤，大人中风，中气，心痛）**：用苏合油一两，安息香末二两，以酒熬成膏，入苏合油内。白术、香附子、丁香、青木香、白檀香、沉香、麝香、荜茇、诃黎勒（煨、去核）、朱砂、乌犀牛角各二两，龙脑、熏陆香各一两，研末，以香膏加炼蜜和成剂，蜡纸包收。每服旋丸如梧桐子大，早取井华水，化服四丸。老人、小孩各一丸。

赶走失眠健忘，还您清醒头脑

远志

Polygala tenuifolia Willd.

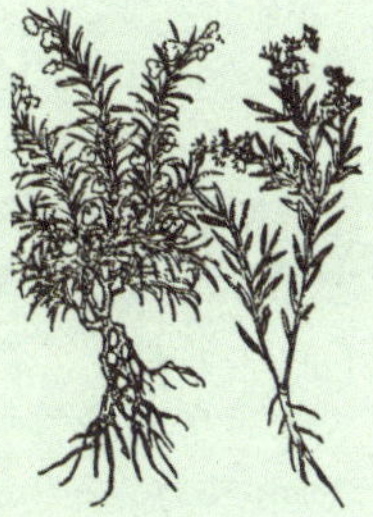

【功效】安神益智，祛痰，消肿。

草部·山草类　　养心安神药

远志苗名小草、细草、棘菀、葽绕。李时珍说：“服用此草能益智强志，所以叫远志。”远志生长在山谷中，有大叶、小叶之分，一般四月采其根、叶，晒干入药。

形态特征

茎呈细柱形，质坚硬，叶片为线形，花小而稀疏，淡紫色，蒴果呈圆状倒心形，绿色，种子为卵形，棕黑色。

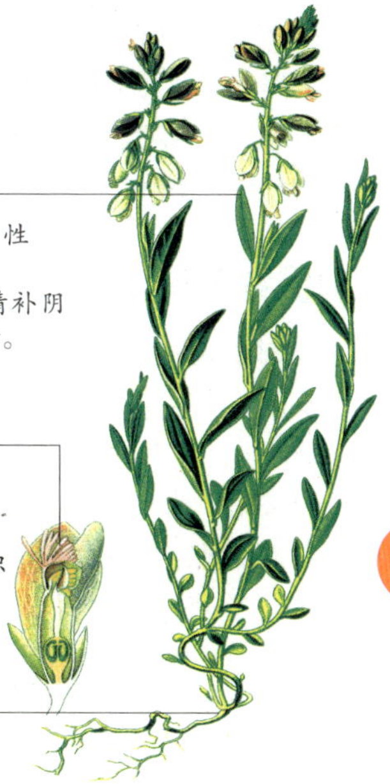

叶

［性味］味苦，性温，无毒。

［主治］能益精补阴气，止虚损梦泄。

花

［性味］味苦，性温，无毒。

［主治］治肾积奔豚气。

根

［性味］味苦，性温，无毒。

［主治］主咳逆伤中，补虚，除邪气。

药用部分

○远志根

性味：味苦，性温，无毒。

主治：主咳逆伤中，补虚，除邪气，利九窍，益智慧，聪耳明目，增强记忆力。久服可以轻身延年。（出自《神农本草经》）

治一切痈疽。（李时珍）

○远志叶

主治：能益精补阴气，止虚损梦泄。（出自《名医别录》）

［发明］李时珍说：“远志入足少阴肾经，不是心经药。它的作用主要是安神定志益精，治健忘。”

成品选鉴

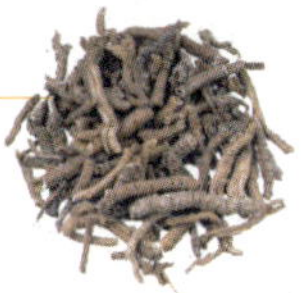

表面呈灰黄色至灰棕色，有皱纹及裂纹。质硬而脆，易折断，断面皮部为棕黄色，木部为黄白色。气微，味苦、微辛，嚼之有刺喉感。

实用妙方

• **喉痹作痛**：取远志肉研末，吹喉痛处，至涎出为止。

• **吹乳肿痛**：远志焙干研细，用酒冲服二钱，药渣外敷患处。

• **各种痈疽，用远志酒治疗**：取远志，不限量，入淘米水中浸洗后，捶去心，研为末。每次服三钱，用温酒一盏调匀，沉淀后饮上面清澈部分，药渣敷患处。

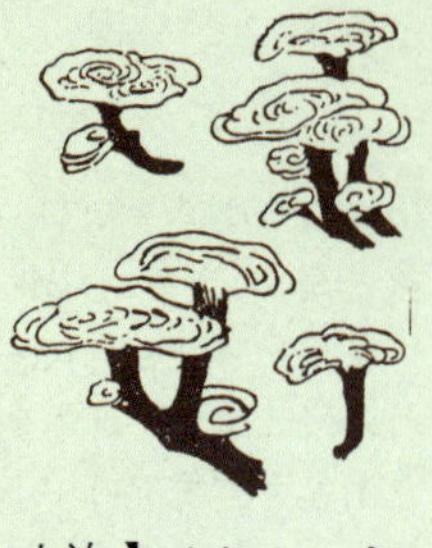

【功效】益气血，安心神，健脾胃。

神经衰弱和失眠患者的必备佳品

灵芝

Ganoderma lucidum Karst.

菜部·芝栭类　养心安神药

灵芝又名茵。李时珍说："芝本作之，篆文像草生长在地上的样子。后人借"之"字为语气词，所以加草头为"芝"以与"之"相区别。芝是菌类，可以食用。"

药用部分

○青芝（一名龙芝）

性味：味酸，性平，无毒。

主治：主明目，补肝气，安精魂。久服轻身不老。（出自《神农本草经》）

增强记忆力。（出自《新修本草》）

○赤芝（一名丹芝）

性味：味苦，性平，无毒。

主治：主胸中郁结，益心气，补中，长智慧，增强记忆力。久食，令人轻身不老，延年成仙。（出自《神农本草经》）

○黄芝（一名金芝）

性味：味甘，性平，无毒。

主治：主心腹五邪，益脾气，安神，使人忠信和乐。久食，令人轻身不老，延年成仙。（出自《神农本草经》）

○白芝（一名玉芝、素芝）

性味：味辛，性平，无毒。

主治：治咳逆上气，益肺气，通利口鼻，使人意志坚强，长勇气，安魄。久食，令人轻身不老，延年成仙。（出自《神农本草经》）

○黑芝（一名玄芝）

性味：味咸，性平，无毒。

主治：治尿闭，能利水道，益肾气，通九窍，使人耳聪目明。久食，令人轻身不老，延年成仙。（出自《神农本草经》）

○紫芝（一名木芝）

性味：味甘，性温，无毒。

主治：主耳聋，利关节，保精神，益精气，坚筋骨，令人面色好。久食，使人轻身不老。（出自《神农本草经》）

疗虚劳，治痔。（李时珍）

医家名论

李时珍说："芝的种类很多，也有开花结实的。本草唯以六芝标明，但对其种属不能不知道。"《神农本草经》载，吸收山川云雨、四时五行、阴阳昼夜精华而生长的五色神芝，是供圣王用的。《瑞应图》说，芝草常在六月生长，春青，夏紫，秋白，冬黑。葛洪《抱朴子》说，芝有石芝、木芝、肉芝、菌芝等，品种有数百种。李时珍常疑惑，芝乃是腐朽余气所生，就像人生瘤赘。而古今都认为芝是瑞草，又说吃了芝能成仙，实在是迂腐荒谬。

使用禁忌

实证慎服。恶恒山。畏扁青、茵陈蒿。一次不可服用过多。

形态特征

一年生，有柄，栓质。菌盖呈半圆形或肾形，盖表为褐黄色或红褐色，盖边渐趋淡黄，有同心环纹，微皱或平滑，有亮漆状光泽，边缘微钝。菌肉乳白色，近管处淡褐色。菌口近圆形，初白色，后呈淡黄色或黄褐色。菌柄呈圆柱形，侧生或偏生。

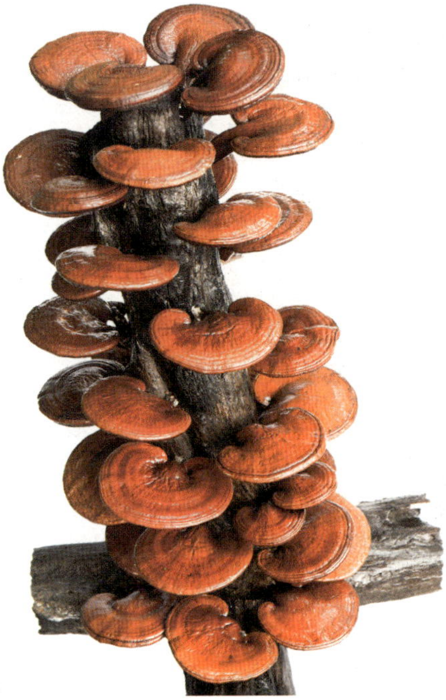

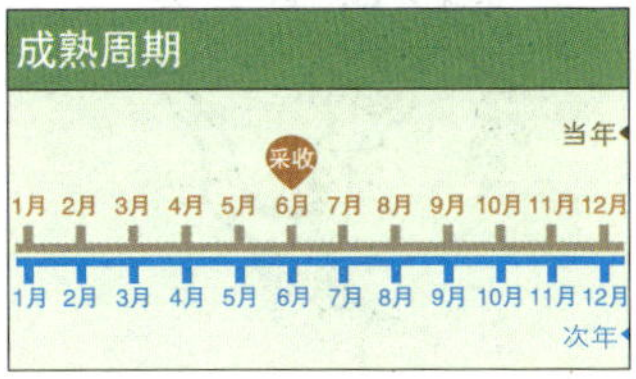

成品选鉴

外形呈伞状，皮壳坚硬，黄褐色至红褐色，有光泽，具环状棱纹和辐射状皱纹。边缘常稍内卷，菌肉白色至淡棕色。气微香，味苦涩。

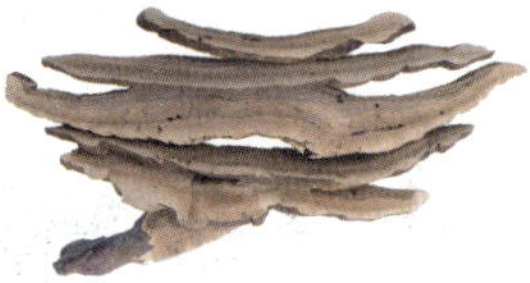

实用妙方

- **治慢性支气管炎：** 服用灵芝片，每日3次，每次1片（含量相当于生药0.5克），或用灵芝酊（20%质量分数），每日3次，每次10毫升（每日量相当于生药6克），一般15～30天开始见效。
- **治支气管哮喘：** 小儿患者每日肌内注射1～2毫升（每毫升含0.5～1克生药），连续注射1个月左右。

中药趣味文化

古人对灵芝的信奉

灵芝历史悠久，自古以来就被认为是吉祥、富贵、美好、长寿的象征，有“仙草”“瑞草”之称。传说秦始皇为求长生不老，曾派徐福带领三千童男童女到蓬莱仙岛寻不死之药，要寻找的就是“灵芝仙草”。《白蛇传》中，白娘子为救夫君，历尽艰辛从仙山上盗来“灵芝仙草”，给许仙一吃便起死回生。传说中的长寿老翁彭祖，因常服武夷山的“灵芝仙草”，活到七百六十岁，依然不见衰老。由此可见古人对灵芝的信奉。

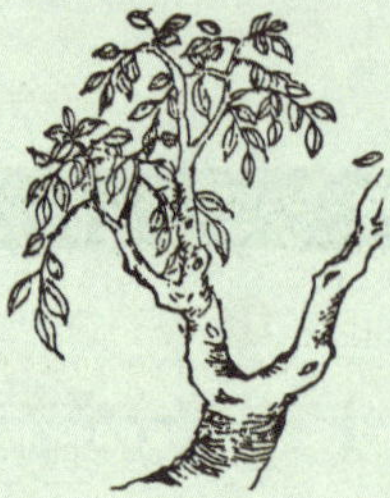

【功效】行气止痛，散寒调中。

行气止痛的佛家圣品

檀香

Santalum album L.

木部·香木类　　理气药

檀香亦称旃檀、真檀。主产于印度、澳大利亚、印度尼西亚等地，我国的主要种植区在海南、广东、云南、台湾等地。檀香一向备受佛家的推崇，其香气能让人达到沉静的境界。

形态特征

常绿小乔木，叶片呈椭圆状卵形，聚伞式圆锥花序腋生或顶生，果成熟时深紫红色至紫黑色。

花

［性味］味辛，性温，无毒。
［主治］止心腹痛，霍乱肾气痛。

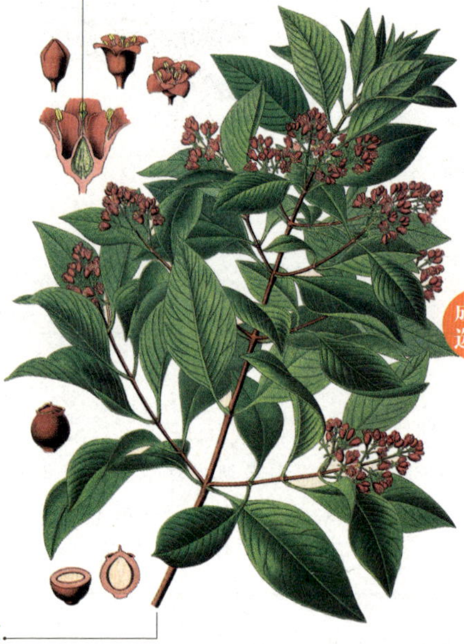

茎

［性味］味辛，性温，无毒。
［主治］主消风热肿毒，治中恶鬼气，杀虫。

药用部分

○紫檀

性味：味咸，性微寒，无毒。

主治：可磨涂风毒。刮末敷金疮，能止血止痛。

○白檀

性味：味辛，性温，无毒。

主治：主消风热肿毒。治中恶鬼气，杀虫。煎服，止心腹痛，霍乱肾气痛。磨水，可涂外肾及腰肾痛处。散冷气，引胃气上升，噎膈吐食。另外，如面生黑子，可每夜用浆水洗拭至红，再磨汁涂，甚佳。

成品选鉴

心材呈圆柱形，有的略弯曲，表面淡灰黄色，光滑细密，有时可见纵裂纹，有刀削痕。横切面为棕色，显油迹；纵向劈开纹理顺直。质坚实，不易折断。气清香，味微苦。燃烧时香气浓烈。以体重质坚、显油迹、香气浓郁而持久、烧之气香者为佳。

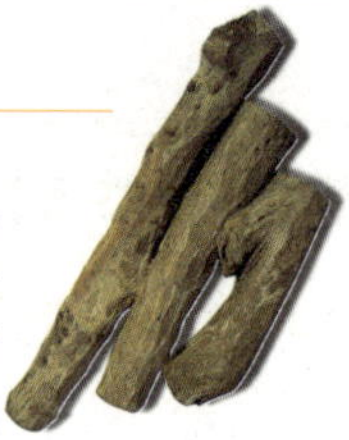

实用妙方

- 胃脘寒痛，呕吐食少：研末，用干姜汤泡服。

妃子笑，疝气走

荔枝

Litchi chinensis Sonn.

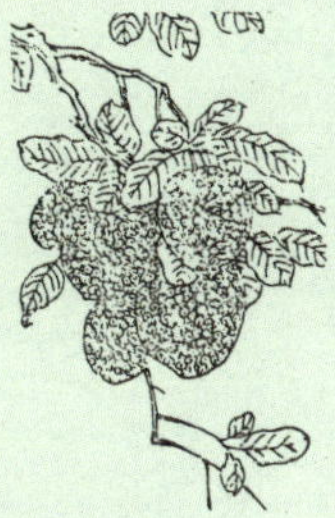

【功效】行气散结，散寒止痛。

果部·夷果类 | 理气药

又名：离枝、丹荔。诗人白居易曾描述，此果若离开枝干，一日色变，二日香变，三日则味变，则离枝之名，也可能是这个意思。

|形态特征|

常绿乔木，羽状复叶互生，叶片呈披针形或卵状披针形，花雌雄同株，花5瓣，果呈卵圆形至近球形，成熟时通常为暗红色至鲜红色。

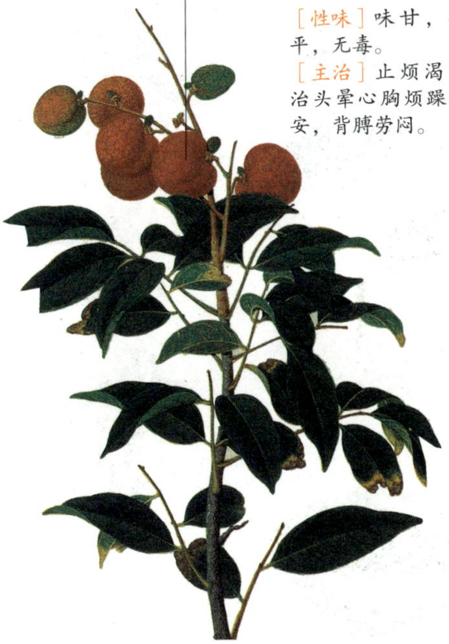

|药用部分|

○果实

性味：味甘，性平，无毒。

主治：止烦渴，治头晕心胸烦躁不安，背膊劳闷。（李珣）

○荔枝核

性味：味甘、涩，性温，无毒。

主治：心痛、小肠气痛，取荔枝核一枚煨存性，研为末，新酒调服。（寇宗奭）

治疝气痛、妇女血气刺痛。（李时珍）

○荔枝壳

主治：小儿疮痘出不快，取荔枝壳煎汤服。泡水喝，可解吃荔枝过多的火热。（李时珍）

成品选鉴

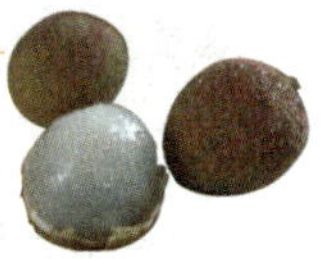

呈长圆形或长卵形，稍扁，表面为棕色至棕红色，稍具光泽，有不规则凹隙和细皱纹。质坚硬，剖开后种皮薄革质而脆。气微，味微甘、苦、涩。以粒大、饱满者为佳。

|实用妙方|

• 治心腹胃脘久痛，屡触屡发者：荔枝核一钱，木香八分，研为末。每服一钱，清汤调服。

• 治心痛及小肠气：荔枝核一枚。煅存性，酒调服。

• 治肾大如斗：舶上茴香、青皮（全者）、荔枝核等份。锉散，炒，出火毒，研为末。酒下二钱，每日三服。

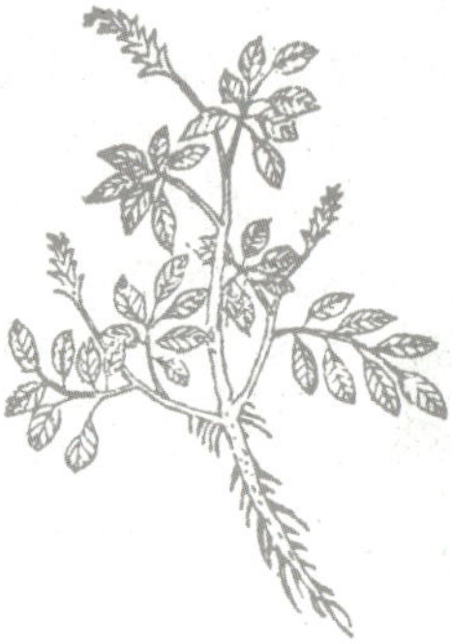

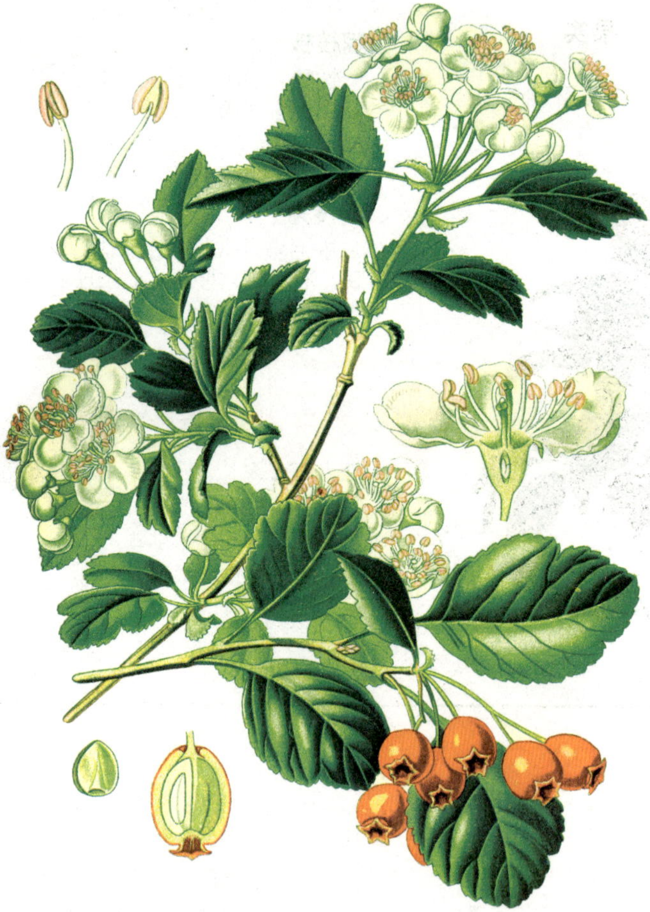

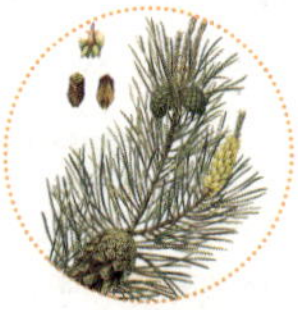

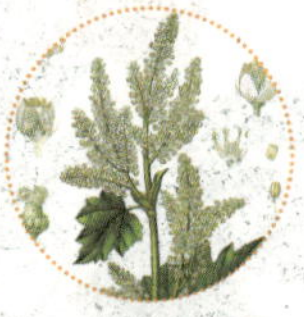

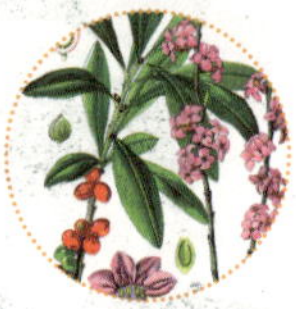

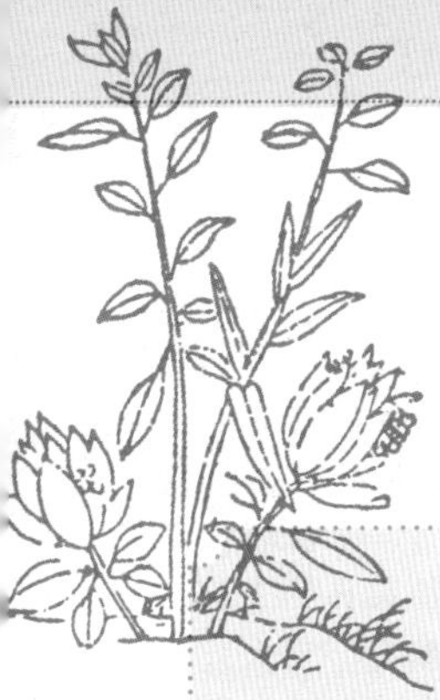

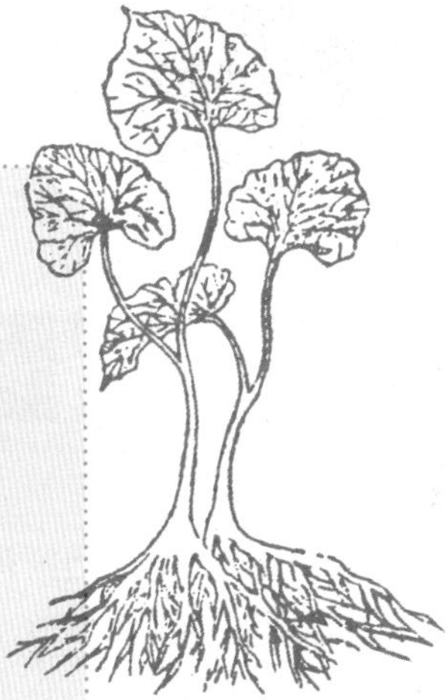

第六章　泻下消食篇

凡能攻积、逐水，引起腹泻，或润滑大肠、促进排便的药物，称为泻下药。主要适用于大便秘结、胃肠积滞、实热内结、水肿停饮等症。按作用强弱不同，一般可分攻下药、润下药和峻下逐水药三类。代表药物有松子、牵牛子、甘遂等。

消食药是指以消化食积为主要作用，主治饮食积滞的药物，又称消导药或助消化药。主要适用于食积停滞所致的脘腹胀满、嗳气泛酸、恶心呕吐、不思饮食、脾胃虚弱、消化不良等症。代表药物有山楂等。

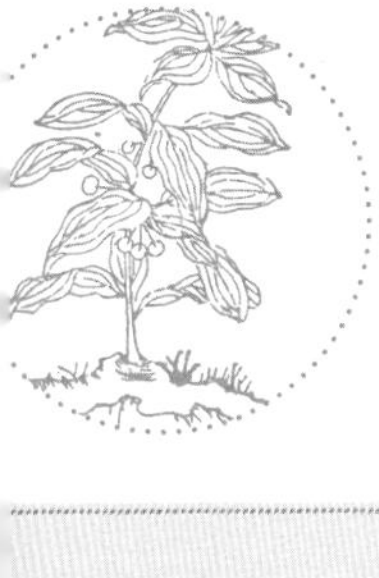

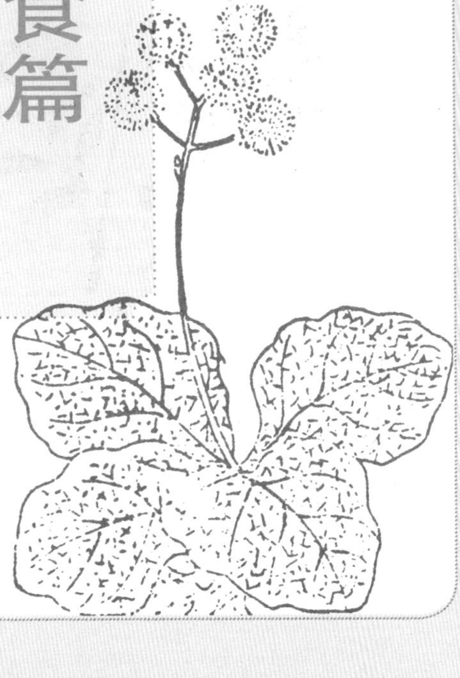

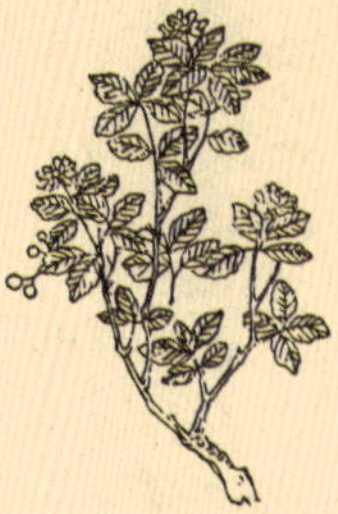

【功效】润肠缓下，利尿，治水肿脚气。

消水肿，清宿食

郁李

Prunus japonica Thunb.

木部·灌木类　　泻下药

郁李也叫车下李、爵李、雀梅、棠棣。生于高山川谷及丘陵上，山野到处都有，五六月采根。郁李子红熟可食，微涩，可蜜煎。

|形态特征|

叶卵形或宽卵形，边缘有锐重锯齿。花瓣呈粉白色，核果近球形，暗红色，光滑而有光泽。

花

［性味］味酸，性平，无毒。
［主治］破癖气，下四肢水。

叶

［性味］性平，无毒。
［主治］治大肠气滞，燥涩不通。

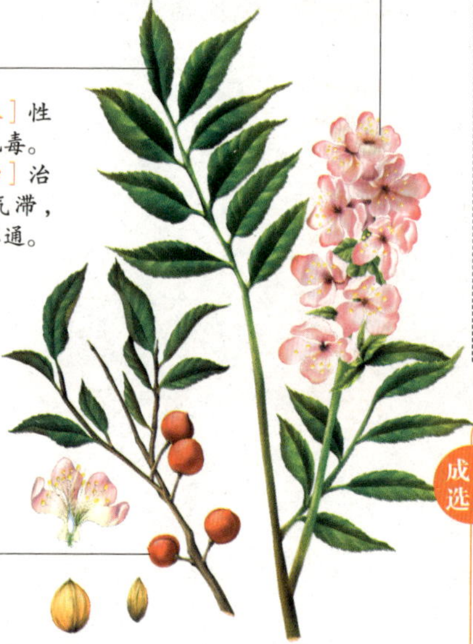

果实

［性味］味酸，性平，无毒。
［主治］主大腹水肿，面目四肢水肿，利小便水道。

|药用部分|

○郁李仁

性味：味酸，性平，无毒。

张元素说："辛、苦，阴中之阳，乃脾经气分药。"

主治：主大腹水肿，面目四肢水肿，利小便水道。肠中结气，关格不通。通泄五脏膀胱急痛，宣腰胯冷脓，消宿食下气。破癖气，下四肢水。酒服四十九粒，可泻结气。破血润燥。专治大肠气滞，燥涩不通。

○郁李根

性味：味酸，性凉，无毒。

主治：牙龈痛，龋齿。去白虫。治风虫牙痛，浓煎含漱。治小儿身热，作汤浴之。

［发明］李时珍说："郁李仁甘苦而润，性主降，能下气利水。"

成品选鉴

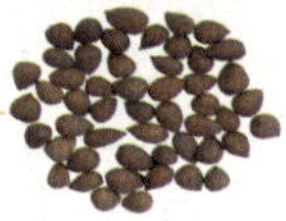

呈卵形或圆球形，皮呈淡黄白色至浅棕色。先端尖，基部钝圆。气微，味微苦。

|实用妙方|

• 肿满气急，睡卧不得：用郁李仁一合，捣末，和面做饼吃，吃下即可通便，气泄出后即愈。

• 心腹胀满，二便不通，气急喘息，脚气水肿：郁李仁十二分，捣烂，水磨取汁，薏苡三合，捣如粟大，一同煮粥吃。

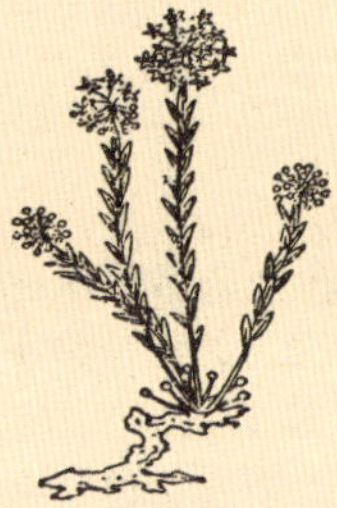

【功效】泻水逐饮，消肿散结。

性味苦寒的泻水圣药

甘遂

Euphorbia kansui

草部·毒草类　　泻下药

甘遂又名甘藁、陵藁、陵泽、甘泽、重泽、苦泽、白泽、主田、鬼丑。甘遂苗像泽漆，根皮赤而肉白，以连珠实重的为好。

|形态特征|

全株含白色乳汁。茎常从基部分枝，下部带紫红色，上部淡绿色。

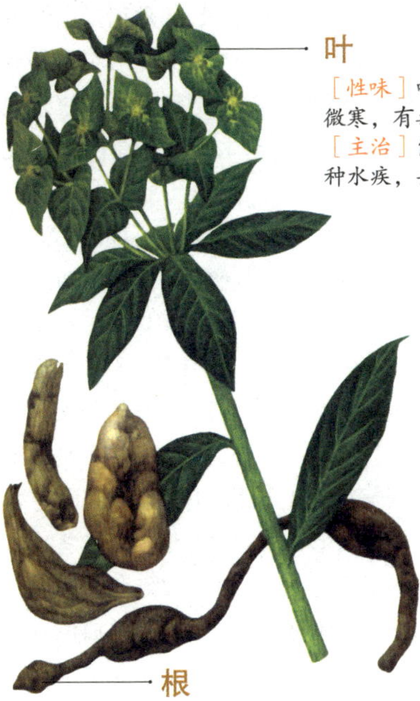

|药用部分|

○甘遂根

修治：李时珍说："现在的人用面裹煨熟用，去其毒。"

性味：味苦，性寒，有毒。

徐之才说："与瓜蒂相使，恶远志，反甘草。"

主治：主大腹疝瘕，腹满，面目水肿，留饮宿食，能破坚积聚，利水谷道。（出自《神农本草经》）

下五水，散膀胱留热，皮中痞，热气肿满。（出自《名医别录》）

泻肾经及隧道水湿，脚气，阴囊肿坠，痰迷癫痫，噎膈痞塞。（李时珍）

成品选鉴

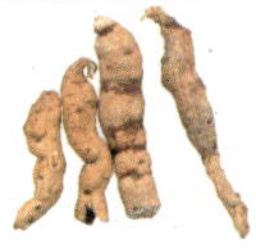

质脆，易折断，断面粉性，皮部为类白色，木部为淡黄色，有放射状纹理；以肥大、类白色、粉性足者为佳。

|实用妙方|

- 水肿腹满：甘遂（炒）二钱二分、牵牛一两半，同研末，水煎，时时含呷。
- 疝气偏肿：甘遂、茴香等份，同研末，每次用酒送服二钱。
- 水肿喘急，大小便不通，用十枣丸：甘遂、大戟、芫花等份，同研末，用枣肉和成梧桐子大的丸子。每天清晨用热汤送服四十九，以利去黄水为度。

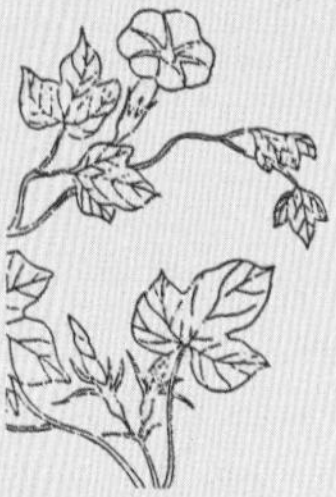

【功效】泻水通便，消痰涤饮，杀虫攻积。

泻下驱虫的胃肠“清洁工”

牵牛子

Pharbitis nil Choisy.

草部·蔓草类　峻下逐水药

牵牛子又名黑丑、草金铃、盆甑草、狗耳草。叶有三尖角。花不作瓣，像旋花但较大些。子有黑白两种，大如荞麦，有三棱。

|药用部分|

○牵牛子

性味：味苦，性寒，有毒。

主治：逐痰消饮，通大肠气秘风秘，杀虫。（出自《本草纲目》）

主下气，疗脚满水肿，除风毒，利小便。（出自《名医别录》）

治腰痛，下寒性脓液，为泻蛊毒药，疗一切气壅滞。（出自《日华子诸家本草》）

治痃癖气块，利大小便，除水气，虚肿。落胎。（甄权）

与山茱萸同服，去水病。（孟诜）

除气分湿热，三焦壅结。（李杲）

能袪痰消饮，通大肠气秘风秘，杀虫，达命门。（李时珍）

适用于急性关节炎。（出自《江苏植药志》）

泻下，利尿，杀虫。治便秘，消化不良，肾炎水肿，小儿咽喉炎。（出自《新疆中草药手册》）

［**发明**］李杲说：“牵牛辛烈，能泻人元气，比诸辛药泻气尤甚。今重为备言之，若病湿胜，湿气不得施化，致大小便不通，则宜用之耳，湿去则气得周流，所谓五脏有邪，更相平也。”

|医家名论|

苏颂说：“牵牛到处都有生长。三月生苗，作藤蔓绕篱墙，高的有二三丈。它的叶为青色，有三尖角。七月开花，微红带碧色，像鼓子花但大些。八月结实，外有白皮色裹成球状，每球内有子四五枚，大如荞麦，有三棱。牵牛子有黑白两种，九月后采收。”

李时珍说：“牵牛有黑白两种，黑的到处都有，多为野生。其藤蔓有白毛，折断后有白汁流出。叶子有三尖，像枫叶。花不作瓣，像旋花但较大些。其果实有蒂包裹着，生时青色，枯老时则泛白色。其核与棠棣子核一样，只是颜色为深黑色。白的多是人工种植。其藤蔓微红无毛，有柔刺，掐断有浓汁。叶子为圆形，有斜尖，像山药的茎叶。其花比黑牵牛花小，色浅碧带红色。其果实蒂长约一寸，生时青色，干枯时呈白色。其核为白色，稍粗。人们也采摘嫩果实用蜜糖煎制成果品食用，叫作天茄。那是因为它的蒂像茄子。”

使用禁忌

孕妇及胃弱气虚者忌服。不胀满，不便秘者勿用。治痰壅气滞、咳逆喘满，则不可久服。不宜用本品攻泻消积，克伐胃气。

|形态特征|

全株密被白色长毛。叶互生，阔心形，全缘；叶柄与总花梗近等长。花序有花1～3朵；萼片5深裂，裂片呈卵状披针形，先端尾尖；花冠为白色、蓝紫色或紫红色。

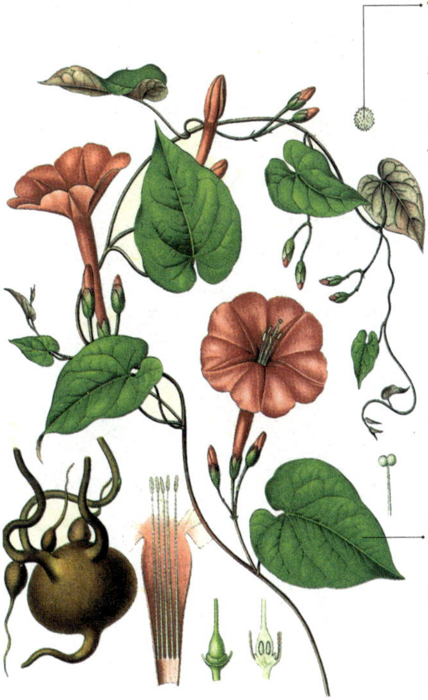

子

［性味］味苦，性寒，有毒。

［主治］主下气，疗脚满水肿，除风毒，利小便。

叶

［性味］味苦，性寒，有毒。

［主治］治腹部肿块气结，利大小便，除虚肿，落胎。

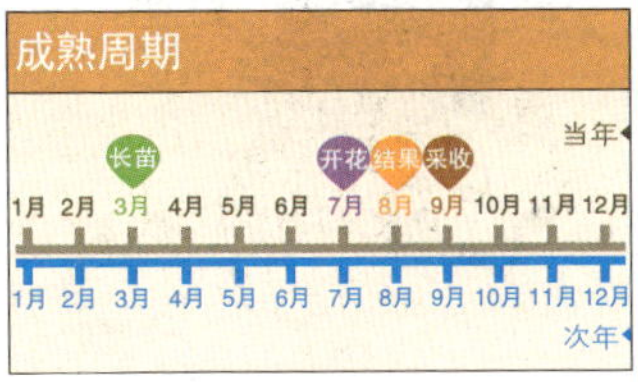

成品选鉴

本品似橘瓣状，略有3棱，表面为灰黑色或淡黄白色。质坚硬，以颗粒饱满、无果皮等杂质者为佳。

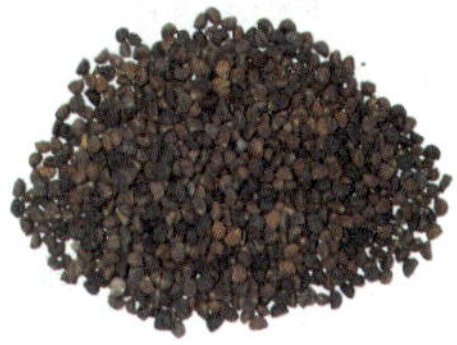

|实用妙方|

- **水肿尿涩：** 牵牛子研为末，每次服一匙，以小便通利为度。
- **湿气中满，足胫微肿，小便不利，气急咳嗽：** 黑牵牛子末一两，制厚朴半两，同研为末，每次用姜汤送服二钱。
- **风热赤眼：** 白牵牛为末，以葱白汤煮，研绿豆大小的丸子，每次服五丸。
- **停饮肿满：** 黑牵牛头末四两，茴香一两（炒），或加木香一两。研为细末，以生姜自然汁调一二钱，临卧服。

·中药趣味文化·

牵牛子名字的由来

从前，有个小伙子叫李虎，身体很结实，却得了鼓胀病，多次诊治不见好转。他夫人请来一个老郎中，老郎中开了个药方：“用野喇叭花子煎汤服用。”他夫人照药方煎汤给李虎吃了几剂，果然见效。为感谢老郎中的救命之恩，李虎牵了一头牛，要送给老郎中，并问老郎中给他吃的是什么药。当时这种野喇叭花还没名字。老郎中心想：这种花子能治好不治之症，力能牵牛，今日病人又牵牛上门，不如就叫“牵牛子”吧！

延年益寿的“长寿果”

松树

Pinus massoniana Lamb.

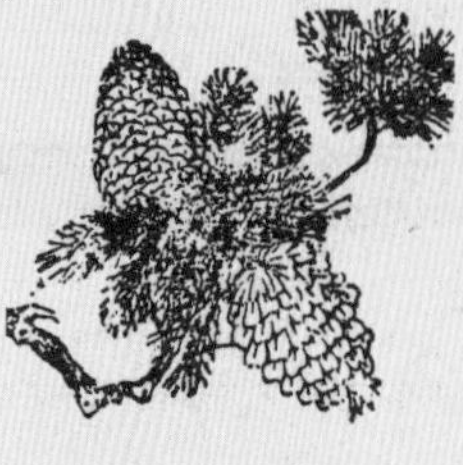

【功效】润肠通便，润肺止咳。

木部·香木类　泻下药

松树属于乔木类，松柏为百木之长。松好比公，柏好比伯。因此，松从公，柏从伯。松树坚固，常年不死。

|药用部分|

○松叶

性味：味苦，性温，无毒。

主治：治风湿疮，生毛发，安五脏，不饥延年。切细，用水及面饮服，或者捣成粉制成丸服，可以断谷及治恶疾。炙治冻疮、风疮效果颇佳。去风痛脚痹，杀米虫。

○松花（松黄）

性味：味甘，性温，无毒。多吃会引发上焦热病。

主治：主润心肺，益气，除风止血，还可以酿酒。

○松脂（松香）

修治：苏颂说：“凡是取用松脂，须先经炼制。用大釜加水放入瓦器中，用白茅垫在瓦器底部，又在茅上加黄沙，厚一寸左右。然后把松脂散布于上，用桑树发火来烧，汤变少时频加热水。等到松脂全部进入釜中再取出来，然后投入冷水里，冷凝后又蒸热，如此两次。其白如玉，再拿来使用。”

性味：味苦、甘，性温；归肝、脾经。

主治：主痈疽恶疮，头疡白秃，疥瘙风气，安五脏，除热。（出自《神农本草经》）

○松子

性味：味苦，性温，无毒。

主治：主骨节风、头眩，去死肌，使人白，能散水气，润五脏，充饥。（出自《开宝本草》）

逐风痹寒气，虚羸少气，补不足，润皮肤，肥五脏。（出自《名医别录》）

主诸风，温肠胃。（李珣）

润肺，治燥结咳嗽。（李时珍）

与柏子仁一样，能治体虚便秘。（寇宗奭）

［**发明**］朱震亨说：“松花即松黄，拂取正蒲黄，酒服，能轻身治病，比皮、叶和脂都好。”苏颂说：“花上黄粉，山里人及时拂取，做汤时放少许，效果很好。但不能长久存放，所以很少寄往远方。”李时珍说：“现在的人用松黄、白砂糖和米粉做成糕饼，特别好吃。”

|医家名论|

李时珍说：“松树挺拔耸直多枝节，其皮粗厚有鳞形，其叶后凋。二三月抽蕤开花，长四五寸，采其花蕊叫作松黄。结的果实形状如猪心，叠成鳞砌，秋后种子长成时鳞裂开，而且叶子有二针、三针、五针的区别。三针的是栝子松，五针的是松子松。其种子如柏子，只有辽海和云南的种子大小如巴豆，可以吃，称作海松子。”

使用禁忌

松子存放时间长会产生哈喇味，不宜食用；胆功能不良者也应慎食松子。此外，松子有润肠通便的作用，所以肠滑泄泻者应慎用。

|形态特征|

树皮多为鳞片状，线状披针形，叶缘具齿。花单性，雌雄同株，结球果，呈卵圆形或圆锥形，有木质的鳞片；球果成熟时种鳞张开，种子脱落。

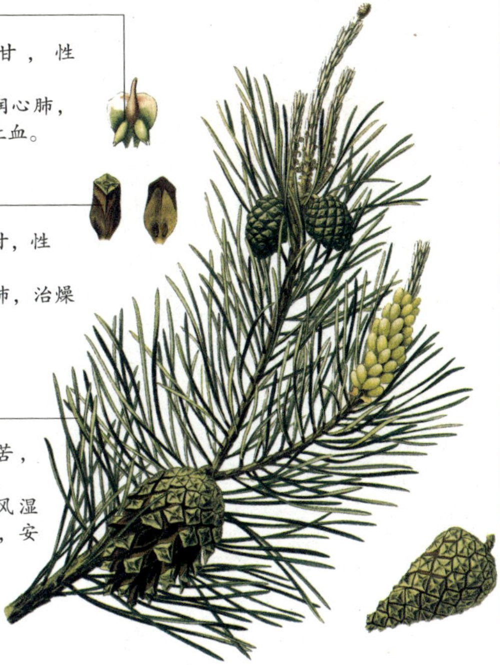

花

［性味］味甘，性温，无毒。
［主治］主润心肺，益气，除风止血。

子

［气味］味甘，性温，无毒。
［主治］润肺，治燥结咳嗽。

叶

［性味］味苦，性温，无毒。
［主治］治风湿疮，生毛发，安五脏。

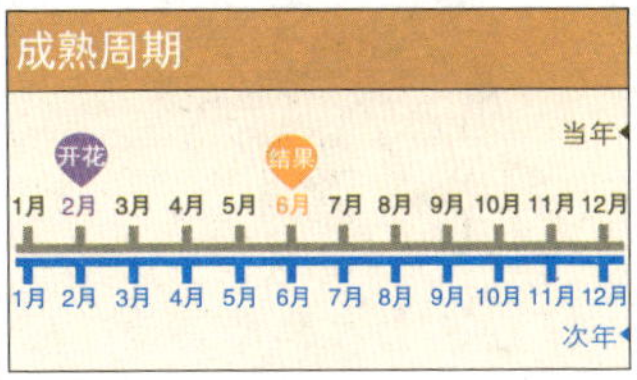

成品选鉴

松子颗粒仁丰满、大而均匀、色泽光亮、干燥者佳。闻起来无油脂腐败的异味，而有干果的香甜味。

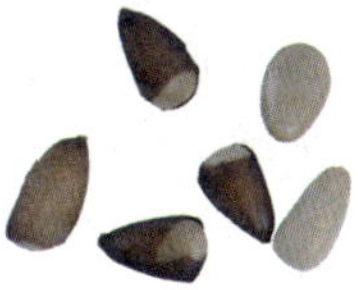

|实用妙方|

- **关节风痛：** 用松叶捣汁一升，在酒中浸七日，每服一合。一天服三次。
- **中风口斜：** 青松叶一斤，捣成汁，放酒中浸两宿，又在火旁温一宿，初服半升，渐加至一升，以头面出汗为度。
- **风牙肿痛：** 松叶一把、盐一合、酒二升，共煎含漱。
- **风热牙痛：** 油松节如枣大一块，切碎，加胡椒七颗，浸热酒中，乘热再加飞过的白矾少许，取以漱口。又方：松节二两，槐白皮、地骨皮各一两，煎汤漱口，热漱冷吐。

中药趣味文化

松子的神奇功效

《神仙传》中记载，有一个名叫赵瞿的人得了很重的癞病，家里人害怕感染，就把他送到深山老林之中。有一天，赵瞿忽遇三位鹤发童颜的老者，送给他一些松子仁和柏子仁，并对他说：“此物不但能治你的病，而且还可以使你长生不老，服至1年，病当痊愈，愈则去根。”赵瞿谨遵老者的嘱咐，不到1年，病果然痊愈了，而且自觉身体强健，便回家了。又继续服用两年，面颜转少，行走如飞。传说此人活了三百多岁。

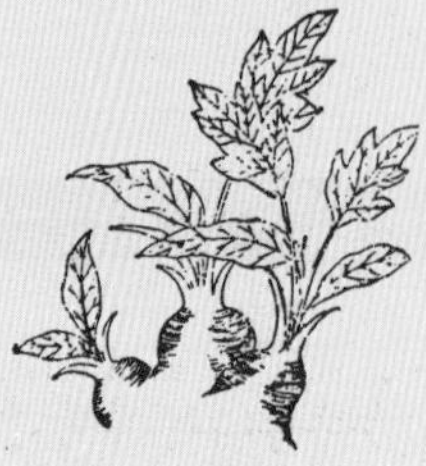

【功效】攻积滞，清湿热，泻火，凉血，祛瘀，解毒。

峻猛“将军”，泻下有奇功

大黄

Rheum palmatum L.

草部·毒草类　　泻下药

又名：黄良、将军、火参、肤如。大黄，是因其颜色而得名。大黄能推陈致新，就像平定祸乱致太平，所以得将军之名。

药用部分

○大黄根

修治：陈藏器说：“大黄有蒸的、生的、熟的，不能一概用之。”

性味：味苦，性寒，无毒。

张元素说：“大黄味苦性寒，气味俱厚，沉而降，属阴。用之须酒浸煨熟，是寒因热用。大黄酒浸入太阳经，酒洗入阳明经，其余经不用酒。”

主治：能下瘀血，除寒热，破肿块，去留饮宿食，荡涤肠胃，排出肠道积滞，通利水谷，调中化食，安和五脏。（出自《神农本草经》）

可平胃下气，除痰实，肠间积热，心腹胀满，女子寒血闭胀，小腹痛，各种陈旧瘀血凝结。（出自《名医别录》）

通女子月经，利水肿，利大小肠，贴热肿毒，小儿寒热时疾，烦热蚀脓。（甄权）

宣通一切气，调血脉，利关节，泄壅滞水气，温瘴热疟。（出自《日华子诸家本草》）

泻各种实热不通，除下焦湿热，消宿食，泻心下痞满。（张元素）

主下痢赤白，里急腹痛，小便淋漓，实热燥结，潮热谵语，黄疸，各种火疮。（李时珍）

［发明］李时珍说：“大黄是足太阴、手足阳明、手足厥阴五经血分之药。凡病在五经血分者，适宜使用。如果病在气分而用大黄，是诛伐无过。泻心汤治疗心气不足、吐血、衄血，是真心之气不足，而手厥阴心包络、足厥阴肝、足太阴脾、足阳明胃之邪火有余。虽然说是泻心，实际是泻四经血中的伏火。”

医家名论

吴普说：“大黄生长在蜀郡北部或陇西。二月叶子卷曲生长，黄赤色，叶片四四相当，茎高三尺多。它三月开黄色花，五月结黑色实，八月采根。根有黄汁，切片阴干。”

苏恭说：“大黄的叶、子、茎都像羊蹄，但茎高达六七尺而且脆，味酸，叶粗长而厚。根细的像宿羊蹄，大的有碗大，长二尺。其性湿润而易蛀坏，烘干就好。”

陈藏器说：“用的时候应当区分，如果取深沉、能攻病的，可用蜀中像牛舌片紧硬的；如果取泻泄迅速、除积滞祛热的，当用河西所产有锦纹的大黄。”

使用禁忌

凡表证未罢，血虚气弱，脾胃虚寒，无实热、积滞、瘀结者均应慎服。哺乳妇女服用后，可能引起婴儿腹泻。女性产前、产后及月经期间也必须慎用。

|形态特征|

高1.5米左右。茎直立，疏被短柔毛，节处较密。根生叶有长柄，叶片呈圆形至卵圆形，掌状浅裂，先端锐尖。圆锥花序，花小成簇，呈淡绿色或黄白色。瘦果为三角形，有翅，顶端下凹，呈红色。花果期6～7月。

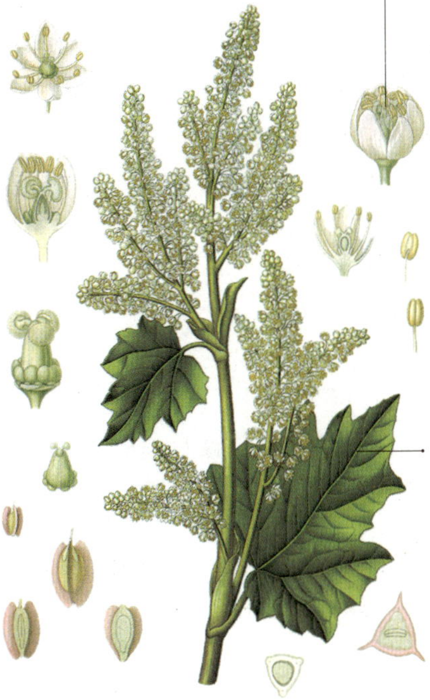

花

［性味］味苦，性寒，无毒。

［主治］通利水谷，调中化食，安和五脏。

叶

［性味］味酸，性寒，无毒。

［主治］能下瘀血，除寒热，破肿块。

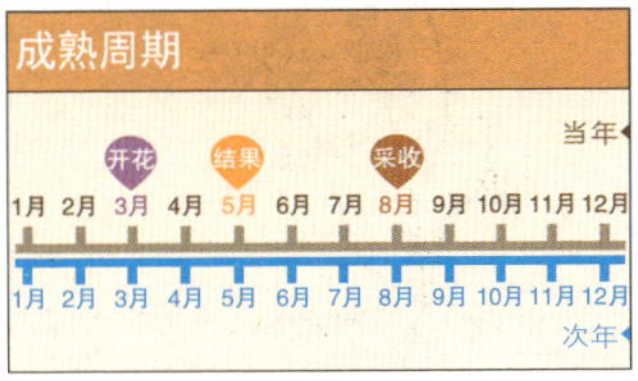

成品选鉴

外皮者表面黄棕色，质坚实，有的中心稍松软，断面淡红棕色或黄棕色，显颗粒性。气清香，味苦而微涩，嚼之黏牙，有砂粒感。

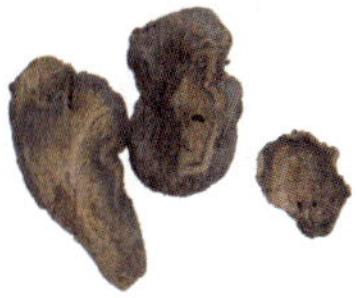

|实用妙方|

- **热痢，里急后重：**大黄一两，用酒浸泡半日，取出煎服。
- **产后血块：**大黄末一两，头醋半升，熬膏做成梧桐子大的丸子，每服五丸，温醋化下。
- **湿热眩晕：**取酒炒大黄研末，用清茶送服二钱。
- **汤火伤灼：**大黄生研，调蜜涂搽，不仅止痛，还能灭瘢。

中药趣味文化

大黄与黄根

从前有个郎中，承袭祖业擅长采挖黄连、黄芪、黄精、黄芩、黄根这五味药材为人治病，被誉为“五黄先生”。一次一位孕妇因泻来求医。他一时疏忽，把治泻的黄连错写成了泻火通便的黄根，结果孕妇服后大泻不止，差点没命，胎儿也死了。这事被告到了县衙，县老爷念郎中一向名声极好，只责罚他赔孕妇家一些银两。但让他给黄根改个名字，以免日后混淆再惹麻烦。郎中便把黄根改叫“大黄”，以便区别。

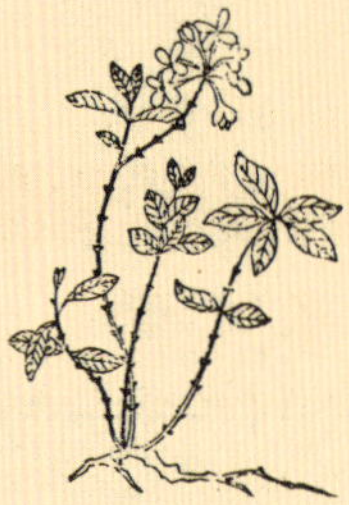

【功效】泻水逐饮，祛痰止咳，杀虫疗疮。

既能泻水，又可行气

芫花

Daphne genkwa Sieb. et Zucc.

草部·毒草类　　泻下药

芫花又名杜芫、赤芫、去水、毒鱼、头痛花。根名黄大戟、蜀桑。称去水，是说它的功用；毒鱼，是说它的药性；大戟，言其形似。

药用部分

○花

修治：陶弘景说："用的时候再微熬，不可近眼。"

李时珍说："芫花以留数年陈久的为好。用的时候以好醋煮沸十数次，去醋，以水浸一夜，晒干用，则毒灭。或用醋炒，较前者为次。"

性味：味辛，性温，有小毒。

徐之才说："与决明相使。反甘草。"

主治：咳逆上气，喉鸣喘，咽肿短气，蛊毒鬼疟，疝瘕痈肿。杀虫鱼。（出自《神农本草经》）

消胸中痰水，喜唾，水肿，五水在五脏皮肤及腰痛，下寒毒肉毒。根：疗疥疮。可用来毒鱼。（出自《名医别录》）

治心腹胀满，去水气寒痰，涕唾如胶，通利血脉，治恶疮风痹湿，一切毒风，四肢挛急，不能行步。（甄权）

去水气，利五脏寒痰，能泻水肿胀满。（出自《药性论》）

疗咳嗽瘴疟。（出自《日华子诸家本草》）

治水饮痰澼，胁下痛。（李时珍）

消痰饮水肿，治咳逆咽肿，疝瘕痈毒。（出自《本经逢原》）

煎汁渍丝线，系痔易落，并能系瘤。（出自《本草原始》）

○芫花根

性味：味辛、苦，性温。

主治：疗疥疮。（出自《名医别录》）

治风湿筋骨痛，跌打损伤。（出自《分类草药性》）

［发明］李时珍说："杨士瀛《仁斋直指方》上说，破癖须用芫花，行水后便养胃。"

医家名论

吴普说："芫花二月生，叶青色，加厚则黑。花有紫、赤、白的。三月实落尽，才生叶。三月采花，五月采叶，八月、九月有采根，阴干。"

苏颂说："芫花各处都有。宿根旧枝茎紫，长一二尺。根入土深三五寸，为白色，像榆根。春天生苗叶，小而尖，像杨柳枝叶。二月开紫花，很像紫荆而作穗，又像藤花而细。"

使用禁忌

体质虚弱、津液亏损、孕妇，以及心脏病、溃疡病、消化道出血患者禁用。反甘草。用量宜轻，逐渐增加，病去即止，不可久服。

形态特征

落叶灌木，茎多分枝，幼枝有淡黄色绢状柔毛，老枝为褐色或带紫红色，无毛或有疏柔毛。叶对生，呈长椭圆形或椭圆形，背面有长绢状柔毛；花紫色或粉红色，簇生于叶腋。

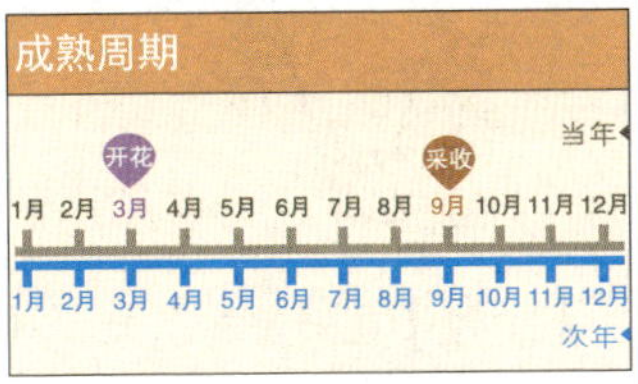

花

［性味］味辛，性温，有小毒。

［主治］咳逆上气，喉鸣喘，咽肿短气。

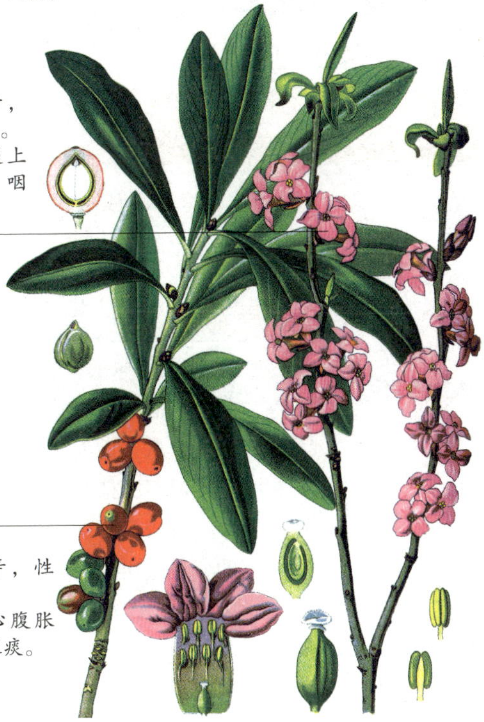

子

［性味］味辛，性温，有小毒。

［主治］治心腹胀满，去水气寒痰。

成品选鉴

单朵呈棒槌状，多弯曲，花被筒表面淡紫色，密被短柔毛，先端有裂口，裂片呈淡紫色或黄棕色。质软。气微，味甘、微辛。

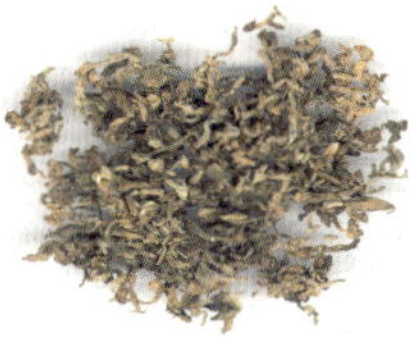

实用妙方

- **咳嗽有痰：** 芫花（炒）一两，加水一升，煮沸四次，去渣，再加入白糖半斤。每服约一个枣子大的分量。忌食酸咸物。
- **牙痛难忍：** 用芫花末擦牙令热，痛定后，以温水漱口。
- **白秃头疮：** 芫花末，猪脂和涂之。
- **干呕胁痛，用十枣汤：** 芫花（熬过）、甘遂、大戟等份，研为末。以大枣十枚、水一升半，煮成八合后，去渣纳药。体壮者服一钱，弱者服半钱，清晨服下，能下泻则病除，否则次晨再服药。

中药趣味文化

酷似丁香的“头痛花”

芫花在《山海经》中就有记载：“首山其草多芫，是也。”芫花呈紫色或粉红色，生于山坡路边或疏林中，形态和丁香很相似，并且也在春季里开放，香气浓烈，所以常常被误认作丁香。芫花是中国植物图谱数据库收录的有毒植物，它全株有毒，花蕾和根的毒性最大，含刺激皮肤的油状物，中毒后会引起腹痛和水泻。入药的芫花可泻下逐水，解毒杀虫。芫花的香气过于浓重，闻久了会头疼，所以又称“头痛花”。

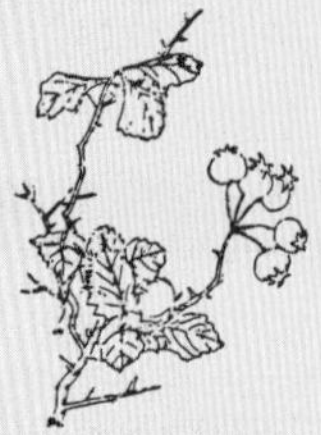

【功效】化滞消积、开胃消食、活血散瘀、化痰行气。

健胃消食的灵丹妙药

山楂

Crataegus pinnatifida Bge.

果部·山果类 | 消食药

山楂又名赤爪子、鼠楂、猴楂、茅楂、梂（音求）子、羊梂、棠梂子、山里果。入药归脾、胃、肝经，有消食化积、活血散瘀的功效。

|药用部分|

○果实

性味：味酸，性冷，无毒。

李时珍说："味酸、甘，性微温。生吃使人烦躁易饥，损齿。有龋齿的人尤其不宜吃。"

主治：煮汁服，止水痢。洗头浴身，治疮痒。（出自《新修本草》）

煮汁洗漆疮，多愈。（陶弘景）

治腰痛有效。（苏颂）

能消食积，补脾，治小肠疝气，发小儿疮疹。（吴瑞）

健胃，行结气。煎水加砂糖服，治妇人产后儿枕痛，恶露不尽。（朱震亨）

化饮食，消肉积，治痰饮痞满吞酸，滞血痛胀。（李时珍）

化血块气块，活血。（宁原）

○山楂叶

性味：味酸，性平，无毒。

主治：茎叶煮汁，洗漆疮。（出自《肘后方》）

○山楂核

性味：味苦，性平。

主治：吞之化食磨积，治㿗疝。（李时珍）

治疝，催生。（出自《本草从新》）

[发明] 朱震亨说："山楂能消化饮食。如果胃中没有食积，脾虚不能运化，没有食欲者，多吃山楂，反而会克伐脾胃生发之气。"

|医家名论|

李时珍说："赤爪、棠梂、山楂是一种植物。古方中很少用山楂，所以《新修本草》虽载有赤爪，后人不知那就是山楂。从朱丹溪开始著山楂的功效后，才成为重要的药物。山楂有两种，都生长在山中。一种小的，人们叫它棠梂子、茅楂、猴楂，可以入药用。树高数尺，叶有五尖，桠间有刺。三月开五瓣小白花。果实有红、黄两种颜色，大的像小林檎，小的如指头，九月才成熟，小孩采来卖。闽人将熟山楂去掉皮、核后，与糖、蜜同捣，做成山楂糕。它的核像牵牛子，黑色，很坚硬。另一种大的，山里人称作羊梂子。树高丈余，花叶都与小的相同，但果实稍大而颜色为黄绿色，皮涩肉虚，这与小的不同。初时味特别酸涩，经霜后才可以吃。它们两者的功效应该是相同的，但采药的不收这种。"

使用禁忌

生食多，令人嘈烦易饥，损齿，齿龋人尤不宜。脾胃虚，兼有积滞者，当与补药同施，亦不宜过用。多食耗气，损齿，易饥，空腹及羸弱者或虚病后忌之。

|形态特征|

落叶灌木。枝密生，有细刺，幼枝有柔毛。叶呈倒卵形，先端常3裂，基部狭楔形下延至柄，边缘有尖锐重锯齿。伞房花序，总花梗和花梗均有柔毛，花白色。梨果呈球形或梨形，红色或黄色，宿萼较大，反折。

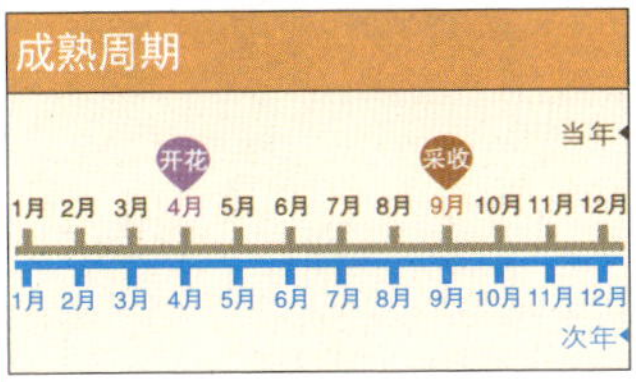

叶

[性味] 味酸，性冷，无毒。

[主治] 茎叶煮汁，洗漆疮。

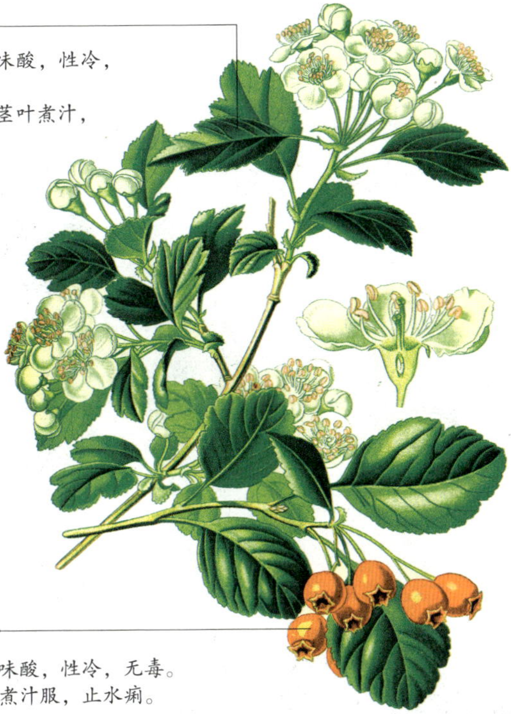

果实

[性味] 味酸，性冷，无毒。

[主治] 煮汁服，止水痢。

成品选鉴

本品为圆形片，皱缩不平。外皮红色，具皱纹，有灰白色小斑点。果肉深黄色至浅棕色。气微清香，味酸、微甜。

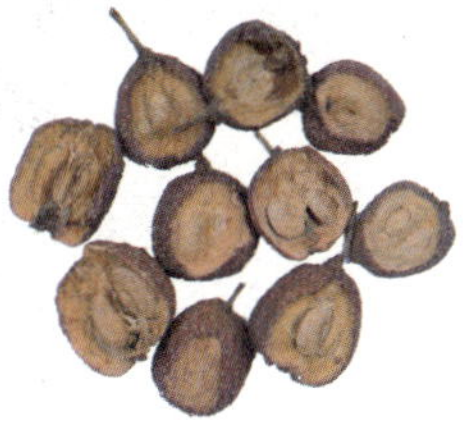

|实用妙方|

• 偏坠疝气：山楂肉、茴香（炒）各一两，同研末，调糊做成梧桐子大的丸子，每次空腹服一百丸，白开水送下。

• 肠风下血：干山楂研为末，用艾汤调下。

• 高脂血症：山楂一钱，杭菊一钱，决明子一钱，稍煎后代茶饮。

中药趣味文化

山楂与糖葫芦

南宋绍熙年间，宋光宗最宠爱的黄贵妃生了怪病，面黄肌瘦，不思饮食。御医用了许多贵重药品，都不见什么效果。皇帝见爱妃日渐憔悴，也整日愁眉不展。最后无奈只好张榜求医。一位江湖郎中揭榜进宫，为黄贵妃诊脉后说："只要用冰糖与红果（山楂）煎熬，每顿饭前吃五枚至十枚，不出半月病准见好。"按照这个方法，贵妃的病果然在半个月内痊愈了。后来，这种做法流传到民间渐渐演变成了冰糖葫芦。

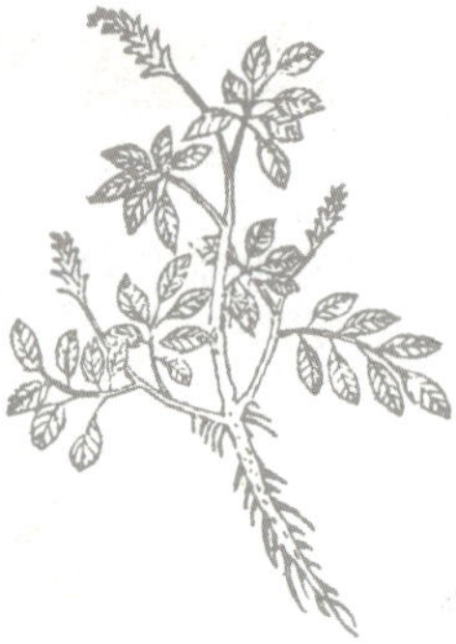

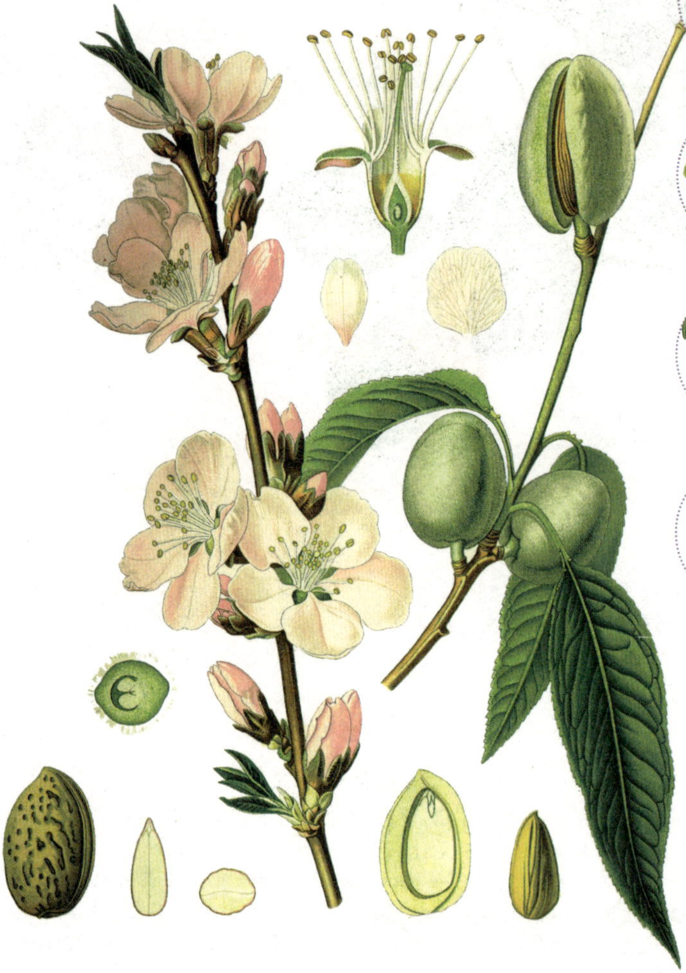

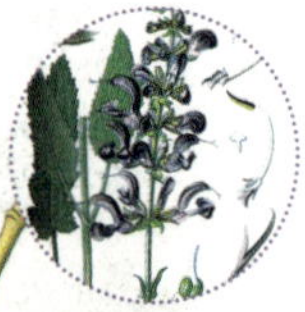

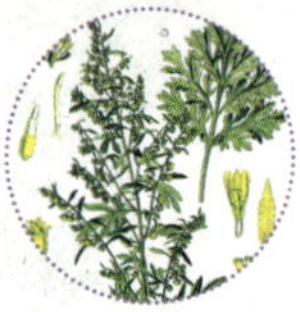

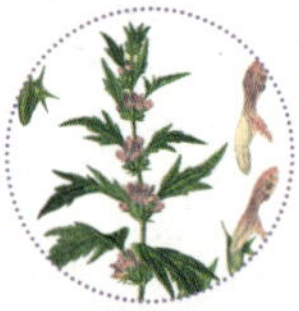

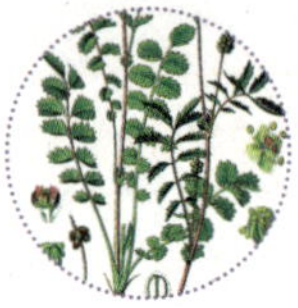

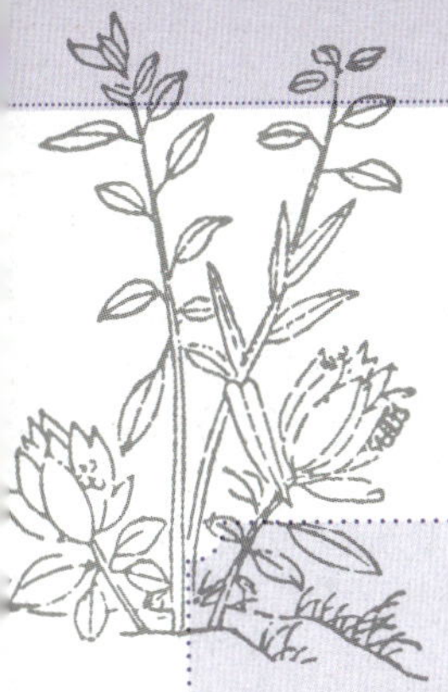

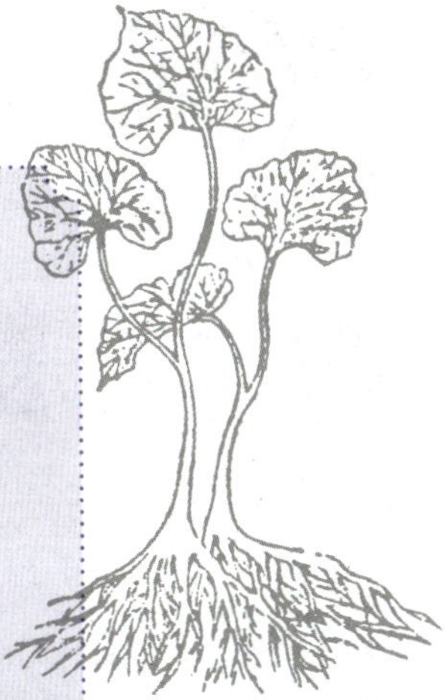

第七章 止血活血篇

凡能制止体内外出血，治疗各种出血病症的药物，称为止血药。代表药物有地榆、槐花等。

活血药是指以通利血脉、促进血行、消散瘀血为主要作用的一类中药，适用于一切瘀血阻滞之证。依据作用强弱不同，分为活血止痛药，如姜黄、延胡索；活血调经药，如丹参、红花、益母草。

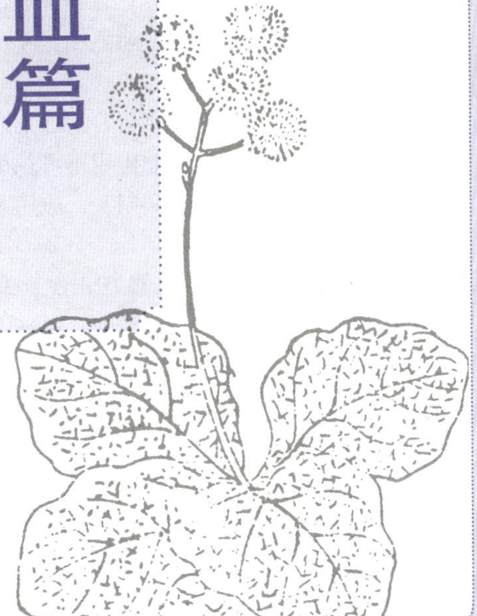

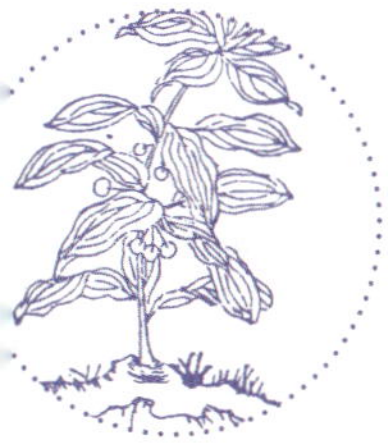

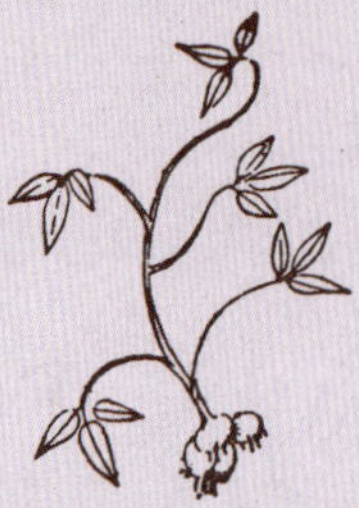

活血行气第一品药

延胡索

Corydalis yanhusuo W.T.Wang.

【功效】活血，利气，止痛。

草部·山草类　活血止痛药

延胡索又名玄胡索、元胡索、元胡。此草名玄胡索时，因避宋真宗名讳，故改玄为延。夏季开花，有镇痛、镇静、催眠的作用。一般生长在山林地下，以根入药。

|药用部分|

○延胡索根

性味：味辛，性温，无毒。

王好古说："味苦、辛，性温，纯阳，浮，入手、足太阴经。"

主治：能破血，疗妇人月经不调，腹中结块，崩漏，产后各种血病，血运，暴血冲上，因损下血。将其煮酒或用酒磨服。（出自《开宝本草》）

延胡索，能行血中气滞，气中血滞，故专治一身上下诸痛，用之中的，妙不可言。（出自《本草纲目》）

能除风治气，暖腰膝，止暴腰痛，破癥瘕，治跌打损伤瘀血，能落胎。（出自《日华子诸家本草》）

凡用之行血，酒制则行；用之上血，醋制则止；用之破血，非生用不可；用之调血，非炒用不神。随病制宜，应用无穷者也。（出自《本草汇言》）

主肾气，破产后恶露及儿枕，与三棱、鳖甲、大黄为散，能散气，通经络。虫蛀成末者，使之唯良，偏生产后病也。（出自《海药本草》）

治心气小腹痛，有神。（王好古）

散气，治肾气，通经络。（李珣）

能活血利气，止痛，通小便。（李时珍）

治脾胃气结滞不散，主虚劳冷泻，心腹痛，下气消食。（出自《医学启源》）

治心痛欲死。（出自《雷公炮炙论》）

不论是血是气，积而不散者，服此力能通达。理一身上下诸痛。（出自《本草求真》）

治内外上下气血不宣之病，通滞散结，主一切肝胃胸腹诸痛，盖攻破通导中之冲和品也。（出自《本草正义》）

［发明］李时珍说："玄胡索味苦、微辛，性温，入手足太阴、厥阴四经，能行血中气滞、气中血滞，所以专治一身上下诸痛，用之恰当特别有效，是活血行气第一品药。"

|医家名论|

陈藏器说："延胡索生长在奚地，从安东道运来，根像半夏，色黄。"

李时珍说："奚也就是东北夷地。现在二茅山西上龙洞有栽种。每年寒露后栽种，立春后生苗，叶如竹叶样，三月长三寸高，根丛生像芋卵，立夏后挖取。"

使用禁忌

妊娠期间不能服用延胡索。经事先期及一切血热为病，禁用。产后血虚或经血枯少不利，气虚作痛者，也不宜使用。

形态特征

块茎呈扁球形，上部略凹陷，下部生须根，有时纵裂成数瓣，断面为深黄色。茎直立或倾斜。叶为宽三角形，花冠呈淡紫红色，蒴果条形，数粒，细小，扁长圆形，黑色，有光泽，表面密布小凹点。

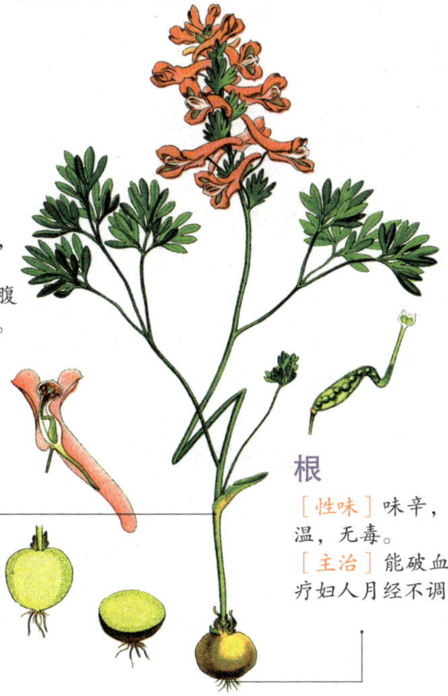

茎

［性味］味辛，性温，无毒。

［主治］能治腹中结块，崩漏。

根

［性味］味辛，性温，无毒。

［主治］能破血，疗妇人月经不调。

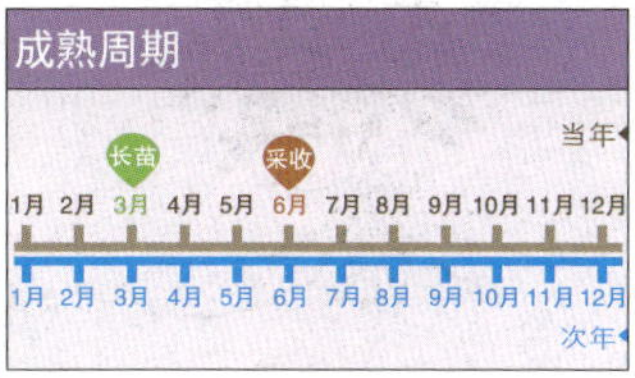

成品选鉴

表面为黄色或褐黄色，质坚硬而脆，断面黄色，角质，有蜡样光泽。无臭，味苦。以个大、饱满、质坚、色黄、内色黄亮者为佳。

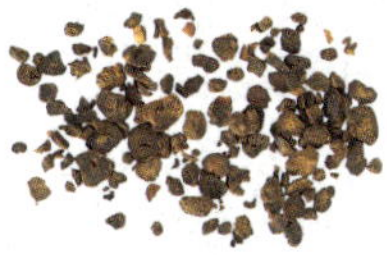

实用妙方

- **老少咳嗽：**延胡索一两，枯矾二钱半，共研为末。每次取二钱，用软糖一块和药含咽。
- **产后诸病：**凡产后血污不净，腹满，及产后血晕，心头硬，或寒热不禁，或胸闷，手足烦热等病，都可将延胡索炒后研末，每次用酒送服一钱，很有效。
- **尿血：**延胡索一两，朴消七钱半，研末，每次服四钱，用水煎服。
- **妇女气血瘀滞的腹中刺痛、月经不调：**延胡索去皮醋炒，当归酒浸炒各一两，橘红二两，共研为末，酒煮米糊和药做成丸子，如梧桐子大，每次空腹用艾醋汤送服一百丸。

中药趣味文化

延胡索的故事

相传，唐末年间，有一天，一位行医的老人上山采药时，不慎失足跌落山下，昏迷不醒。他鼻青脸肿，身上也摔伤了，多处瘀青。当老人醒过来后，感到浑身疼痛，动弹不得。于是，他让后辈们挖出他身边的野草球茎，带回家直接生吃或者煎水服。过了几天，老人就能行走自如了。儿孙们见此药的功效如此神速，便问老人叫什么药。老人说叫延胡索。从此，延胡索就被用来救治病人了，并逐渐传至其他地方。

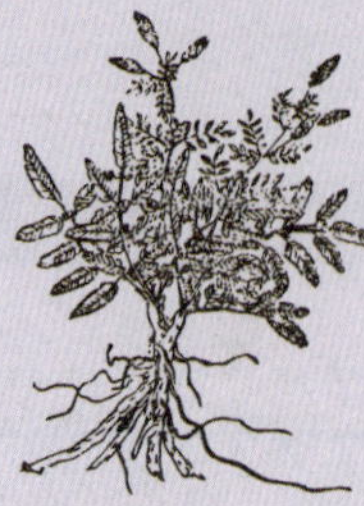

【功效】凉血止血，清热解毒。

清火明目的凉血药

地榆

Sanguisorba officinalis L.

草部·山草类　凉血止血药

地榆又名玉豉、酸赭。其叶像榆但要长些，初生时铺在地上，所以叫地榆。地榆的花和子是紫黑色的，像豉，所以又叫玉豉。

|药用部分|

○地榆根

性味：味苦，性微寒，无毒。

徐之才说："恶麦门冬，伏丹砂、雄黄、硫黄。"

主治：主产后腹部隐痛，带下崩漏，能止痛止汗，除恶肉，疗刀箭伤。（出自《神农本草经》）

止脓血，治诸瘘恶疮热疮，补绝伤，疗产后内塞，可制成膏药治疗刀箭创伤。能解酒，除渴，明目。（出自《名医别录》）

治冷热痢疾、疳积，有很好的效果。（出自《开宝本草》）

止吐血、鼻出血、便血、月经不止、崩漏及胎前产后各种血症，并治水泻。（出自《日华子诸家本草》）

治胆气不足。（李杲）

地榆汁酿的酒，可治风痹，且能补脑。将地榆捣汁外涂，用于虎、犬、蛇虫咬伤。（李时珍）

止血痢蚀脓。（甄权）

主带下十二病。（出自《唐本草》）

治酒寒，面寒疼，肚腹疼。（出自《滇南本草》）

清火明目。治带浊痔漏，产后阴气散失。亦敛盗汗，疗热痞。（《本草正》）

解诸热毒痈。（出自《药品化义》）

调敷汤火伤，痈疮溃烂。（出自《药物图考》）

［发明］李时珍说："地榆除下焦血热，治大、小便出血。如果用来止血，取上半截切片炒用。它的末梢能行血，不可不知。"杨士瀛曾说："治疗各种疮，疼痛的加用地榆，伴瘙痒的加黄芩。"

|医家名论|

李时珍说："据《外丹方言》说，地榆也称酸赭，因它味酸，色如赭。现在蕲州当地人把地榆叫作酸赭，又讹传赭为枣，则地榆、酸赭为一味药物，主治功用也相同，所以将《名医别录》中'有名未用'类的酸赭合并。"

苏颂说："现在各处的平原川泽都有地榆。它的老根在三月里长苗，初生时铺在地面，独茎直上，高三四尺，叶子对分长出，像榆叶但窄而细长，呈锯齿状，青色。七月开花像葚子，为紫黑色。它的根外黑里红，像柳根。"

陶弘景说："可用来酿酒。山里人在没有茶叶时，采它的叶泡水喝，也很好。叶还能炸着吃。把它的根烧成灰，能够烂石，故煮石方里古人经常使用它。"

使用禁忌

虚寒泻痢及热痢初起都不宜使用。胎产虚寒泄泻，血崩脾虚泄泻者禁用。痈疮久病无火，并阳衰血症者禁用。性能伤胃，误服过多会导致食欲缺乏、胃纳不佳。恶麦门冬。

|形态特征|

根粗壮，多呈纺锤形，茎直立，有棱；叶子对分长出，卵圆形，呈锯齿状，青色。花像葚子，为紫黑色。根外黑里红，像柳根。穗状花序椭圆形，果实包藏在宿存萼筒内，外面有4棱。

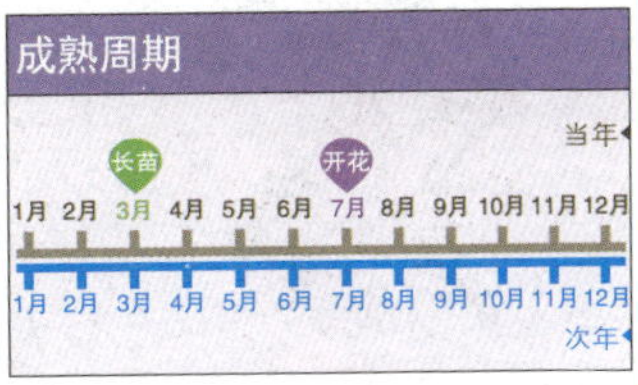

花

［性味］味苦，性微寒，无毒。

［主治］ 止吐血、鼻出血、便血、月经不止。

叶

［性味］味苦，性微寒，无毒。

［主治］作饮代茶，甚解热。

根

［性味］味苦，性微寒，无毒。

［主治］主产后腹部隐痛，除恶肉，疗刀箭伤。

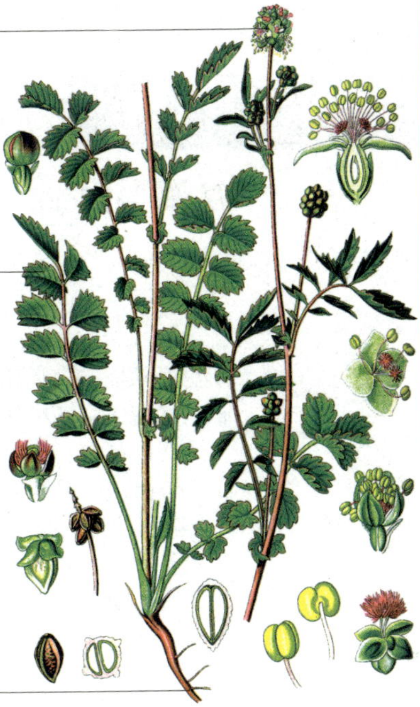

成品选鉴

表面为棕褐色，具明显纵皱。质坚，稍脆，横断面形成层环明显，皮部淡黄色，木部棕黄色或带粉红色，呈显著放射状排列。气微，味微苦涩。

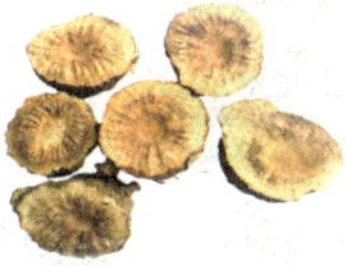

|实用妙方|

- **吐血及妇人赤白漏下，人极黄瘦：**地榆三两，米醋一升，煎沸几次后去渣，饭前温服一合。
- **小儿湿疮：**用地榆煎成浓汁，每天外洗两次。
- **赤白下痢：**地榆一斤，水三升，煮取一升半，去渣后熬成膏，每次空腹服三合，每日两次。
- **久病肠风下血，痛痒不止：**地榆五钱，苍术一两，水二盅，煎取一盅，空腹服，每日一次。

中药趣味文化

诗仙李白与地榆

唐代大诗人李白喜欢喝酒，尤其喜欢五加皮和地榆做的药酒。传说他用刺五加、地榆各一斤，用袋盛装，放入好酒中。把坛子封上口，放在大锅里，用文武火来煮。之后，把药渣捞出来，晒干研碎，做成药丸，早晚各服用一次，服用时用煮药材的酒送下。据说这个药酒的方子有添精补髓、健脑增智之益，李白就是靠它写出了流传千古的诗歌文章。

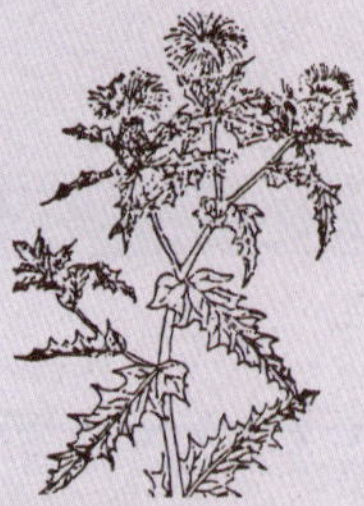

【功效】活血通经，祛瘀止痛。

活血美容的中药名花

红花

Carthamus tinctorius L.

草部·隰草类 | 活血调经药

红花又名红蓝花、黄蓝。初生的嫩叶、苗都可以食用。它的叶像小蓟叶，在五月开花，像大蓟花，为红色。

|形态特征|

花下结球猬，多刺，花开在球上。球中结实，为白色像小豆大的颗粒。

花

［性味］味辛，性温，无毒。

［主治］活血润燥，止痛散肿，通经。

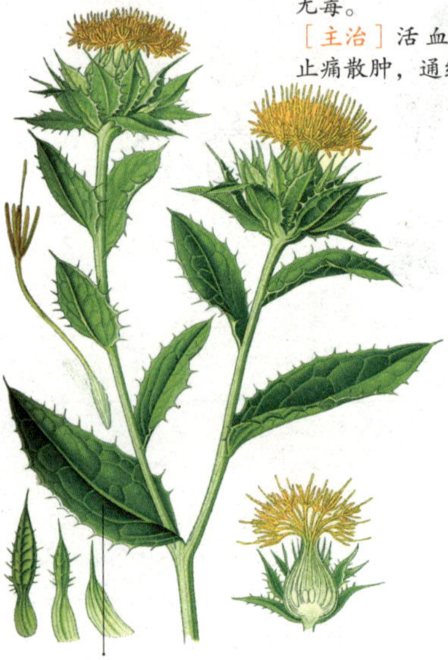

叶

［性味］味辛，性温，无毒。

［主治］清热散结、祛风止痛、疏肝理气。

|药用部分|

○花

性味：味辛，性温，无毒。

主治：治产后失血过多饮食不进，腹内恶血不尽绞痛，胎死腹中，用红蓝花和酒煮服。也治蛊毒。（出自《开宝本草》）

红蓝花本行血之药也，血晕解、留滞行，即止，过用能使血行不止而毙。（出自《本草经疏》）

多用破积血，少用养血。（朱震亨）

活血润燥，止痛散肿，通经。（李时珍）

［发明］李时珍说：“血生于心包，藏于肝，属于冲任。红花汁与之同类，所以能行男子血脉，通女子经水。多用则行血，少用则养血。”

成品选鉴

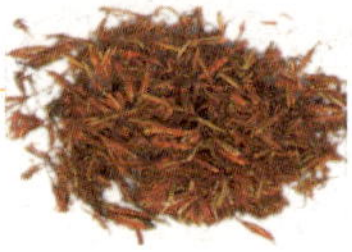

筒状花缩弯曲，成团或散在，质柔软。气微香，味微苦。以花冠长、色红、鲜艳、质柔软无枝刺者为佳。

|实用妙方|

- **风疾兼腹内血气痛**：红花一大两，分作四份。取一份，加酒一升，煎取一盅半，一次服下。如不止，再服。
- **一切肿疾**：红花熟捣取汁服。
- **喉痹壅塞不通**：将红花捣烂，取汁一小升服下，以病愈为度。如在冬天没有新鲜的红花，可用干红花浸湿绞汁煎服。

活血效果好，行气更有效

姜黄

Curcuma longa L.

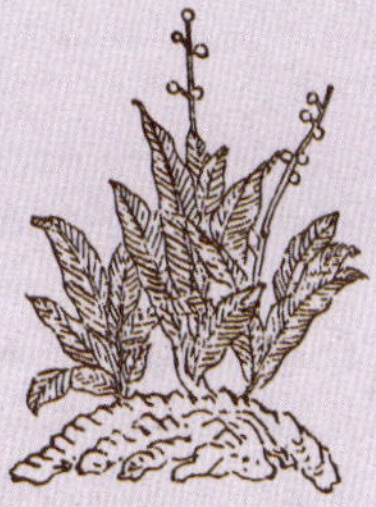

【功效】破血行气，通经止痛。

草部·芳草类　活血止痛药

姜黄又名蒁（音述）、宝鼎香。现在以扁如干姜的，为片子姜黄；圆如蝉腹的，为蝉肚郁金，两者都可浸水染色。蒁的外形虽然像郁金，但色不黄。

形态特征

根茎发达，分枝呈椭圆形或圆柱状，橙黄色，极香；根粗壮，末端膨大成块根。

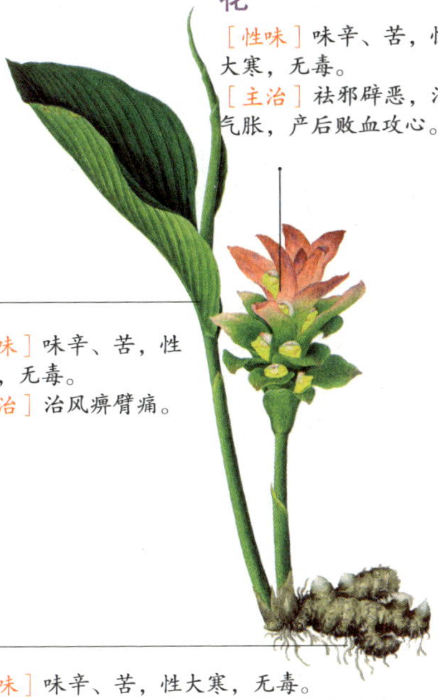

花

［性味］味辛、苦，性大寒，无毒。

［主治］祛邪辟恶，治气胀，产后败血攻心。

叶

［性味］味辛、苦，性大寒，无毒。

［主治］治风痹臂痛。

根

［性味］味辛、苦，性大寒，无毒。

［主治］主心腹结积，能下气破血，消痈肿。

药用部分

○姜黄根

性味：味辛、苦，性大寒，无毒。

主治：主心腹结积，能下气破血，除风热，消痈肿，药效强于郁金。（出自《新修本草》）

治癥瘕血块，通月经，治跌打损伤瘀血，止暴风痛冷气，下食。（出自《日华子诸家本草》）

祛邪辟恶，治气胀，产后败血攻心。（苏颂）

治风痹臂痛。（李时珍）

［发明］李时珍说：“姜黄、郁金、蒁药三物，外形功用都相近。但郁金入心治血；姜黄入脾，兼治气；蒁药则入肝，兼治气中之血，这是它们的区别。古方五痹汤用片子姜黄，治风寒湿气手臂痛。”

成品选鉴

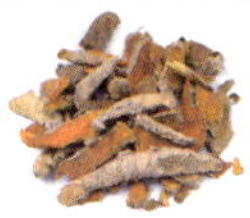

表面为深黄色，粗糙。质坚实，不易折断，断面为棕黄色至金黄色，角质样，有蜡样光泽。气香特异，味苦、辛。

实用妙方

• 心痛难忍：姜黄一两、桂三两，共研为末，每次用醋汤送服一钱。

• 疮癣初生：用姜黄研为末外擦。

• 产后血痛，腹内有血块：姜黄、桂心等份，研为末，用酒调服方寸匕。血下尽后即愈。

第七章　止血活血篇

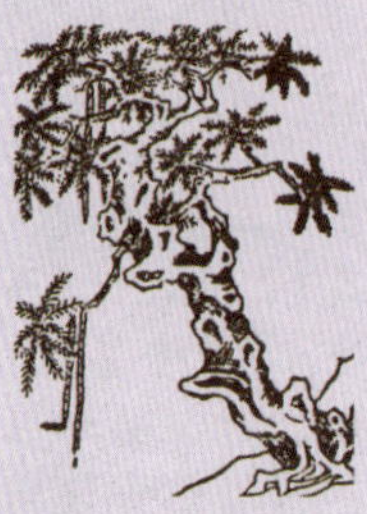

【功效】清肝泻火，凉血止血。

芳香清甜的止血药

槐树

Sophora japonica L.

木部·灌木类　凉血止血药

槐者，同怀，指怀念来人之意。一般将槐树的花称为“槐花”，也称“槐蕊”，花蕾叫作“槐米”。具有清热解毒、凉血润肺、降血压的功效。

药用部分

○槐花

性味：味苦，性平，无毒。

主治：凉血止血，清肝泻火。用于吐血、便血、痔疮出血、尿血崩漏、高血压。外用适量。止血多炒炭用；祛痰止咳多生用。

炒香频嚼，治失音及喉痹。又疗吐血，衄，崩中漏下。（李时珍）

治五痔，心痛，眼赤，杀腹藏虫及热，治皮肤风，并肠风泻血，赤白痢。（出自《日华子诸家本草》）

凉大肠热。（出自《医学启源》）

治大、小便血，舌衄。（出自《本草求真》）

为凉血要药。治胃脘卒痛，杀蛔虫。（出自《本草求原》）

凉大肠，杀疳虫。治痈疽疮毒，阴疮湿痒，痔漏，解杨梅恶疮，下疳伏毒。（出自《本草正》）

○槐叶

性味：味苦，性平，无毒。

《得配本草》：入足厥阴、阳明经。

主治：清肝泻火，凉血解毒，燥湿杀虫。治惊痫，壮热，肠风，溲血，痔疮，疥癣，湿疹，疔肿。

主邪气，产难，绝伤。又主瘾疹，牙齿诸风疼。（出自《食疗本草》）

煎汤，治小儿惊痫壮热，疥癣及疔肿。（出自《日华子诸家本草》）

○槐白皮

性味：味苦，性平，无毒。

主治：风邪外中；身体强直；肌肤不仁；热病口疮；牙疳；喉痹；肠风下血；疽；痔疮；痈疽疮疡；阴部湿疮；水火烫伤。主烂疮。（出自《名医别录》）

煮汁淋阴囊坠肿、气痛。以煎浆水煮含之。又煎淋浴男子阴疝肿。（甄权）

医家名论

苏颂说：“槐树到处都有生长，四五月开黄花，六七月结实。”

李时珍说：“槐树在春季时长得像兔子的眼睛，十天后像老鼠的耳朵，十五天后才会有槐树的样子，三十天后叶子才长成。槐实，味苦，寒。主五内邪气热，止涎唾；补绝伤；五痔；火疮；妇人乳瘕，子脏急痛。生平泽。”

使用禁忌

槐花虽然美味，但在食用时也有一些禁忌。由于槐花比较甜，糖尿病者最好不要多吃。粉蒸槐花不易消化，消化系统不好的人，尤其是中老年人不宜过量食用。同时，过敏性体质的人也应谨慎食用槐花。

形态特征

枝叶密生。羽状复叶，花蝶形，夏季开黄白色花，略具芳香。荚果肉质，念珠状不开裂，黄绿色，常悬垂树梢，内含种子1～6粒。种子肾形，棕黑色。

叶

［性味］味苦，性平，无毒。
［主治］主中风、牙痛。

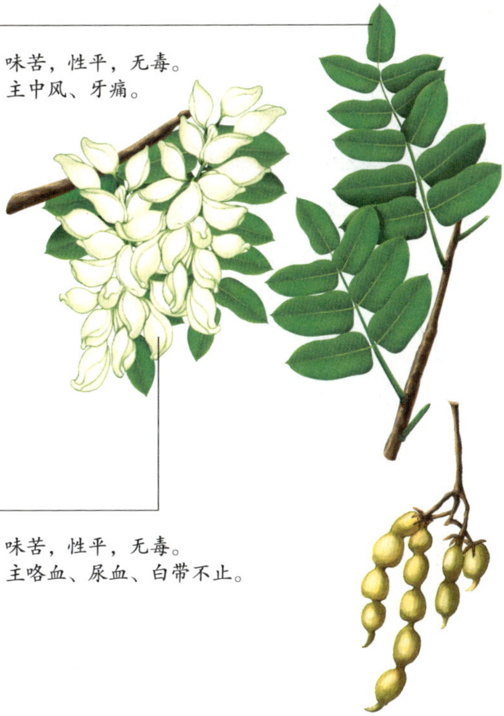

花

［性味］味苦，性平，无毒。
［主治］主咯血、尿血、白带不止。

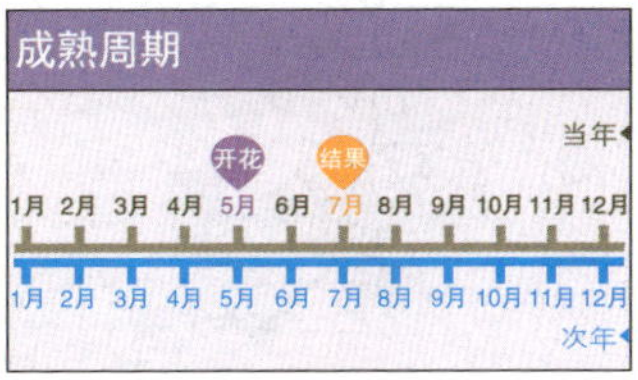

成品选鉴

本品皱缩而卷曲，花瓣多散落；花萼钟状，黄绿色；花瓣黄色或黄白色。无臭，味微苦。以个大、紧缩，色黄绿，无梗叶者为佳。

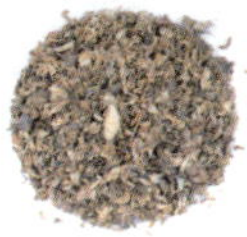

实用妙方

• **痈疽发背（凡中热毒，眼花头晕，口干舌甘，心惊背热，四肢麻木）：** 用槐花一堆，炒成褐色，泡一碗好酒，乘热饮酒，汗出即愈。

• **疔疮肿毒：** 用槐花微炒，核桃仁二两，放入一碗酒煎开多次，热服。疮未成者二三服，疮已成者一二服，即可见效。

• **肠风泻血：** 用槐角一两，地榆、当归（酒焙）、防风、黄芩、枳壳（麸炒）各半两，共研为末，加酒糊成丸子，如梧桐子大。每服五十丸，米汤送下。此方名“槐角丸”。

•中药趣味文化•

诗歌中的槐花

在中国诗歌中提及槐花的诗句很多，多用以表达一种悲凉和愁思，唐代罗邺曾有一首诗名为《槐花》，全文为“行宫门外陌铜驼，两畔分栽此最多。欲到清秋近时节，争开金蕊向关河。层楼寄恨飘珠箔，骏马怜香撼玉珂。愁杀江湖随计者，年年为尔剩奔波”。其他例如白居易的《秋日》中，“袅袅秋风多，槐花半成实”及《秋凉闲卧》中“薄暮宅门前，槐花深一寸”，都渲染了秋日悲凉肃杀之感。

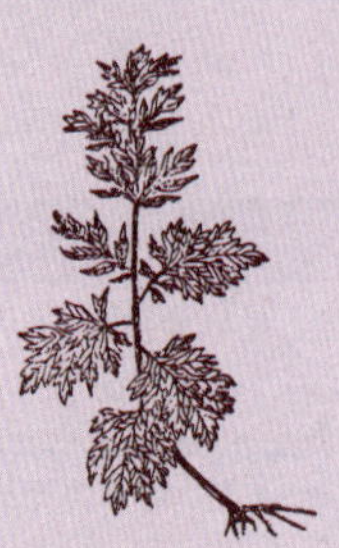

【功效】回阳，理气血，逐湿寒，止血安胎。

艾灸回阳理气治百病

艾

Artemisia argyi Levl. et Vant.

草部·隰草类 | 温经止血药

又名：冰台、医草、黄草、艾蒿。初春生苗，茎像蒿，叶的背面为白色，以苗短的为好。以蕲州所产的艾最好，称为蕲艾。

|药用部分|

○艾叶

修治：艾叶不好着力，如果加入白茯苓三五片同碾，马上可碾成细末，这也是一种不同的修治方法。

性味：味苦，性微温，无毒。

主治：灸百病。也可煎服，止吐血下痢，阴部生疮，妇女阴道出血。能利阴气，生肌肉，辟风寒，使人有子。（出自《名医别录》）

安胎止腹痛。止赤白痢及五藏痔泻血。长服止冷痢。又心腹恶气，取叶捣汁饮。（出自《药性论》）

捣汁服，止损伤出血，杀蛔虫。（陶弘景）

主鼻血下血，脓血痢，水煮或制成丸、散都可以。（苏恭）

止崩血、肠痔血，搨金疮，止腹痛，安胎。用苦酒作煎剂，治癣极有效。捣汁饮，治心腹一切冷气。（甄权）

治带下，止霍乱转筋，痢后寒热。（出自《日华子诸家本草》）

治带脉病，腹胀腰疼。（王好古）

温中逐冷除湿。（李时珍）

主下血，衄血，脓血痢，水煮及丸散任用。（出自《唐本草》）

金疮，崩中，霍乱，止胎漏。（出自《食疗本草》）

温胃。（出自《珍珠囊》）

调经开郁，理气行血。治产后惊风，小儿脐疮。（出自《本草再新》）

○艾实

性味：味苦、辛，性暖，无毒。

主治：明目，疗一切鬼气。（甄权）

壮阳，助肾强腰膝，暖子宫。（出自《日华子诸家本草》）

|医家名论|

《名医别录》载：艾叶，生田野。三月采，暴干作煎，勿令见风。

李时珍说：“艾叶与苦酒、香附相使。凡用艾叶，必须用陈久的，通过修治使它变细软，称作熟艾。如果用生艾灸火，则容易伤人的肌脉。拣取干净的艾叶，放入石臼内用木杵捣熟，筛去渣滓，取白的再捣，捣至柔烂如绵为度。用的时候焙干，这样灸火才得力。入妇人丸散中使用，必须用熟艾，用醋煮干，捣成饼子，烘干再捣成细末用。”

使用禁忌

阴虚火旺，血燥生热，及宿有失血病者禁用。如果不慎口服会导致中毒，危及生命，需要立即催吐洗胃急救。

形态特征

多年生草本，地下根茎分枝多。外被灰白色软毛，叶片呈卵状椭圆形，羽状深裂，基部裂片常成假托叶，裂片呈椭圆形至披针形，边缘具粗锯齿，正面深绿色，稀疏白色软毛，背面呈灰绿色，有灰色绒毛。

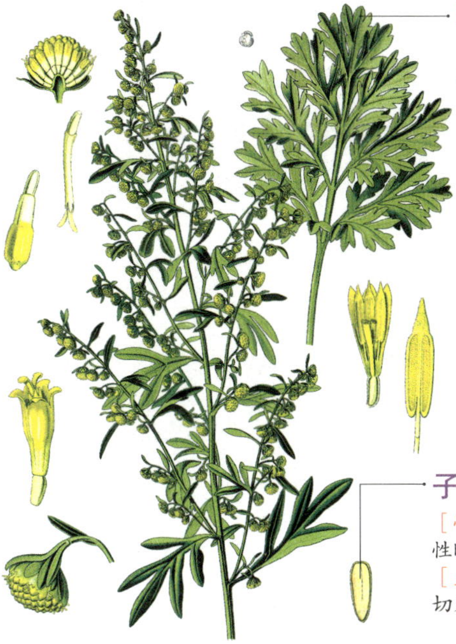

叶

［性味］味苦，性微温，无毒。

［主治］炙百病。

子

［性味］味苦、辛，性暖，无毒。

［主治］明目，疗一切鬼气。

成熟周期

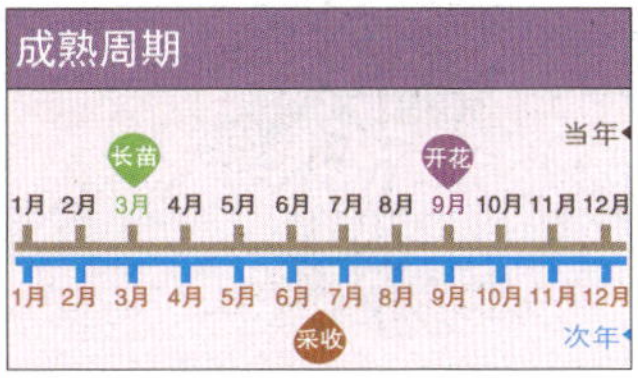

成品选鉴

干燥的叶片，多皱缩破碎，上面为灰绿色，下面密生灰白色绒毛。质柔软。气清香，味微苦辛。以下面灰白色、绒毛多、香气浓郁者为佳。

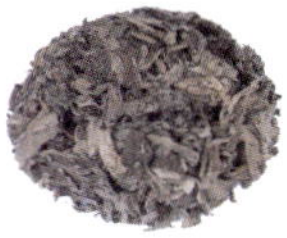

实用妙方

- **流行伤寒，温病头痛，壮热脉盛：** 用干艾叶三升，加水一斗，煮取一升，一次服完取汗。
- **中风口噤：** 用熟艾炙承浆穴与两侧颊车穴，各五壮。
- **脾胃冷痛：** 用开水冲服白艾末两钱。
- **久痢：** 艾叶、陈皮等份，水煎服。
- **盗汗不止：** 熟艾二钱、白茯神三钱、乌梅三个，加水一盅，煎至八分，临睡前温服。

中药趣味文化

艾叶救大象

古时有个人叫莫徭，他在芦苇丛旁遇到一头老象，卧在地上痛苦地呻吟。老象一见莫徭，便举起前脚，莫徭看到它脚上扎进一个竹钉。莫徭用力将竹钉拔出，鲜血随即涌出。旁边的小象拔起一把艾叶，交到莫徭手中。莫徭把艾叶敷在老象的伤口上，血便立刻止住了，老象竟能站起来走动了。后来老象经常和小象一起为莫徭耕田犁地，人们也因此而知道了这普普通通的艾叶是一种止血的良药。

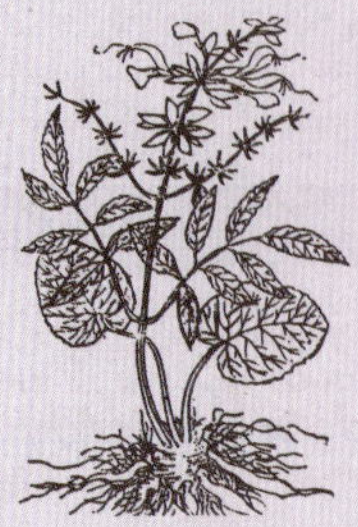

【功效】活血，通心包络，治疝气痛。

轻松赶走痛经烦恼

丹参

Salvia miltiorrhiza Bge.

草部·山草类　活血调经药

丹参又名赤参、山参、木羊乳、逐马、奔马草。中医有理论说，五参五色配五脏，而丹参入心，故又名赤参，可治风湿脚软。

药用部分

○丹参根

性味：味苦，性微寒，无毒。

徐之才说："畏咸水，反藜芦。"

主治：治心腹疼痛，肠鸣，寒热积聚，能破癥除瘕，止烦满，益气。（出自《神农本草经》）

养血，除心腹痼疾结气，能强腰脊治脚痹，除风邪留热。久服对人体有益。（出自《名医别录》）

养神定志，通利关节血脉，治冷热劳，骨节疼痛，四肢不遂，头痛赤眼，热病烦闷，破瘀血，生新血，安生胎，堕死胎，止血崩带下。治妇人月经不调，血邪心烦，疗恶疮疥癣，瘿瘤肿毒丹毒，排脓止痛，生肌长肉。（出自《日华子诸家本草》）

泡酒饮用，疗风痹脚软。（陶弘景）

主治各种邪气所致的脘腹胀痛、腹中雷鸣，能定精。（甄权）

活血，通心包络，治疝气痛。（李时珍）

治心腹邪气，肠鸣幽幽如走水等疾，止烦满，益气。（出自《本经逢原》）

补心定志，安神宁心。治健忘怔忡，惊悸不寐。（出自《滇南本草》）

活血散瘀，镇静止痛。治月经不调，痛经，风湿痹痛，子宫出血，吐血，乳腺炎，痈肿。（出自《云南中草药选》）

可生新安胎，调经除烦，养神定志，及一切风痹、崩带、癥瘕、目赤、疝痛、疮疥肿痛等症，养神定志。（出自《本草求真》）

［发明］李时珍说："丹参色赤味苦，性平而降，属阴中阳品，入手少阴、厥阴经，是心与心包络的血分药。"按《妇人明理论》所说，四物汤治妇科疾病，不问胎前产后，月经多少，都可通用。只有一味丹参散，主治与它相同，是因丹参能破宿血，补新血，安生胎，堕死胎，止崩中带下，调经的作用大致与当归、地黄、川芎、芍药相似。

医家名论

苏颂说："现在陕西、河东州郡及随州都有丹参，二月生苗，高一尺多。茎方有棱，为青色。它的叶不对生，如薄荷而有毛，三月至九月开花成穗，花为紫红色，像苏花。根红色，如手指般大，长一尺多，一苗多根。"

李时珍说："丹参各处山中都有。一枝上长五叶，叶如野苏而尖，青色有皱毛。小花成穗像蛾形，中间有细子，根皮红而肉色紫。"

使用禁忌

不宜与藜芦同用。服用抗凝结药物的心脏病人，如同时服用丹参，可能引起严重出血。丹参可引起过敏反应，使用时需注意。

|形态特征|

叶如野苏而尖，青色有皱毛。茎有长柔毛，小叶呈椭圆卵形，组成顶生或腋生假总状花序，小花成穗像蛾形，中间有细子，根皮红而肉色紫。小坚果呈黑色，椭圆形。

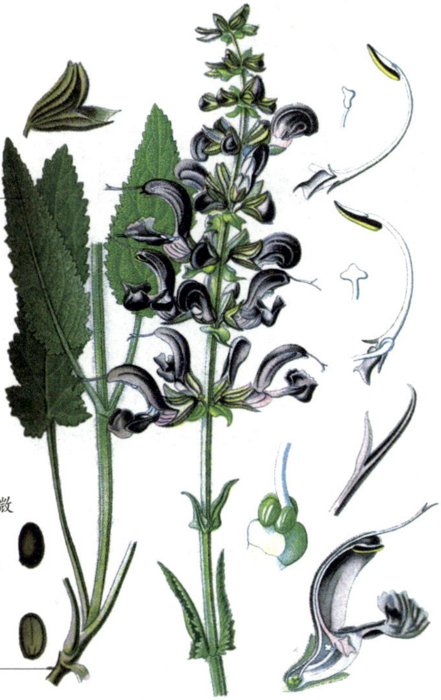

叶

［性味］味苦，性微寒，无毒。

［主治］治心腹疼痛，肠鸣。

根

［性味］味苦，性微寒，无毒。

［主治］寒热积聚，止烦满，益气。

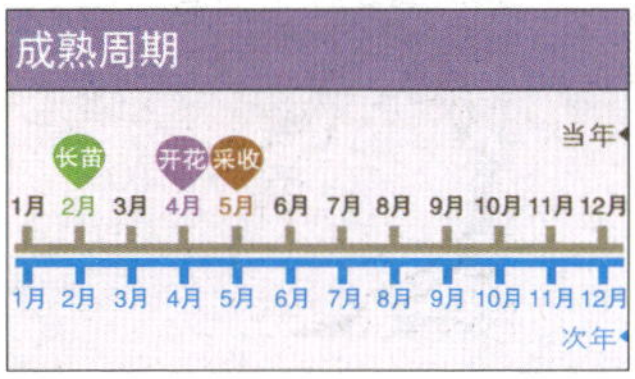

成品选鉴

表面棕褐色，具纵皱纹及须根痕；质坚硬，易折断，断面纤维性。木部黄白色，导管放射状排列。气微香，味淡，微苦涩。

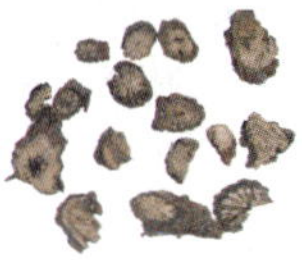

|实用妙方|

• **丹参散，治月经不调，胎动不安，产后恶露不净，兼治冷热劳，腰脊痛，骨节烦疼等：** 取丹参洗净切片，晒干研细。每次用温酒送服二钱。

• **治烫伤，能除痛生肌：** 丹参八两锉细，加水稍稍调拌，取羊油二斤，同煎沸，外涂伤处。

• **小儿惊痫发热，用丹参摩膏：** 丹参、雷丸各半两，猪油二两，同煎沸，滤去渣，取汁收存。用时，抹于小儿身体表面，每日三次。

• **治乳痈：** 丹参、白芷、芍药各二两，捣碎，用醋浸一夜，加猪油半斤，用小火熬成膏，去渣取浓汁外敷。

中药趣味文化

丹参的故事

很久以前，一个小伙子的母亲患了妇科病，经常崩漏下血，怎么也治不好。听人说东海中的海岛上生长着一种花呈紫蓝色、根呈红色的药草能治愈其母亲的病。青年冒着生命危险出海到了海岛上，找到了这种草药，挖出它的根带回来，煎汤给母亲喝，果然见效。村里人都说这种药草凝结了小伙子的一片孝心，又因为这种植物的根是红色的，便给它取名“丹心”。后来渐渐传成了“丹参”。

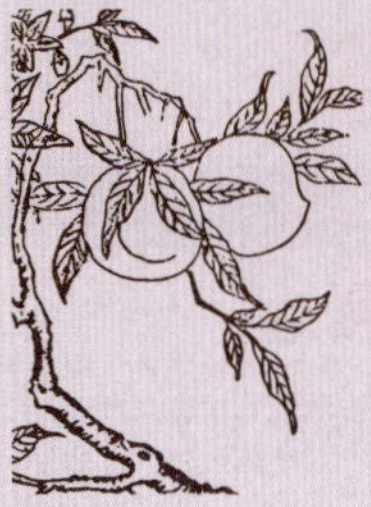

【功效】补中益气，养阴生津，润肠通便。

补中益气，活血化瘀的鲜果

桃

Prunus persica Batsch.

果部·五果类　活血调经药

桃树开花早，易种植且子多，故字从木、兆。十亿称兆，是多的意思。属于蔷薇科、桃属植物，果实香甜多汁，种子可药用。

|药用部分|

○桃仁

修治：李时珍说："桃仁行血，宜连皮、尖生用。润燥活血，宜汤浸去皮、尖，炒黄用。或与麦麸同炒，或烧存性，各随方选择。双仁的有毒，不能食用。"

性味：味苦、甘，性平，无毒。

主治：主瘀血血闭，腹内积块，杀小虫。（出自《神农本草经》）

止咳逆上气，消心下坚硬，疗突然出血，通月经，止心腹痛。（出自《名医别录》）

治血结、血秘、血燥，通润大便，破瘀血。（张元素）

杀三虫。每晚嚼一枚和蜜，用来涂手和脸，效果好。（孟诜）

主血滞，风痹，骨蒸，肝疟寒热，产后血病。（李时珍）

能泻血热，滋肠燥。若连皮研碎多用，主破蓄血，逐月水，及遍身疼痛，四肢木痹，左半身不遂，左足痛甚者，以其舒经活血行血，有祛瘀生新之功；若去皮捣烂少用，入大肠，治血枯便闭，血燥便难。（出自《药品化义》）

○桃花

性味：味苦，性平，无毒。

主治：使人面色润泽。（出自《神农本草经》）

除水气，破石淋，利大小便，下三虫。（出自《名医别录》）

消肿胀，下恶气。（苏恭）

治心腹痛及秃疮。（孟诜）

利宿水痰饮积滞，治风狂。将桃花研为末，可敷治头上的肥疮，手脚疮。（李时珍）

|医家名论|

陶弘景说："桃树现在到处都有。用桃仁入药，应当取自然裂开的种核最好，山桃仁不能用。"

李时珍说："桃的品种很多，易于栽种，而且结实也早。山中毛桃，即《尔雅》中所说的榹桃，小而多毛，核粘味恶。但它的仁饱满多脂，可入药用，这大概是外不足而内有余吧。"

孟诜说："能发丹石毒，生的尤为损人。"

使用禁忌

血燥虚者慎之。凡血枯而经闭不通，血虚而产后腹痛，津液不足而大便不通者，禁用。生桃吃多了，会令人膨胀，生痈疖，有损无益。桃与鳖同食，患心痛。

形态特征

叶呈卵状披针形或圆状披针形，边缘具细密锯齿，两边无毛或下面脉腋间有鬓毛；花单生，先叶开放，近无柄；萼筒钟，有短绒毛，裂叶卵形；花瓣为粉红色，倒卵形或矩圆状卵形；果呈球形或卵形，径5～7厘米，表面被短毛，白绿色。

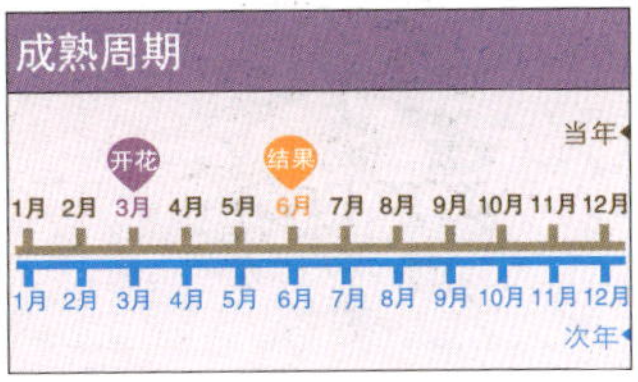

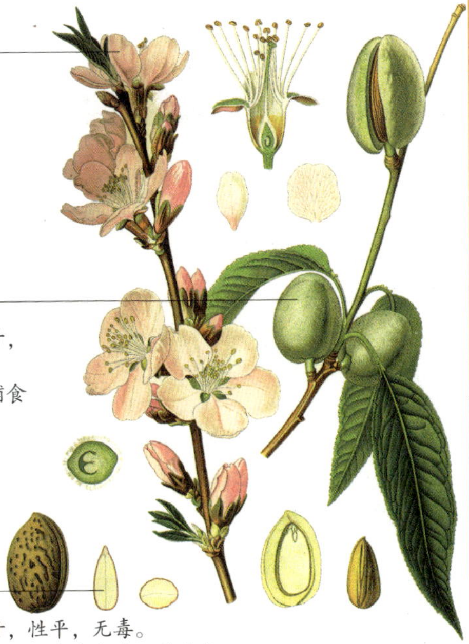

花

［性味］味苦，性平，无毒。
［主治］使人面色润泽。

果实

［性味］味酸、甘，性温，微毒。
［主治］制成果脯食用，益于养颜。

仁

［性味］味苦、甘，性平，无毒。
［主治］主瘀血血闭，腹内积块，杀小虫。

成品选鉴

黄色或黄棕色，侧面观贝壳形，壁一边略厚，层纹细密；表面观类圆形、圆多角形或类方形，底部壁上纹孔大而较密。

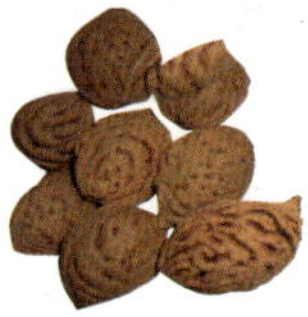

实用妙方

- **上气咳嗽，胸满气喘：**桃仁三两，去皮尖，加水一升研汁，与粳米二合煮粥食用。
- **崩中漏下：**桃核烧存性，研为末，用酒送服一匙，每天三次。
- **风虫牙痛：**针刺桃仁，灯上烧烟出，吹灭，安痛齿上咬之。
- **治半身不遂：**桃仁若干，去皮去尖，黄酒中浸七日，晒干研为末，以蜜调和成梧桐子大的丸。每日两次，每次十五丸，开水送服。

中药趣味文化

孙膑和“寿桃”的故事

相传孙膑年轻时离家拜鬼谷子为师学习兵法。十几年后第一次回家看望母亲，临行时鬼谷子送了一个仙桃给孙膑，说：“你在外学艺未能报养育之恩，你带这个仙桃回去给令堂贺寿吧。”孙膑在母亲过寿那天才赶到，从怀里捧出师父送的仙桃给母亲。老母亲吃了他带回来的桃子，一下子就变得年轻了。人们听说之后纷纷效仿，都在父母生日的时候送鲜桃祝寿，借此祝福父母健康长寿。

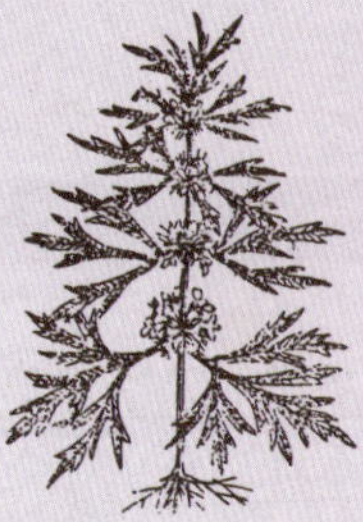

【功效】利水消肿，清热解毒。

活血祛瘀的妇科第一药

益母草

Leonurus japonicus Houtt

草部·隰草类　活血调经药

此草及子都充盛密蔚，故名茺蔚。它的功用对妇人有益，还能明目益精，所以有益母、益明的名称。其茎像方麻，所以又叫它野天麻。

|药用部分|

○茎、苗、叶、根

性味：茎、叶：味辛、微苦。花：味微苦、甘。根：味甘。均无毒。

主治：治荨麻疹，可做汤洗浴。（出自《神农本草经》）

捣汁服用，治水肿，能利水。消恶毒疔肿、乳痈丹游等毒，都可用益母草茎叶外敷。另外，服汁可下死胎，疗产后血胀闷。将汁滴入耳内，治聤耳。捣碎外敷可治蛇虫毒。（苏恭）

用来做驻颜的药，可令人容颜光泽，除粉刺。（陈藏器）

活血破血，调经解毒。治流产及难产，胎盘不下，产后大出血、血分湿热、血痛，非经期大出血或出血不断，尿血、泄血，疳痢痔疾，跌打后内伤瘀血，大小便不通。（李时珍）

○子

修治：李时珍说：“凡用，微炒香，也可以蒸熟，放烈日下晒干，舂簸去壳，取仁使用。”

性味：味辛、甘，性微温，无毒。

主治：主明目益精，除水气，久服轻身。（出自《神农本草经》）

疗血逆高热、头痛心烦。（出自《名医别录》）

治产后血胀。（出自《日华子诸家本草》）

春取仁生食，能补中益气，通血脉，增精髓，止咳润肺。（吴瑞）

治风解热，顺气活血，养肝益心，安魂定魄，调妇女经脉，治非经期大出血或出血不断、产后胎前各种病。长期服用令妇女有孕。（李时珍）

［发明］李时珍说：“茺蔚子味甘微辛，性温，属阴中之阳，是手、足厥阴经的主药。茺蔚开白花的入气分，开紫花的入血分。治疗妇女经脉不调及胎产一切血气诸病。”李时珍说：“益母草的根、茎、花、叶、实，都可以入药，可同用。如治手、足厥阴血分风热，明目益精，调女人经脉，则单用茺蔚子为好。如果治肿毒疮疡，消水行血，妇人胎产诸病，则适宜一同使用。因其根茎花叶专于行，而子则行中有补的作用。”

|医家名论|

李时珍说：“茺蔚在近水湿处生长繁茂。初春生苗，像嫩蒿，到夏天长至三四尺高， 茎是方的，像麻黄茎。它的叶子像艾叶，但叶背为青色，一梗有三叶，叶子有尖尖的分叉。此草一寸左右长一节，节节生穗，丛簇抱茎。四五月间， 穗内开小花，花为红紫色，也有淡白色的。每个花萼内有细子四粒，大小像茼蒿子，有三棱，为褐色。其草生长期间有臭气，夏至后即枯萎，根为白色。”

使用禁忌

阴虚血少者忌服。若血气素虚兼寒，及滑陷不固者，皆非所宜。

形态特征

茎上部多分枝，表面青绿色，断面中部有髓。叶交互对生，有柄；叶片青绿色，质鲜嫩，揉之有汁；下部茎生叶掌状3裂，上部叶羽状裂成3片，少数有锯齿。气微，味微苦。

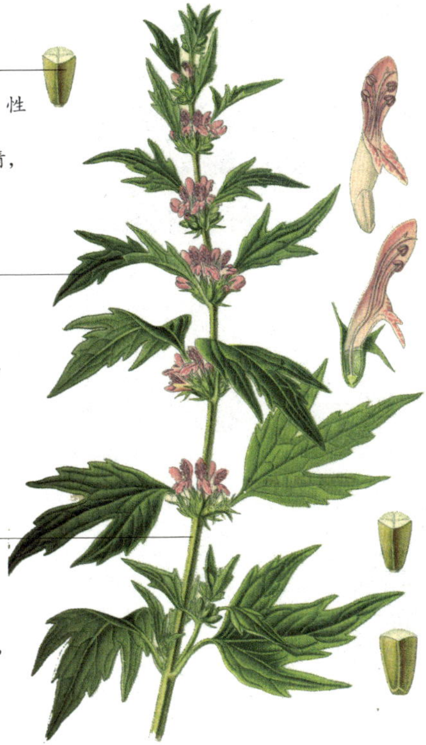

子

［性味］味辛、甘，性微温，无毒。

［主治］主明目益精，除水气，久服轻身。

叶

［性味］味辛、微苦，性微温，无毒。

［主治］治荨麻疹，可做汤洗浴。

茎

［性味］味辛、微苦，性微温，无毒。

［主治］治荨麻疹，可做汤洗浴。

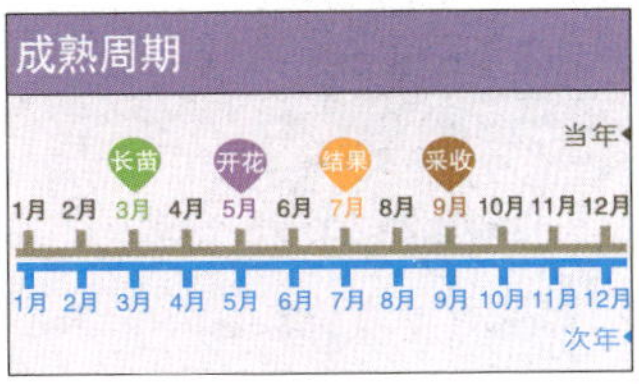

成品选鉴

茎表面呈灰绿色或黄绿色；体轻，质韧，断面中部有髓。叶片灰绿色，多皱缩、破碎，易脱落。小花淡紫色。

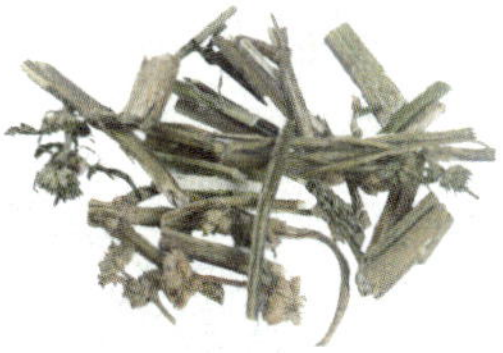

实用妙方

- **带下赤白：** 益母草开花时采，将其捣为末，每次服二钱，饮前用温汤送下。
- **做洗浴汤：** 新生小儿，取益母草五两煎水洗浴，可预防生疮、疥。
- **赤白杂痢，用二灵散：** 益母草（晒干）、陈盐梅（烧存性）等份，研为末，每次服三钱，白痢用干姜汤送服，赤痢用甘草汤送服。
- **痔疮便血：** 取益母草叶捣汁服。

中药趣味文化

益母草的来历

从前有一个叫茺蔚的人，他的母亲在生他的时候落下了“月子病”。茺蔚长大了就开始为母亲问病求药。一位老僧被他的孝心感动，送了他四句诗：“草茎方方似黄麻，花生节间节生花，三棱黑子叶似艾，能医母疾效可夸。”茺蔚跋山涉水，终于在河岸边找到了这种开满紫红色小花的植物，带回家中给母亲煎汤服用。母亲的病很快就好了。于是人们就把这种草药取名益母草，它的种子就叫作茺蔚子。

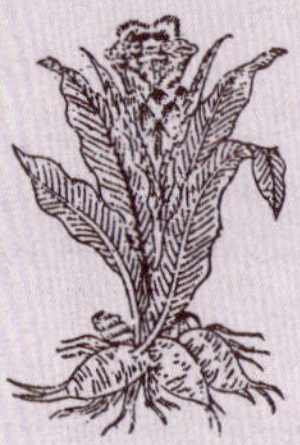

【功效】治一切气，能通月经，消瘀血，止跌打损伤出血及内损恶血。

止跌打损伤出血的良药

蓬莪

Curcuma Phaeocaulis Val.

草部·芳草类　　活血疗伤药

又名：蒁药。主产于浙江、四川、广西，浙江产的称为温莪术，广西产的称为桂莪术。三月生苗，五月开花，花成穗状，黄色，根如生姜。九月采其根，削去粗皮，蒸熟晒干后入药。

形态特征

开花成穗，呈黄色，头微紫。它的根如生姜，而茂在根下，像鸭蛋，大小不等。

叶

［性味］味苦、辛，性温，无毒。
［主治］破痃癖冷气，用酒、醋磨服。

花

［性味］味苦、辛，性温，无毒。
［主治］解毒，饮食不消化。

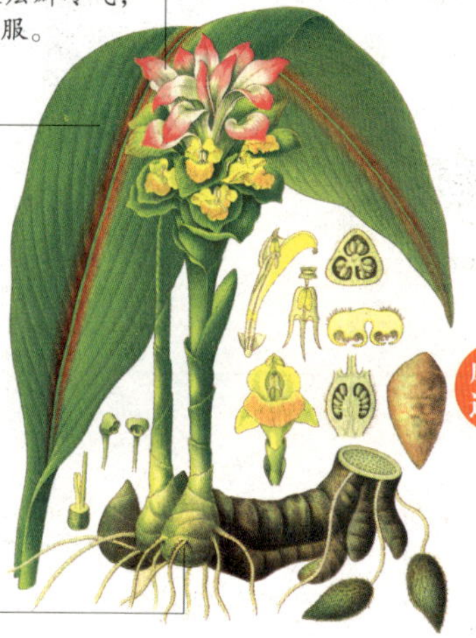

根

［性味］味苦、辛，性温，无毒。
［主治］治疗心腹痛，中恶疰忤鬼气，霍乱冷气。

药用部分

○蓬莪根

性味：味苦、辛，性温，无毒。

《日华子诸家本草》载：得酒、醋良。

主治：破痃癖冷气，用酒、醋磨服。（甄权）

治一切气，能开胃消分，通月经，消瘀血，止跌打损伤出血及内损恶血。（《日华子诸家本草》）

［发明］苏颂说："蓬莪在古方中没有见到使用的。现在医生治疗积聚诸气，它是最重要的药物。蓬莪与荆三棱同用效果好，在治疗妇人药中也多用。"

成品选鉴

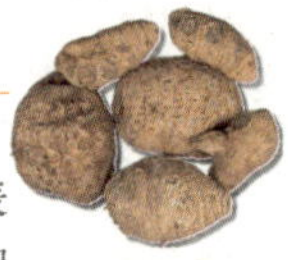

为类圆形或椭圆形薄片，表面呈黄绿色或棕褐色，有黄白色的内皮层环纹及淡黄棕色的点状维管束。周边为灰黄色或棕黄色。气微香，味微苦而辛。贮干燥容器内，置通风干燥处，防蛀。

实用妙方

• **一切冷气，心腹痛：** 蓬莪二两（醋煮）、木香一两（煨），共研为末，每次用淡醋汤送服半钱。

• **妇人血气游走作痛及腰痛：** 蓬莪、干漆各二两，研为末，每次用酒送服二钱。腰痛则用核桃酒送服。

• **气短不接，用正元散，兼治滑泄及小便数：** 蓬莪一两、金铃子（去核）一两，共研为末，加入硼砂一钱，炼过研细。每次空腹用温酒或盐汤送服二钱。

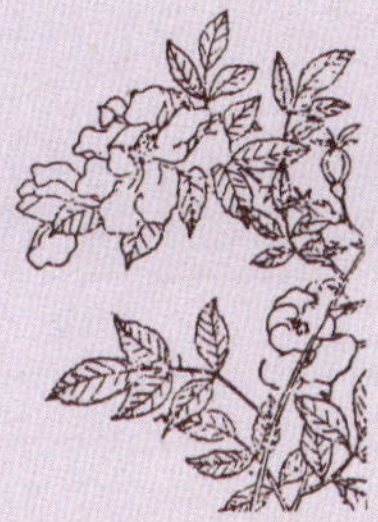

【功效】活血调经，疏肝解郁，消肿解毒。

调经止痛，女人经期必备

月季花

Rosa chinensis Jacq.

草部·蔓草类 活血调经药

又名：月月红、胜春、瘦客、斗雪红。我国各地均有分布。花期较长，一般能从4月开到10月，是很受欢迎的观赏花卉。品种繁多，还有一种变色月季，花色可随开放时间变化。

|形态特征|

羽状复叶，呈椭圆或卵圆形，叶缘有锯齿。花生于枝顶，常簇生，花色甚多。

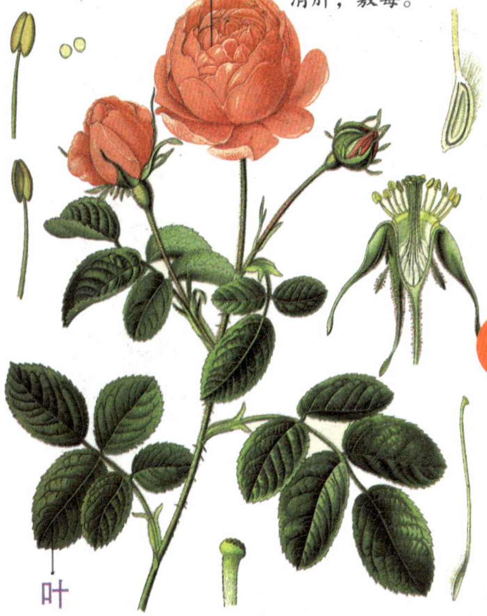

|药用部分|

○花

性味：味甘，性温，无毒。

主治：活血，消肿，敷毒。（李时珍）

活血调经。治月经困难，月经期拘挛性腹痛。外用捣敷肿毒，能消肿止痛。（出自《现代实用中药》）

通经活血化瘀，清肠胃湿热，泻肺火，止咳，止血止痛，消痈毒。治肺虚咳嗽咯血，痢疾，瘰疬溃烂，痈疽肿毒，妇女月经不调。（出自《泉州本草》）

成品选鉴

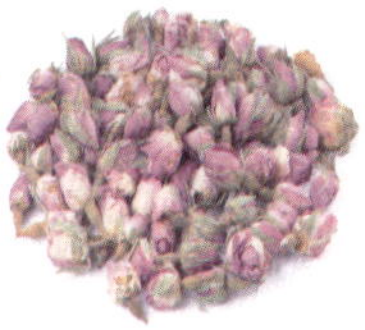

花朵多呈圆形或类球形，花瓣5片或重瓣，覆瓦状排列，紫色或淡红色，脉纹明显。体轻，质脆，易碎。气清香，味微苦、涩。以完整、色紫红、半开放、气清香者为佳。

|实用妙方|

- 心痛难忍；月经不调、痛经、闭经及胸胁胀痛：单用开水泡服，也可与玫瑰花、当归、香附同用。
- 跌打损伤、瘀肿疼痛：捣碎外敷或研末冲服。

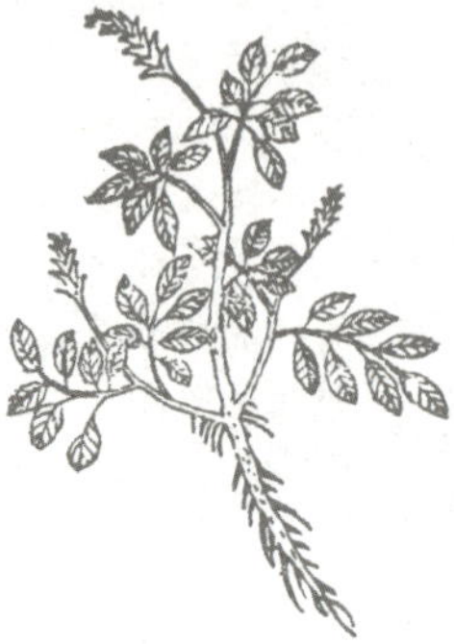
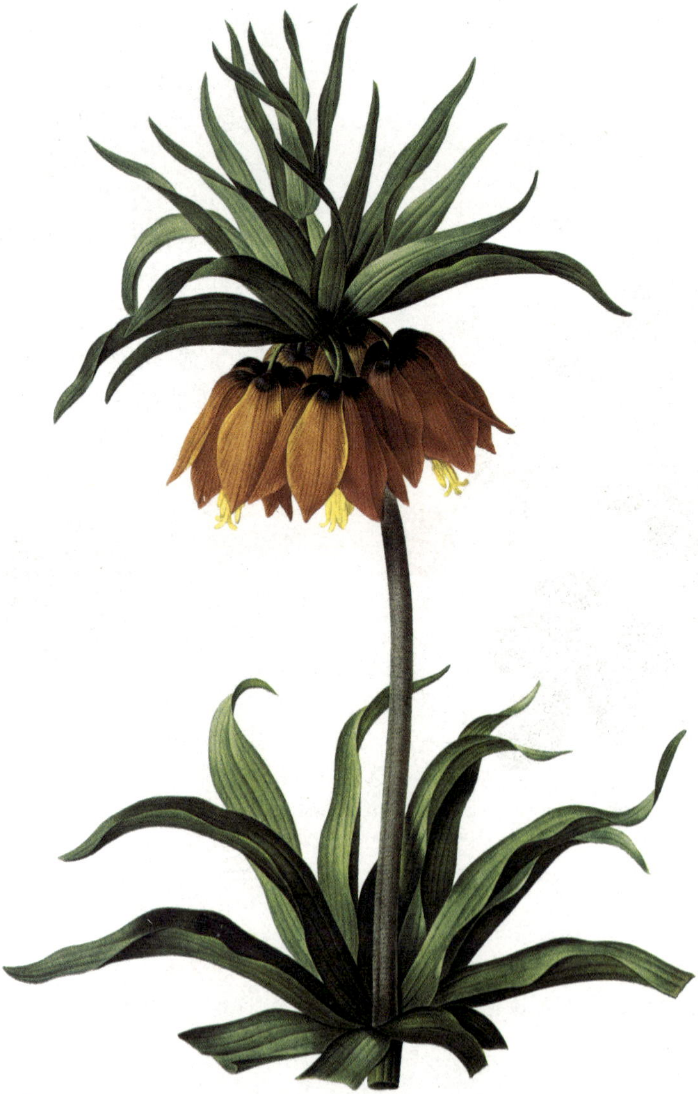
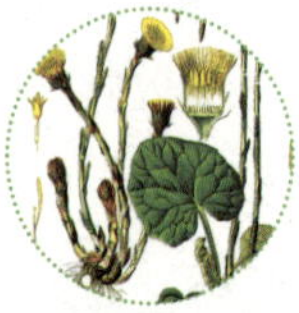
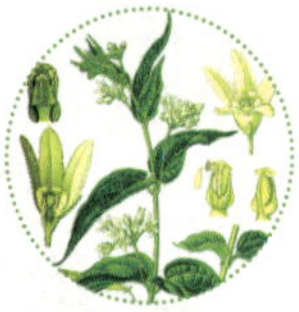
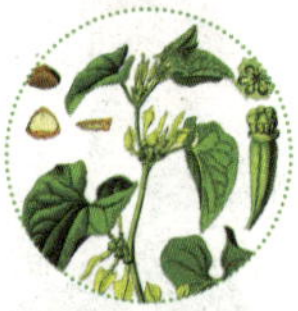
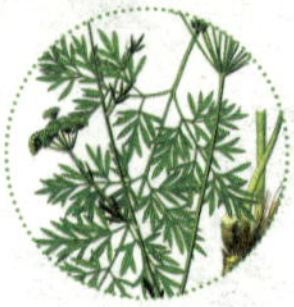

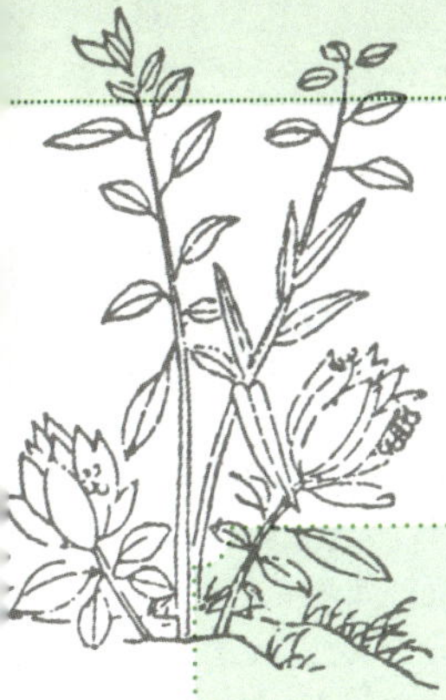

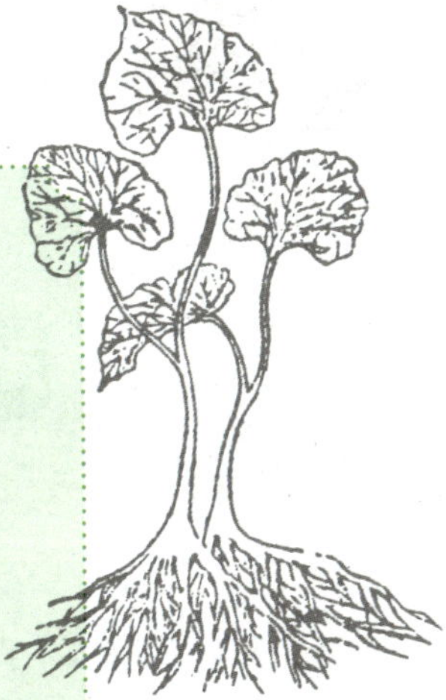

第八章 止咳化痰篇

止咳化痰平喘药是以祛痰、消痰、制止和减轻咳嗽气喘为主要作用的一类中药。可分为温化寒痰药、清化热痰药和止咳平喘药三类。其中温化寒痰药主要用于寒痰、湿痰犯肺所致的喘咳痰多，常用药有半夏、天南星、白前、桔梗、旋覆花等；清化热痰药主要用于热痰壅肺所致的痰多咳喘，常用药有前胡、贝母；止咳平喘药主要用于各种原因引起的咳喘症，常用的药物有马兜铃、款冬花等。

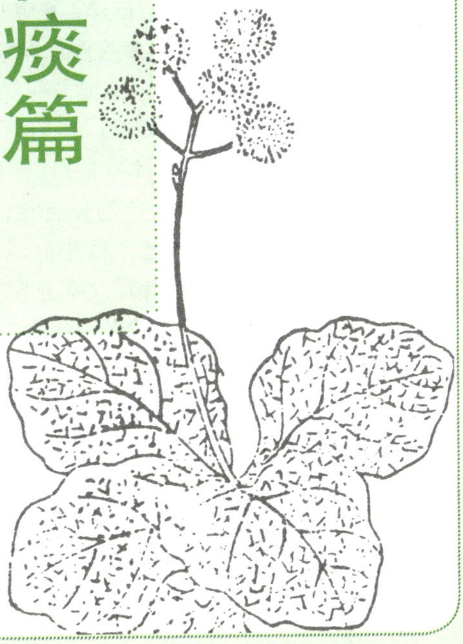

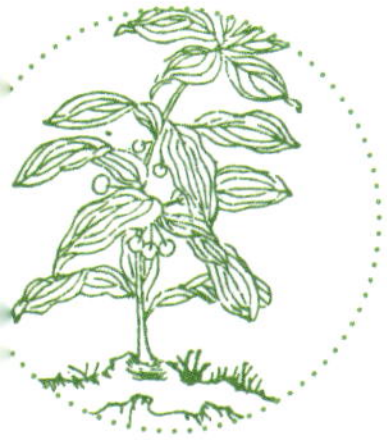

养胃健脾，化痰能力极佳

半夏

Pinellia ternata Breit.

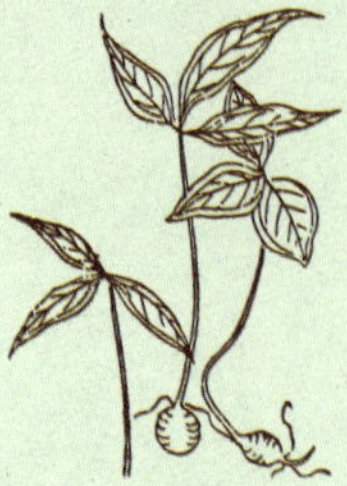

【功效】燥湿化痰，降逆止呕，消痞散结。

草部·毒草类 | 温化寒痰药

半夏又名守田、水玉、地文、和姑。《礼记·月令》中说，五月半夏生。盖当夏之半也，故名半夏。守田是会意，水玉是因外形而得名。

|药用部分|

○半夏根

性味：味辛，性平，有毒。

王好古说："半夏辛厚苦轻，为阳中之阴。入足阳明、太阴、少阳三经。"

主治：主伤寒寒热，心下坚，胸胀咳逆，头眩，咽喉肿痛，肠鸣，能下气止汗。（出自《神农本草经》）

消心腹胸膈痰热满结，咳嗽上气，心下急痛坚痞，时气呕逆，消痈肿，疗痿黄，悦泽面目，堕胎。（出自《名医别录》）

消痰，下肺气，开胃健脾，止呕吐，去胸中痰满。生半夏：摩痈肿，除瘤瘿气。（甄权）

治吐食反胃，霍乱转筋，肠腹冷，痰疟。（出自《日华子诸家本草》）

治寒痰，及形寒饮冷伤肺而咳，消胸中痞，膈上痰，除胸寒，和胃气，燥脾湿，治痰厥头痛，消肿散结。（张元素）

治眉棱骨痛。（朱震亨）

补肝风虚。（王好古）

除腹胀，疗目不得瞑，白浊梦遗带下。（李时珍）

散逆气，除烦呕。（成无已）

主胃冷，呕哕。（出自《本草图经》）

治寒痰及形寒饮冷伤肺而咳，大和胃气，除胃寒，进饮食。治太阴痰厥头痛，非此不能除。（出自《医学启源》）

燥胃湿，化痰，益脾胃气，消肿散结，除胸中痰涎。（出自《主治秘要》）

［发明］李时珍说："脾无留湿不生痰，故脾为生痰之源，肺为贮痰之器。半夏能主痰饮及腹胀，是因为其体滑而味辛性温。涎滑能润，辛温能散亦能润，所以行湿而通大便，利窍而泄小便。"

|医家名论|

李时珍说："将半夏洗去皮垢，用汤浸泡七日，每天换汤，晾干切片，用姜汁拌焙入药。或研为末，以姜汁入汤浸澄三日，沥去涎水，晒干用，称为半夏粉。或研末以姜汁和成饼，晒干用，叫作半夏饼。"

张元素说："热痰佐以黄芩同用；风痰佐以南星同用；寒痰佐以干姜同用；痰痞佐以陈皮、白术同用。半夏多用则泻脾胃。各种血证及口渴者禁用，因其燥津液。孕妇不能用，用生姜则无害。"

使用禁忌

一切血证及阴虚燥咳，伤津口渴者忌服。孕妇禁用。半夏与射干相使。恶皂荚。畏雄黄、生姜、干姜、秦皮、龟甲。反乌头。

形态特征

地下块茎呈球形，叶基生，叶片掌状三出，在叶柄或小叶分枝处着生珠芽，可作繁殖材料，由块茎生出的植株可抽出花茎，肉穗花序，外具有佛焰苞，浆果，嫩时绿色，熟时红色。

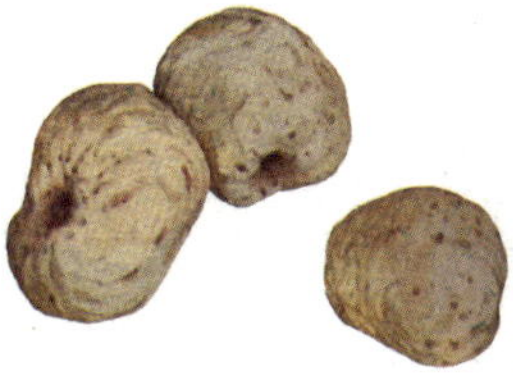

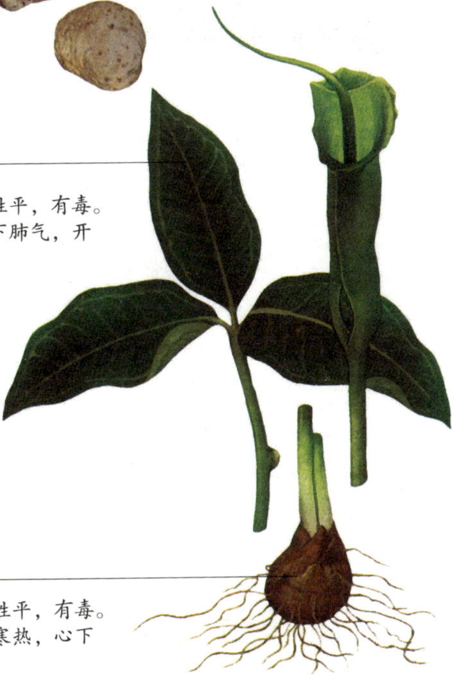

叶

［性味］味辛，性平，有毒。
［主治］消痰，下肺气，开胃健脾，止呕吐。

根

［性味］味辛，性平，有毒。
［主治］主伤寒寒热，心下坚，胸胀咳逆。

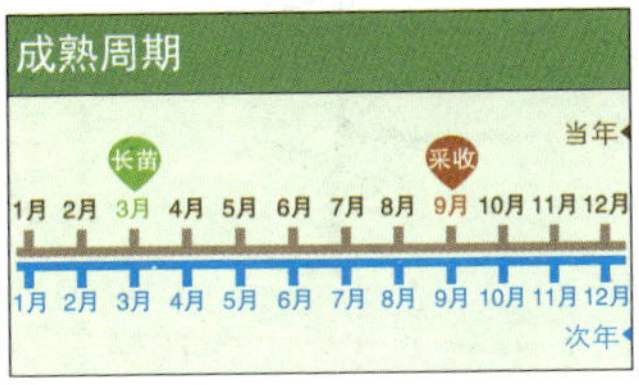

成品选鉴

略呈五角状扁球形，表面为暗黄绿色至褐色，粗糙，内有5颗种子。质硬而脆，气芳香浓郁，味辛辣而苦。

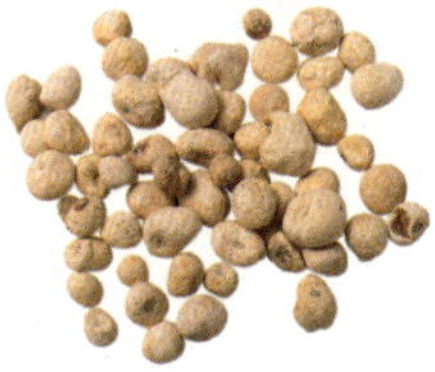

实用妙方

- **风痰湿痰，用青壶丸：**半夏一斤，天南星半两，分别泡汤，晒干研为末，用姜汁和成饼，焙干，再加入神曲半两，白术末四两，枳实末二两，用姜汁、面调末糊成梧桐子大的丸子。每服五十丸，姜汤下。

中药趣味文化

酷似小蒜的半夏

很久以前，有个姓胡的樵夫，一日砍柴回家吃晚饭，谁知一碗饭尚未下肚，突然口吐白沫，倒地而亡。知县认为是其妻胡氏下的毒，把她关进了大牢。王知府觉得疑点很多，决定重审此案。由于胡樵夫家里很穷，那天吃的是小女儿挖来的“野小蒜”。于是，王知府要小女孩再挖一篮，却发现这是一种比野小蒜叶子稍宽，根茎略大的野草。一个犯了死罪的囚犯吃下后当场丧命。王知府根据这种野草的生长季节，将它取名为“半夏”。

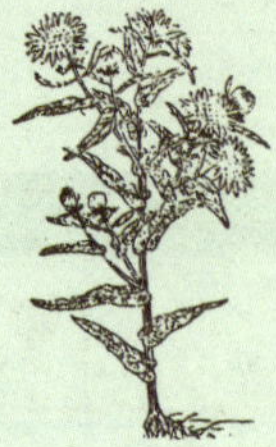

【功效】补中下气，通利血脉，祛风除痰，治疗水肿。

清除寒痰止呕逆

旋覆花

Inula japonica Thunb.

草部·隰草类　温化寒痰药

旋覆花又名虎掌、金沸草、金钱花、滴滴金、盗庚、夏菊、戴葚。它的花缘繁茂，圆而覆下，所以叫旋覆。其各种名称都是以花的形状而命名。《尔雅》上说，庚为金，旋覆花在夏天开黄花，盗窃金气，所以叫盗庚。

药用部分

○花

修治：雷敩说："采得花，去蕊并壳皮及蒂子，蒸后晒干用。"

性味：味咸，性温，有小毒。

主治：主结气胁下满，惊悸，除水，祛五脏间寒热，补中下气。（出自《神农本草经》）

消胸上痰结，唾如胶漆，心胁痰水；膀胱留饮，风气湿痹，皮间死肉，利大肠，通血脉，益色泽。（出自《名医别录》）

主水肿，逐大腹，开胃，止呕逆不下食。（甄权）

行痰水，去头目风。（寇宗奭）

消坚软痞，治噫气。（王好古）

行痰水，去头目风，亦走散之药也。（出自《本草衍义》）

消痰导饮、散结利气。除惊悸，去心下水饮。治目中翳头风。（出自《本草发明》）

消痰逐水，利气下行之药也。主心肺结气，胁下虚满，胸中结痰，痞坚噫气，或心脾伏饮，膀胱留饮，宿水等症。（出自《本草汇言》）

开结气，降痰涎，通水道，消肿满，凡气壅湿热者宜之。（出自《本草正》）

明目，治头风，通血脉。（出自《日华子诸家本草》）

○叶

主治：傅金疮，止血。（出自《日华子诸家本草》）

治疗疮肿毒。（李时珍）

○根

主治：风湿。（出自《名医别录》）

［**发明**］李时珍说："旋覆是手太阴肺、手阳明大肠经之药。它所治的各种病，功用不外乎行水下气，通血脉。"李卫公说："闻其花能损目。"

医家名论

《名医别录》载：旋覆生长在平泽川谷。五月采花，晒干，二十天成。

韩保昇说："旋覆的叶像水苏，花黄如菊，六月至九月采花。"

李时珍说："此草的花像金钱菊。生长在水泽边的，花小瓣单；人们栽种的，花大蕊簇，这大概是因土壤的贫瘠与肥沃造成的。它的根细白。"

使用禁忌

阴虚劳嗽，津伤燥咳者忌用；又因该品有绒毛，易刺激咽喉作痒而致呛咳呕吐，故须布包入煎。

形态特征

多年生草本，高30～80厘米。根状茎短，茎为单生或簇生，绿色或紫色。基部叶花期枯萎，中部叶呈长圆形或长圆状披针形，全缘或有疏齿。头状花序，舌状花黄色。瘦果呈圆柱形，被疏短毛。

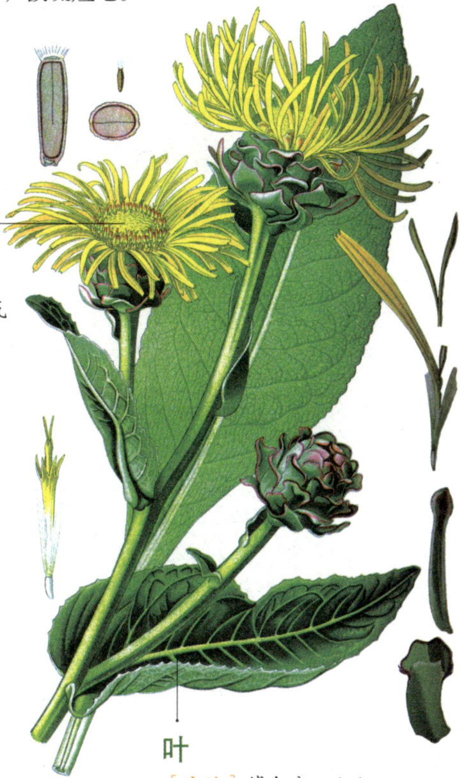

花

［性味］味咸，性温，有小毒。

［主治］主结气胁下满，惊悸，除水。

叶

［主治］傅金疮，止血。

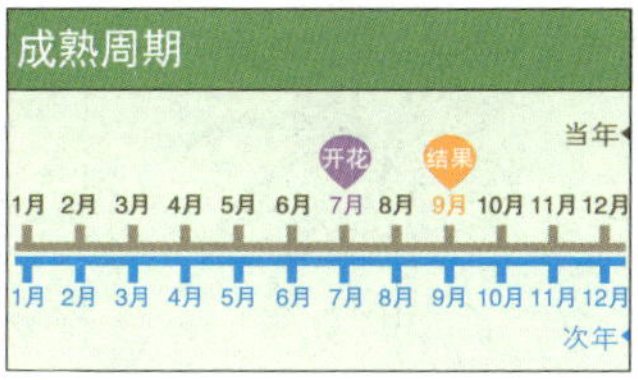

成品选鉴

呈扁球形，底部有4层（线叶旋复花3层）浅灰绿色、膜质的总苞片，外缘1层舌状花，黄色，质柔软，手捻易散，气微弱，味微苦咸。以朵大、金黄色、有白绒毛、无枝梗者为佳。

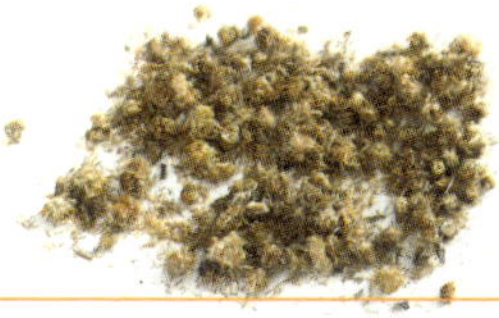

实用妙方

• **中风壅滞：** 旋覆花洗净，焙过，研细，加炼蜜和成梧桐子大的丸子，睡前用茶汤送下五丸至十丸。

• **小儿眉癣，小儿眉毛眼睫，因生癣后不复生：** 旋覆花、天麻苗、防风各等份，同研为末，洗净患处，用油调涂。

中药趣味文化

诸花皆升，旋覆花独降

牡丹之雍容，莲之清雅，百花皆有妖娆之姿，清香之味，因此备受人们的喜爱，地位趋升，而旋覆花孤标傲世，不愿随众意，不愿看着人们的脸色行事，地位日降。后来，百花封神之时，花王因欣赏旋覆花的品格，成全了它的意志，诸花皆升，而唯独让它显示出降的效能。旋覆花行水、下气、降逆止呕的效用与其他花类具有的轻扬、发散、清热之效是明显不同的。

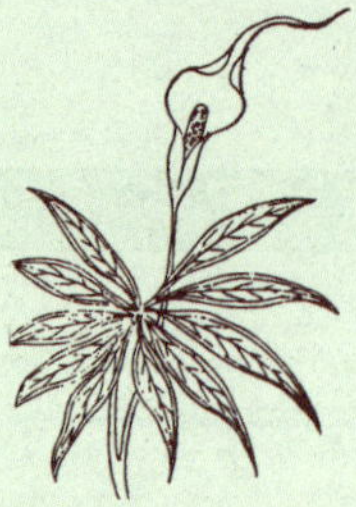

【功效】祛风止痉，化痰散结。

半身不遂患者的救星

天南星

Arisaema heterophyllum Bl.

草部·毒草类　温化寒痰药

天南星又名虎掌、虎膏、鬼蒟蒻。古方多用虎掌，没有说到天南星。天南星之名出自唐人治中风痰毒的方中，后人遂采用此名。称虎掌，是因叶的形状像虎掌。称天南星，是因根圆白，形如老人星。

形态特征

根如豆大，一茎作穗，直上如鼠尾，中间生一叶如匙，裹茎作房，旁开一口，中有花，微青褐色，结实如麻子大，熟后即变为白色。

叶

［性味］味苦，性温，有大毒。

［主治］主中风麻痹，能除痰下气。

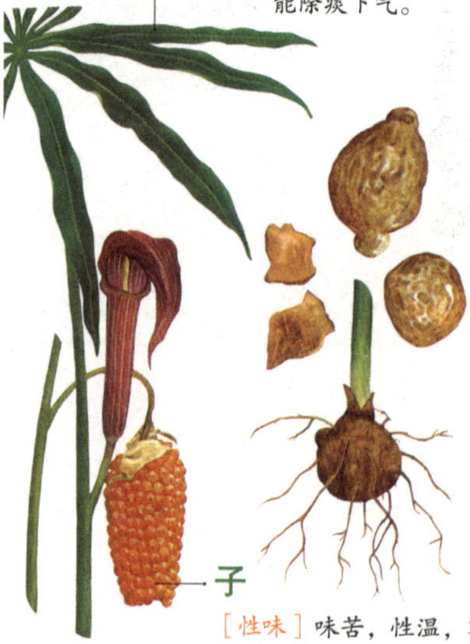

子

［性味］味苦，性温，有大毒。

［主治］治心痛，寒热结气。

药用部分

○块茎

性味：味苦，性温，有大毒。

《日华子诸家本草》载：畏附子、干姜、生姜。

李时珍说：“虎掌得防风则不麻，得牛胆则不燥，得火炮则不毒。生能伏雄黄、丹砂、焰消。”

主治：治心痛，寒热结气，积聚伏梁，伤筋痿拘缓，能利水道。（出自《神农本草经》）

除阴部湿，止风眩。（出自《名医别录》）

主疝气肿块、肠痛，伤寒时疾，能强阴。（甄权）

主中风麻痹，能除痰下气，利胸膈，攻坚积，消痈肿，散血堕胎。（出自《开宝本草》）

成品选鉴

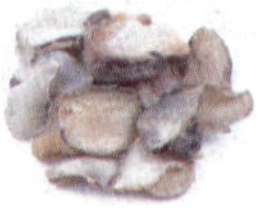

呈扁平而不规则的类圆形，表面为淡黄色或淡棕色，每一块茎中心都有一茎痕，周围有点状须根痕。质坚实而重，断面不平坦，色白，粉性。气微，味辣，有麻舌感。

实用妙方

- **口眼歪斜**：天南星（生）研为末，用自然姜汁调匀。病在左侧，敷右侧；病在右侧，敷左侧。
- **风痰咳嗽**：大天南星一枚，炮裂研成末。每取一钱，加水一盏，姜三片，煎成五分，温服，早、中、晚各一次。

止咳平喘，寒证热证都适用

白前

Cynanchum glaucescens (Decne.) Hand.-Mazz.

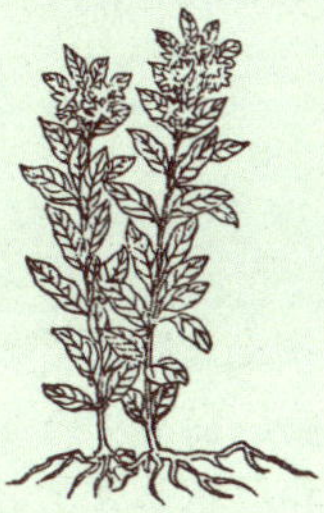

【功效】泻肺降气，下痰止嗽。

草部·山草类　　温化寒痰药

白前又名石蓝、嗽药。主产于浙江、安徽。一般八月挖其根阴干入药。它与白薇很像，但白薇柔软能弯曲，白前则坚硬且直，容易折断，可以用这个区别来判断两者。

形态特征

多年生草本。根茎匍匐。茎直立，下部木质化。单叶对生，具短柄。

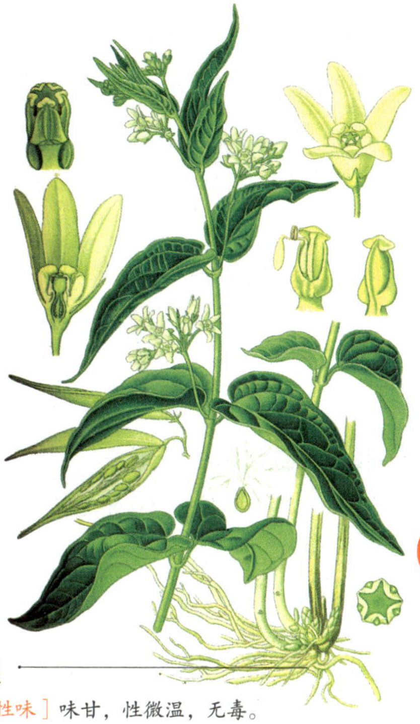

根

［性味］味甘，性微温，无毒。

［主治］治胸胁满闷、咳嗽上气、呼吸欲绝。

药用部分

○白前根

性味：味甘，性微温，无毒。

主治：治胸胁满闷、咳嗽上气、呼吸欲绝。（出自《名医别录》）

治一切气分疾病，肺气烦闷，奔豚肾气。（出自《日华子诸家本草》）

能降气祛痰。（李时珍）

主上气冲喉中，呼吸欲绝。（出自《唐本草》）

泻肺。（出自《本草备要》）

［发明］ 寇宗奭说："白前能降肺气，治咳嗽多用，以温性药相佐同用效果更好。"李时珍说："白前色白而味微辛甘，为手太阴经之药。它长于降气，肺气壅塞有痰的人适宜使用。如果是肺虚而长叹气者，不可用。"

成品选鉴

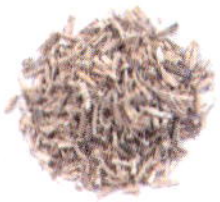

呈圆柱形，有分枝，表面为黄白色至黄棕色，具细纵皱纹，节明显，顶端有数个残茎，质脆易断，断面中空或有膜质髓，呈白色。气微味苦。

实用妙方

• **久嗽咳血：** 用白前、桔梗、桑白皮各三两（炒过），炙甘草一两，加水六升，煮成一升，分三次服。忌食猪肉、白菜。

• **久咳喉中有声，不能安睡：** 取白前焙干捣为末，每次用温酒送服二钱。

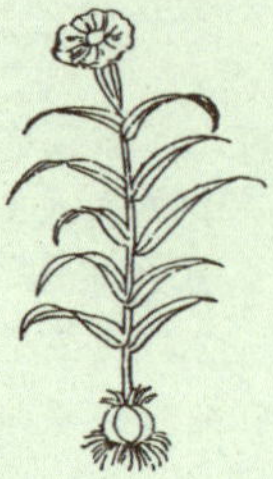

【功效】清热润肺，化痰止咳。

止咳消痰的药中之宝

贝母

Fritillaria cirrhosa D.Don

草部·山草类 清化热痰药

贝母又名勤母、苦菜、苦花、空草、药实。此草外形像聚贝子，所以名贝母。苦菜、药实与野苦荬、黄药子同名。

|药用部分|

○贝母根

性味：味辛，性平，无毒。

徐之才说："屯厚朴、白微相使，恶桃花，畏秦艽、莽草，反乌头。"

主治：主伤寒烦热，小便淋漓，邪气疝瘕，喉痹乳难，破伤风。（出自《神农本草经》）

疗腹中结实，心下满，洗邪恶风寒，目眩项直，咳嗽，能止烦热渴，发汗，安五脏，利骨髓。（出自《名医别录》）

能消痰，润心肺。将其研为末与砂糖做成丸，含服，能止咳。烧灰用油调敷，疗人畜恶疮，有敛疮口的作用。（出自《日华子诸家本草》）

主胸胁逆气，时疾黄疸。研成末用来点眼，可去翳障。用七枚贝母研末用酒送服，治难产及胞衣不出。与连翘同服，主项下瘤瘿。（甄权）

能散心胸郁结之气。（出自《本草别说》）

治虚劳咳嗽，吐血咯血，肺痿肺痈，妇人乳痈、痈疽及诸郁之证。（出自《本草会编》）

降胸中因热结脚及乳痈流痰结核。（出自《本草正》）

疗肿瘤疡，可以托里护心，收敛解毒。（出自《本草述》）

桔梗、贝母之苦辛，用以下气。（成无已）

主治郁痰、虚痰、热痰及痰中带血，虚劳咳嗽，胸膈逆气，烦渴热甚。用疗肺痿、肺痈、瘿瘤痰核、痈疽疮毒。善调脾气，治胃火上炎，冲逼肺金，致痰嗽不止。（出自《药品化义》）

开郁、下气、化痰之药也。润肺消痰，止咳定喘。（出自《本草汇言》）

［发明］陈承说："贝母能散心胸郁结之气。"王好古说："贝母是肺经气分之药。张仲景治疗寒实结胸，外无热症的患者，用三物小陷胸汤，也可以用泻白散，因其方中有贝母。"成无己说："辛味散而苦味泄，桔梗、贝母都有苦辛之味，用来下气。"

|医家名论|

《名医别录》载：贝母生于晋地，十月采根晒干。

苏颂说："现在河中、江陵府、郢、寿、随、郑、蔡、润、滁州都有贝母。它二月长苗，茎细，色青。叶青像荞麦叶，随苗长出。七月开碧绿色花，形如鼓子花。八月采根，根有瓣子，为黄白色，像聚贝子。"

使用禁忌

寒湿痰及食积痰火作嗽，湿痰在胃恶心欲吐，痰饮作寒热，脾胃湿痰作眩晕及痰厥头痛，中恶呕吐，胃寒作泄者禁用。恶桃花。畏秦艽、矾石、莽草。反乌头。

形态特征

多年生草本，鳞茎呈球形或圆锥形，茎直立，单一，无毛。叶为条形或条状披针形，先端急尖，不卷曲。花单生于茎顶，深黄色，有黄褐色小方格。蒴果呈长圆形，具6棱，棱上的翅很窄。

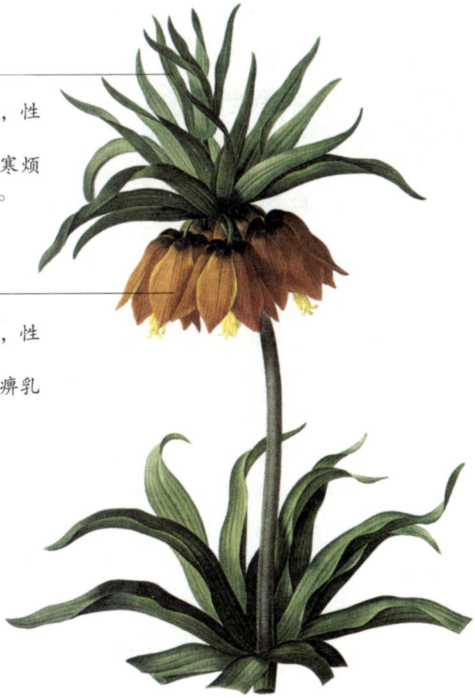

叶

［性味］味辛，性平，无毒。

［主治］主伤寒烦热，邪气疝瘕。

花

［性味］味辛，性平，无毒。

［主治］主喉痹乳难，破伤风。

成熟周期

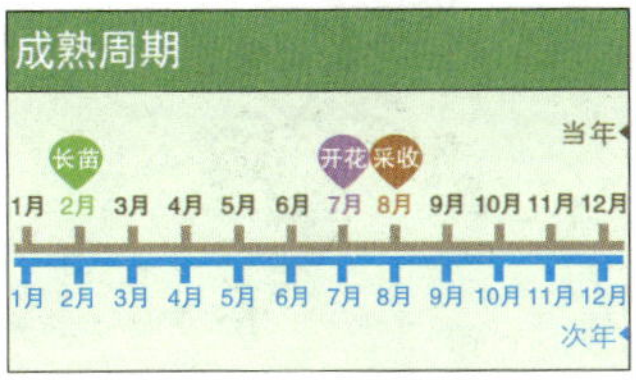

成品选鉴

类圆锥形或心脏形，表面类白色。顶端较尖，中间微凹入，光滑。质硬而脆，断面白色，粉性。气微，味微苦。

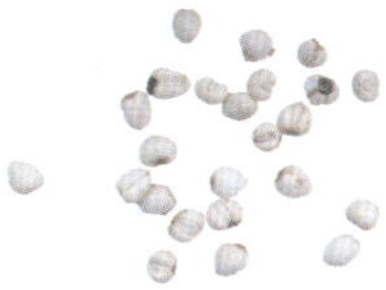

实用妙方

- **化痰止咳，消食除胀：**贝母去心一两，姜制厚朴半两，蜜调做成如梧桐子大的丸子，每次用白开水送服五十丸。
- **小儿百日咳：**贝母五钱、甘草（半生半炙）二钱，研为末，加砂糖做成芡子大的丸子，每次用米汤化服一丸。
- **孕妇咳嗽：**贝母去心，用麸炒黄研成末，加砂糖搅拌做成芡子大的药丸，每次含咽一丸。
- **小儿鹅口疮：**贝母去心研成细末，每取半钱，加水五分、蜜少许，煎三沸，用药汁涂抹患处。

中药趣味文化

贝母的由来

从前有个身体虚弱的妇人，孩子刚生下来她就晕了过去。孩子不久就夭折了，妇人连生两胎，都是这样。一直都没有大夫能治好她的病。后来有个大夫给开了一味药，让妇人每天煎汤喝。喝了三个月，妇人再次怀孕生下一个健康的婴儿。这次孩子没有死，产妇也很安全，家人把这个孩子当宝贝一样，所以人们据此就把这味药叫作“贝母”。

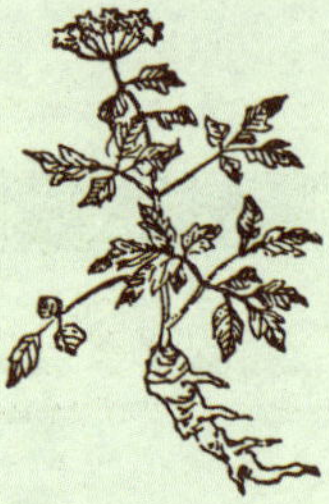

【功效】散风清热，降气化痰。

降气散风邪，化痰通五脏

前胡

Peucedanum praeruptorum Dunn

草部·山草类　清化热痰药

前胡苗高二尺，色似斜蒿，叶如野菊而细瘦，嫩时可食，秋月开黪白花，其根皮黑肉白，有香气。二月、八月采根晒干。

药用部分

○前胡根

修治：先用刀刮去表面苍黑的皮和髭土，细锉，用甜竹沥浸泡，使其润，然后放太阳下晒干用。

性味：味苦，性微寒，无毒。

徐之才说："与半夏相使，恶皂荚，畏藜芦。"

主治：主痰满，疗胸胁痞塞，心腹气滞，风邪头痛，去痰实，下气，治伤寒寒热，能推陈致新，明目益精。（出自《名医别录》）

单独煮服，能祛热实及时行邪气所致的内外俱热。（甄权）

治一切气，破癥结，开胃下食，通五脏，主霍乱转筋，骨节烦闷，反胃呕逆，气喘咳嗽，能安胎，疗小儿一切疳气。（出自《日华子诸家本草》）

能清肺热，化痰热，散风邪。（李时珍）

散风寒、净表邪、温肺气、消痰嗽。（出自《本草汇言》）

散风驱热，消痰下气，开胃化食，止呕定喘，除嗽安胎，止小儿夜啼。（出自《本草通玄》）

主疗痰满胸胁中痞，心腹结气，风头痛，祛痰实，下气。治伤寒寒热，推陈致新，明目益精。（出自《名医别录》）

解散伤风伤寒，发汗要药，止咳嗽，升降肝气，明目退翳，出内外之痰。（出自《滇南本草》）

［发明］李时珍说："前胡味甘、辛，性微平，为阳中之阴药，主降。它是手足太阴、阳明经主药，与柴胡纯阳上升入少阳、厥阴经不同。前胡的作用长于降气，所以能治痰热喘咳、痞满呕逆等症。气降则火降，痰亦降，故有推陈致新的作用，为治痰气要药。陶弘景说前胡与柴胡功效相同，这是不对的。它们治疗的病症虽然相同，但归经、主治却不同。"

医家名论

苏颂说："它春天生苗，青白色像斜蒿。初生时有白茅，长三四寸，味道很香美，又像芸蒿。前胡七月里开白花，与葱花相似；八月结实；根为青紫色。前胡与柴胡相似，但柴胡赤色而脆，前胡黄而柔软，这是两者不同的地方。"

李时珍说："前胡有好几种，但只以苗高一二尺，色似斜蒿，叶如野菊而细瘦，嫩时可食，秋季开黪白色花，像蛇床子花，其根皮黑，肉白，有香气的为真品。一般以北方所产的为好，故方书中称北前胡。"

使用禁忌

气虚血少之病不可用。凡阴虚火炽，煎熬真阴，凝结为痰而发咳喘；真气虚而气不归元，以致胸胁逆满；因于阴血虚而头痛；内热心烦，外现寒热等症状都禁用。

|形态特征|

主根呈棕褐色，有浓郁的香气；茎呈圆柱状，具纵条纹，下部紫色，光滑，上部被毛。叶片厚纸质，卵圆形，边缘有规则的锯齿，叶脉明显。花秋季开放，深紫色，细小，复伞形花序。

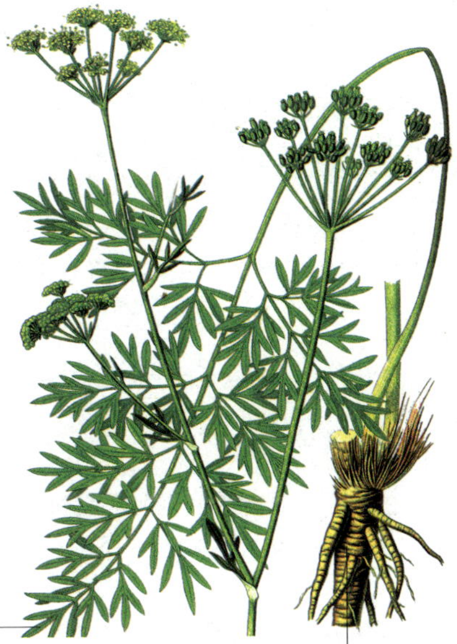

叶

［性味］味苦，性微寒，无毒。

［主治］治一切气，破癥结，开胃下食，通五脏。

根

［性味］味苦，性微寒，无毒。

［主治］主痰满，疗胸胁痞塞，心腹气滞。

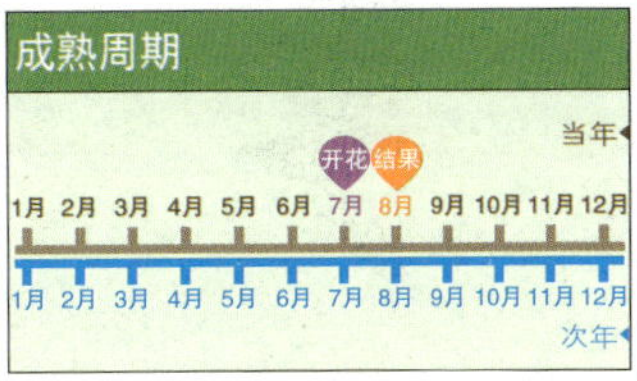

成品选鉴

表面黑褐色或灰黄色，质较柔软，干者质硬，断面不整齐，淡黄白色，皮部散有多数棕黄色油点。气芳香，味微苦、辛。

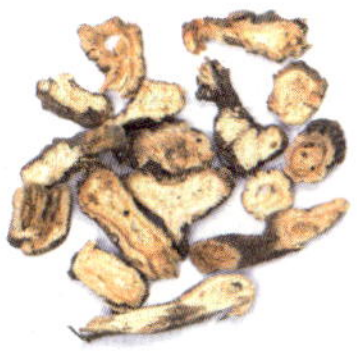

|实用妙方|

• **小儿夜啼：** 取前胡捣碎过筛，用蜜调制成如小豆大的药丸，每天用温水送服一丸，服至五六丸，以病愈为止。

• **治肺热咳嗽，气喘不安：** 前胡一两半，贝母、白前各一两，麦门冬一两半，枳壳一两，芍药、麻黄各一两半，大黄一两。细切，如麻豆。每服三钱，以水一盏，煎取七分，去滓，食后温服，每日两次。

中药趣味文化

前胡的品类考证

柴胡赤色而脆，前胡黄而柔软不同尔。一说今诸方所用前胡皆不同京师北地者，色黄白枯脆，绝无气味。江东乃有三四种，一种类当归，皮斑黑，肌黄而脂润，气味浓烈；一种色理黄白似人参而细短，香味都微；又有如草乌头，肤黑而坚，有两三歧为一本者，食之亦戟人咽喉，中破以姜汁渍捣服之，甚下膈解痰实，然皆非真前胡也。今最上者出吴中。又寿春生者皆类柴胡而大，气芳烈，味亦浓苦，疗痰下气最要，都胜诸道者。

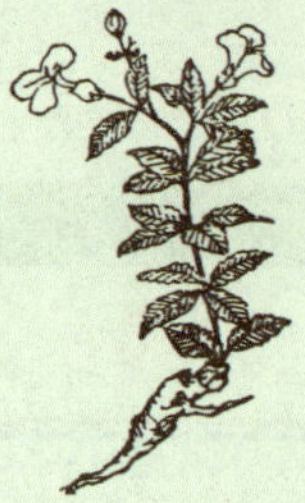

【功效】宣肺利咽，祛痰排脓。

餐桌上的宣肺祛痰药

桔梗

Platycodon grandiflorum A.DC.

草部·山草类　清化热痰药

桔梗又名白药、梗草。此草之根结实而梗直，所以叫桔梗。开暗蓝色或蓝白色花的草本植物，根可入药，有止咳祛痰、排脓等作用。

药用部分

○桔梗根

修治：李时珍说："现在只刮去桔梗根表面的浮皮，用米泔水浸一夜，切片微炒后入药用。"

性味：味辛，性微温，有小毒。

李时珍说："应当是味苦、辛，性平为妥。"

徐之才说："桔梗节皮相使，畏白及、龙眼、龙胆草，忌猪肉。与牡蛎、远志同用，治疗恚怒。与消石、石膏同用，治伤寒。"

主治：主治胸胁疼痛如刀刺，腹满肠鸣，惊恐悸气。（出自《神农本草经》）

利五脏肠胃，补血气，除寒热风痹，温中消谷，疗咽喉痛，除蛊毒。（出自《名医别录》）

治下痢，破血行气，消积聚、痰涎，去肺热气促嗽逆，除腹中冷痛，主中恶以及小儿惊痫。（甄权）

下一切气，止霍乱抽筋，心腹胀痛。补五劳，养气，能除邪气，辟瘟，破癥瘕、肺痈，养血排脓，补内漏，治喉痹。（出自《日华子诸家本草》）

利窍，除肺部风热，清利头目，利咽喉。治疗胸膈滞气及疼痛。除鼻塞。（张元素）

治口舌生疮、目赤肿痛。（李时珍）

治肺痈。（出自《本草衍义》）

疗咽喉痛，利肺气，治鼻塞。（出自《珍珠囊》）

利胸膈，治咽喉气壅及痛，破滞气及积块，除肺部风热，清利头目，利窍。（李杲）

［发明］朱震亨说："干咳为痰火之邪郁在肺中，宜用苦桔梗开郁。痢疾腹痛为肺气郁在大肠，也宜先用苦桔梗开郁，后用治痢药。因桔梗能升提气血，所以治气分药中适宜使用。"

医家名论

陶弘景说："荠苨叶和桔梗叶很像，但荠苨叶下光滑润泽无毛，这是它们相区别的地方。"

苏颂说："现在到处都有桔梗。它的根像小指般大小，黄白色，春季长苗，茎高一尺多，叶像杏叶，呈长椭圆形，四叶对生，嫩时也可煮来食用。夏天开紫碧色小花，很像牵牛花，秋后结子。八月采根，根为实心。如果无心的是荠苨。关中产的桔梗，根是黄皮，像蜀葵根；茎细，色青；叶小，青色，像菊叶。"

《唐本草》载：人参苗似五加阔短，茎圆，有三四桠，桠头有五叶。陶引荠苨乱人参，谬矣。且荠苨、桔梗，又有叶差互者，亦有叶三四对者，皆一茎直上，叶既相乱，唯以根有心无心为别尔。

使用禁忌

阴虚久嗽不宜用，以其通阳泄气也。气逆及咳血者忌服。下虚及怒气上升者不宜用。

形态特征

多年生草本，全株光滑无毛。茎直立，折断有汁液；叶片呈长卵形；根粗大肉质，圆锥形或有分叉，外皮为黄褐色。开蓝紫色或蓝白色花。蒴果呈卵形，熟时顶端开裂。

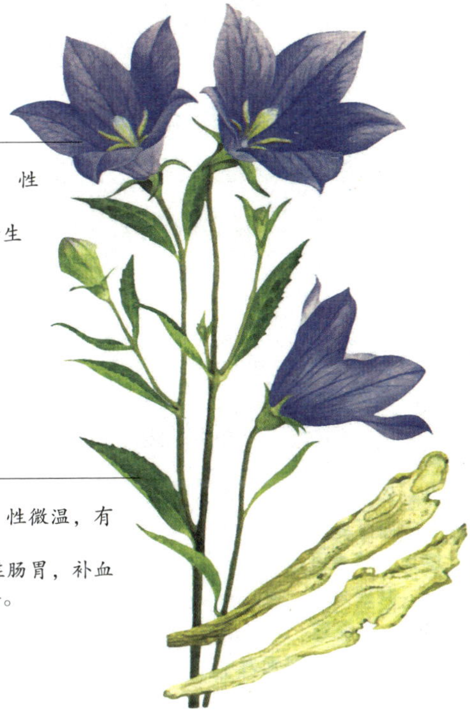

花

［性味］味辛，性微温，有小毒。

［主治］治口舌生疮、目赤肿痛。

叶

［性味］味辛，性微温，有小毒。

［主治］利五脏肠胃，补血气，除寒热风痹。

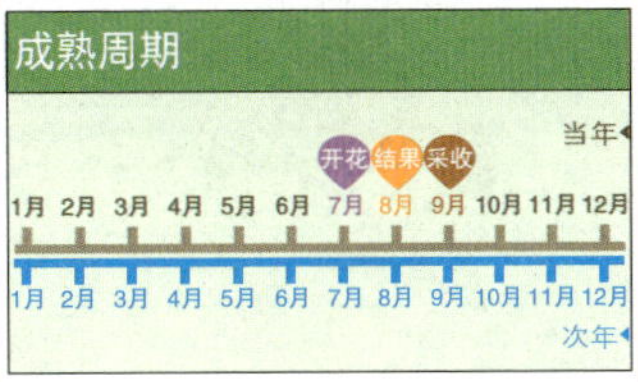

成品选鉴

外皮表面为黄棕色，具纵扭皱沟。质脆，断面不平坦，木部淡黄白色。无臭，味微甜后苦。

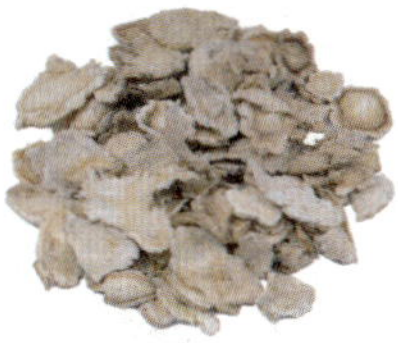

实用妙方

- **胸满不痛：**桔梗、枳壳等份，加水二盅，煎取一盅，温服。
- **伤寒腹胀，为阴阳不和所致，用桔梗半夏汤：**用桔梗、半夏、陈皮各三钱，生姜五片，加水二盅，煎取一盅服用。
- **虫牙肿痛：**用桔梗、薏苡等份，研为末，内服。
- **牙疳臭烂：**用桔梗、茴香等份，烧后研细敷患处。

中药趣味文化

桔梗与爱情的传说

在朝鲜，相传有一位漂亮的姑娘名字叫桔梗，她和恋人青梅竹马，两情相悦。然而地主来抢桔梗抵债，她的恋人失手把地主杀了，被关入监牢。桔梗姑娘十分悲伤，茶饭不思，很快就病倒了。她临死之前要求家人把她葬在青年砍柴必经的山路上。第二年春天，在她的坟上开出一种紫色的小花，它的根吃起来甜甜的，就像桔梗姑娘曾经甜蜜的爱情。人们叫它“桔梗花”，并编成歌谣传唱，赞美美好的爱情。

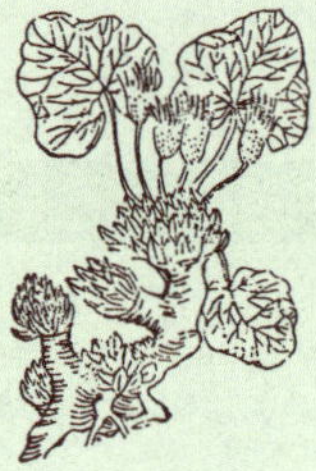

【功效】润肺下气，止咳化痰。

久咳不愈用款冬花

款冬花

Tussilago farfara L.

草部·隰草类　　止咳平喘药

款冬花又名款冻、颗冻、氐冬、钻冻、菟奚、橐吾、虎须。百草中只有它不畏冰雪，最先发芽，春天人们采来代替蔬菜。

形态特征

根是紫色，叶像萆薢，丛生；花出根下，十二月开黄花，则长出来时像菊花萼，离地一二寸，通直而肥实无子。

花

［性味］味辛，性温，无毒。
［主治］各种惊痫寒热邪气。

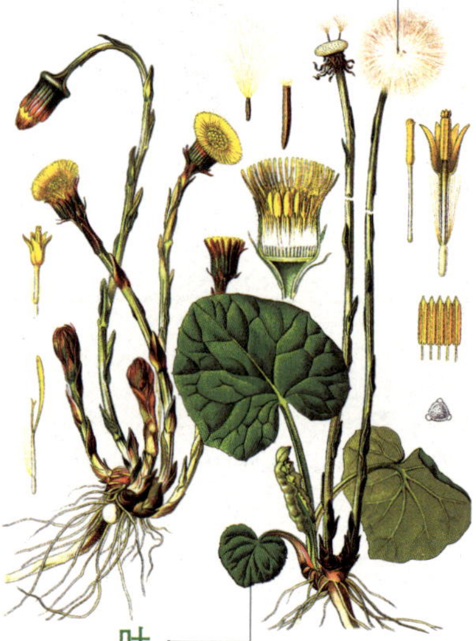

叶

［性味］味辛，性温，无毒。
［主治］主咳嗽上气、哮喘，喉痹。

药用部分

○花蕾

修治：寇宗奭说："如果入药用，须用微见花的为好。如果已经开花芬芳，则无药力。"

性味：味辛，性温，无毒。

主治：主咳嗽上气、哮喘，喉痹及各种惊痫寒热邪气。（出自《神农本草经》）

治消渴，喘息呼吸。（出自《名医别录》）

疗肺气心促急，热劳咳、咳声不断、涕唾稠黏，肺痿肺痈，吐脓血。（甄权）

润心肺，益五脏，除烦消痰，清肝明目，治中风等疾病。（出自《日华子诸家本草》）

［发明］苏颂说："《神农本草经》载其主治咳逆，古今方中多用来温肺治嗽。"

成品选鉴

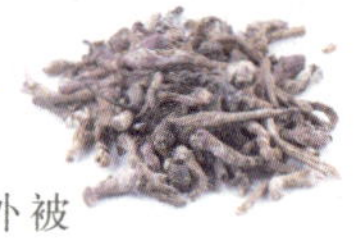

本品呈长圆棒状。外被紫红色或淡红色鱼鳞状苞片，内为白色絮状茸毛。体轻，气香，味微苦而辛。

实用妙方

• 咳嗽痰中带血：款冬花、百合，蒸后焙，等份研为末，加蜜做成龙眼大的丸子，每天临睡时嚼服一丸，姜汤送下。

• 治久嗽不止：紫菀三两，款冬花三两。上药粗捣罗为散，每服三钱，以水一中盏，入生姜半分，煎至六分，去滓温服，每日服用三四次。

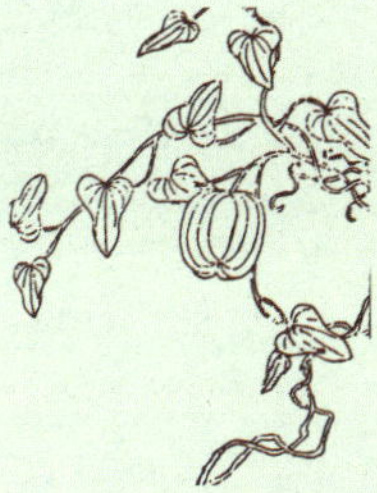

【功效】清肺降气，止咳平喘，清肠消痔。

清肺止咳的藤上果

马兜铃

Aristolochia debilis Sieb. et Zucc.

草部·蔓草类　　止咳平喘药

又名都淋藤、独行根、去南根，其根称土青木香，藤称天仙藤。此草蔓生附木生长，果实像马项上的铃铛，故名马兜铃。

|形态特征|

全株无毛。茎有棱，缠绕成团。叶片三角状心形，种子多数，扁平三角形，周围有宽翅。

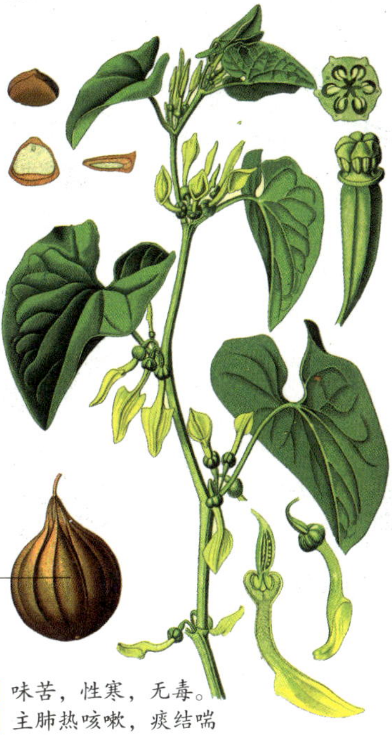

果实

［性味］味苦，性寒，无毒。
［主治］主肺热咳嗽，痰结喘促，血痔瘘疮。

|药用部分|

○果实

性味：味苦，性寒，无毒。

主治：主肺热咳嗽，痰结喘促，血痔瘘疮。（出自《开宝本草》）

治肺气上急，坐息不得，咳嗽连连不止。（甄权）

清肺气，补肺，去肺中湿热。（张元素）

○独行根（青木香）

性味：味辛、苦，性冷，有毒。

马志说：“有毒，不能多服，会使人呕吐、腹泻不止。”

主治：治诸毒热肿，蛇毒，用水磨独行根成泥封患处，每天三四次。加水煮一二两，取汁服，吐蛊毒。将其捣为末，水调后用来涂疔肿，效果好。（出自《新修本草》）

利大肠，治头风、瘙痒、秃疮。（李时珍）

成品选鉴

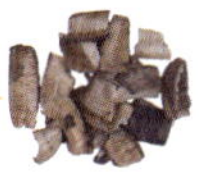

呈卵圆状倒卵形，表面为黄绿色、灰绿色或棕褐色，轻而脆，内表面平滑而带光泽，有密的横向脉纹，气特殊，味微苦。

|实用妙方|

- 水肿腹大喘急：用马兜铃煎汤，每日服。
- 治心痛：大马兜铃一个，灯上烧存性，研为末，温酒送服。
- 肺气喘急：马兜铃二两，去壳及膜，加酥油半两，拌匀后用慢火炒干，再加炙甘草一两，同研成末。每次取一钱，加水一盏，煎至六成，温服，或噙口中咽服。

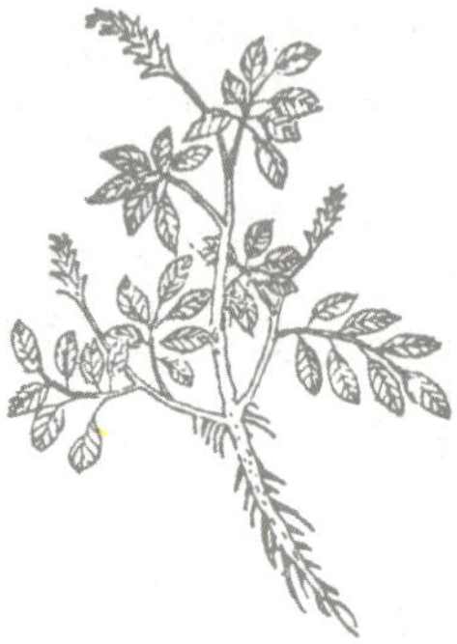

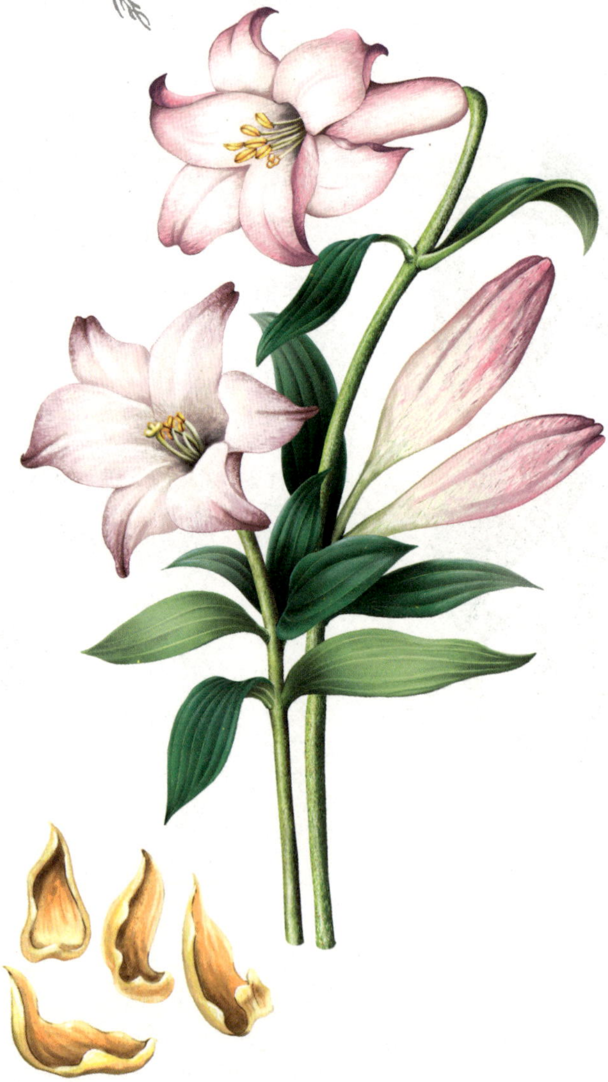

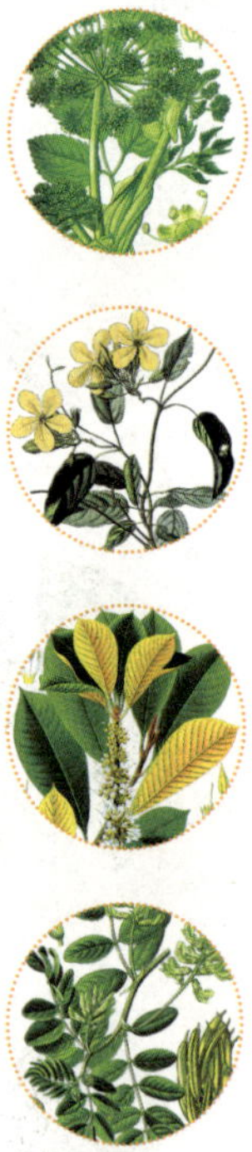

第九章 补虚健体篇

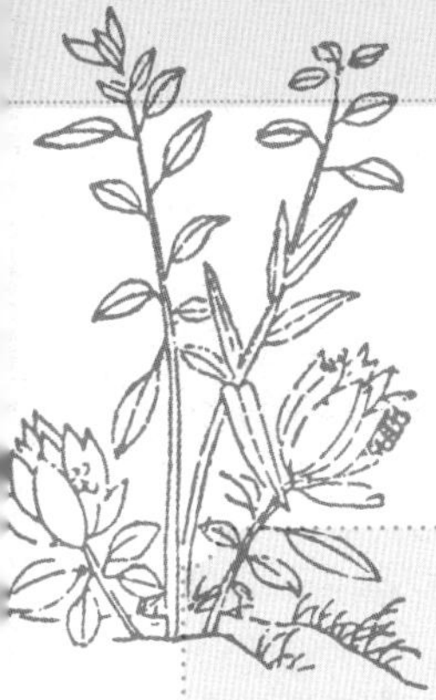

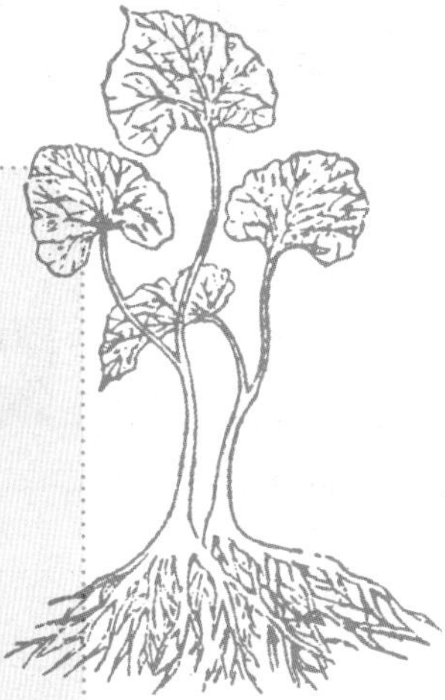

凡能补益正气，增强体质，提高抗病能力，纠正人体气血阴阳虚衰的病理倾向，治疗虚证的药物，称为补虚药，也叫补养药或补益药。根据性能、功效及适应证的不同，分为补气药，如黄芪、甘草；补阳药，如菟丝子等；补血药，如当归等；补阴药，如百合、石斛等。补虚药为虚证而设，身体健康，并无虚弱表现者，不宜滥用，以免导致阴阳平衡失调。

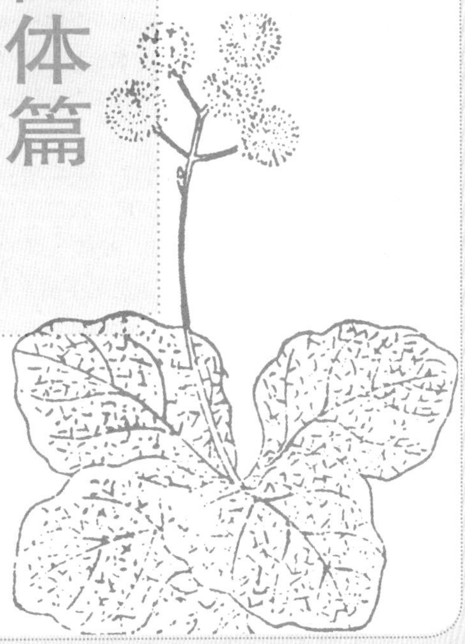

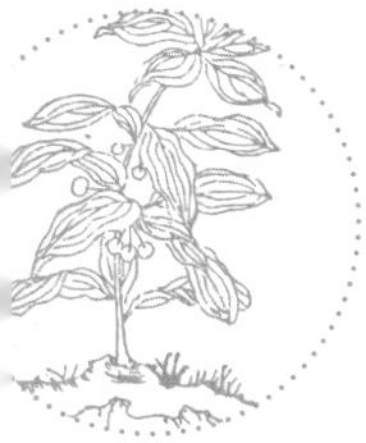

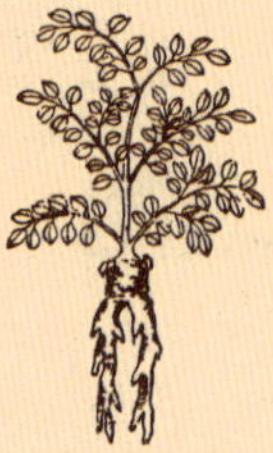

【功效】补气升阳，益卫固表，利水消肿，托疮生肌。

五脏皆补的补气圣药

黄芪

Astragalus membranaceus (Fisch.) Bge.

草部·山草类　补气药

黄芪又名戴椮、戴萁、独萁、芰草、蜀脂、百本、王孙。芪，也作耆。李时珍说："耆，长的意思。黄耆色黄，为补药之长，故名。"今通称为黄芪。

药用部分

○黄芪根

性味：味甘，性微温，无毒。

《名医别录》载：白水耆性寒主补。

张元素说："黄芪味甘，性温或平。气薄味厚，可升可降，属阴中阳药，入手足太阴经气分，又入手少阳、足少阴命门。"

徐之才说："与茯苓相使，恶龟甲、白鲜皮。"

主治：主痈疽、烂疮日久，能排脓止痛。疗麻风病，痔疮、瘰疬，补虚，治小儿百病。（出自《神农本草经》）

治妇人子宫邪气，逐五脏间恶血，补男子虚损，五劳消瘦，止渴，腹痛泻痢。可益气，利阴气。（出自《名医别录》）

治虚喘，肾虚耳聋，疗寒热，治痈疽发背，内补托毒。（甄权）

益气壮筋骨，生肌补血，破癥瘕。治瘰疬瘿瘤，肠风血崩，带下，赤白下痢，产前后一切病，月经不调，痰咳，头痛，热毒赤目。（出自《日华子诸家本草》）

治虚劳自汗，补肺气，泻肺火心火，固卫表，养胃气，去肌热及诸经疼痛。（张元素）

主治太阴疟疾，阳维的寒热病，督脉的气逆里急。（王好古）

○黄芪茎叶

主治：疗渴以及筋挛，痈肿疽疮。（出自《名医别录》）

［发明］陶弘景说："黄芪产于陇西的温补，产于白水的冷补。又有红色的用作膏药，消痈肿。"张元素说："黄芪甘温纯阳，功用有五：一补各种虚损；二益元气；三健脾胃；四祛肌热；五排脓止痛，活血生血，内托阴疽，为疮家圣药。"又说："黄芪补五脏虚损，治脉弦自汗，泻阴火，祛虚热，无汗用之发汗，有汗用之则止汗。"

医家名论

李时珍说："黄芪叶似槐叶但稍微尖小些，又似蒺藜叶但略微宽大些，青白色。开黄紫色的花，大小如槐花。结尖角样果实，长约一寸。根长二三尺，以紧实如箭杆的为好。嫩苗可食用。收取它的果实，在十月下种，就像种菜一样。"

苏颂说："今河东、陕西州郡多有生长。八月中旬采挖它的根，其皮柔韧折之如绵，叫作绵黄芪。黄芪有白水芪、赤水芪、木芪几种，功用都差不多，但以白水芪力强。木芪短且纹理横生。"

使用禁忌

肾病属阴虚，湿热、热毒炽盛者用黄芪一般会出现毒副作用，应禁用。

形态特征

多年生草本。茎直立，上部有分枝。奇数羽状复叶互生，小叶片呈广椭圆形或椭圆形，下面被柔毛。总状花序腋生，花萼钟状，密被短柔毛，花冠黄色。荚果膜质，呈半卵圆形，无毛。

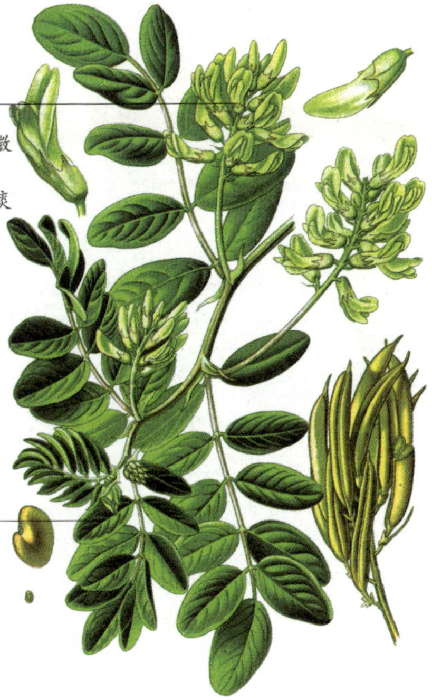

花

［性味］味甘，性微温，无毒。

［主治］月经不调，痰咳，头痛，热毒赤目。

叶

［性味］味甘，性微温，无毒。

［主治］疗渴以及筋挛，痈肿疽疮。

成熟周期

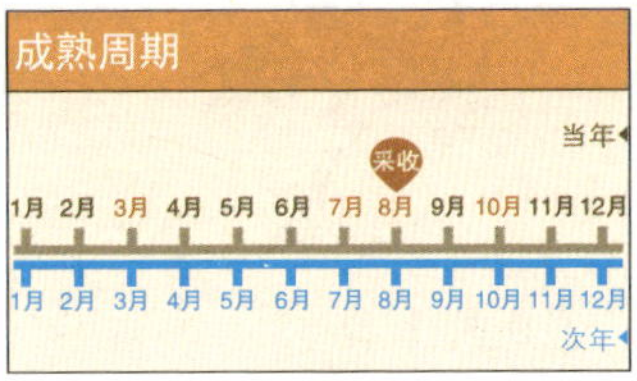

成品选鉴

根为圆柱形，有的有分枝，上端较粗，略扭曲，长30~90厘米，直径0.7~3.5厘米。表面为淡棕黄色至淡棕褐色，有不规则纵皱纹及横长皮孔，栓皮易剥落而露出黄白色皮部，有的可见网状纤维束。质坚韧，断面强纤维性。气微，味微甜，有豆腥味。

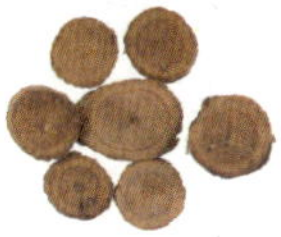

实用妙方

- **小便不通：**绵黄芪二钱，水二盏，煎成一盏，温服，小儿减半。
- **酒后黄疸（心痛，足胫肿胀，小便黄，身上发赤、黑、黄斑，这是由大醉受风、入水所致）：**取黄芪二两，木兰一两，共研为末，用温酒送服一方寸匕，每日三次。
- **气虚所致小便浑浊：**盐炒黄芪半两，茯苓一两，共研为细末，每服一钱，白开水送服。
- **肠风泻血：**黄芪、黄连等份研为细末，用面调糊做成丸，如绿豆大，每服三十丸，米汤送下。

中药趣味文化

黄芪的由来

黄芪又叫作戴糁。这是因为相传古时有一位行医的老人，就叫戴糁，善针灸术，为人厚道，一生乐于救助他人。后来他遇到一个坠崖的儿童，为了救他而献身了。老人身体很瘦，面色淡黄，人们为尊敬他而称他为“黄耆”。老人去世后，他的墓旁生长出一种有甜味，具有补中益气、止汗、利水消肿、除毒生肌作用的草药。人们为纪念他，便将这味草药称为“黄芪”，并用它救治了很多病人。

解百毒、调众药的“药中之王”

甘草

Glycyrrhiza uralensis Fisch.

草部·山草类 补气药

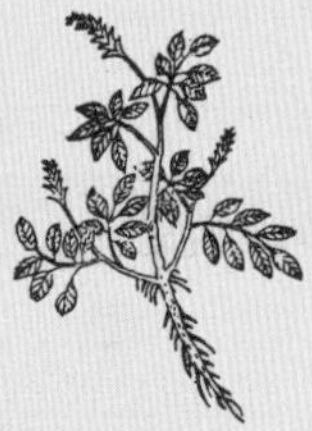

【功效】益气补中，清热解毒，祛痰止咳，缓急止痛，调和药性。

甘草又名蜜甘、蜜草、美草、蕗草、灵通、国老。国老即黄帝老师的称呼，甘草可治七十二种矿石毒，解一千二百种草木毒，调和众药有功，所以有国老的称呼。

|药用部分|

○甘草根

修治：李时珍说：“方书中炙甘草都是用长流水蘸湿后炙，炙熟后刮去红皮，或用浆水炙熟，没有用油酥炙、酒蒸的。一般补中宜炙用，泻火宜生用。”

性味：味甘，性平，无毒。

主治：治五脏六腑寒热邪气，强筋骨，长肌肉，倍气力。解毒，疗金疮痈肿。久服可轻身延年益寿。（出自《神农本草经》）

温中下气，用于烦满短气、伤脏咳嗽，并能止渴，通经脉，调气血，解百药毒，为九土之精，可调和七十二种矿石药及一千二百味草药。（出自《名医别录》）

除腹中胀满、冷痛，能补益五脏，治疗惊痫，肾气不足的阳痿，妇人血淋腰痛。凡体虚有热者宜加用本品。（甄权）

安魂定魄，能补各种劳伤、虚损，治疗惊悸、烦闷、健忘等症，通九窍，利血脉，益精养气，壮筋骨。（出自《日华子诸家本草》）

解小儿胎毒，治惊痫，降火止痛。（李时珍）

○甘草梢

主治：生用治胸中积热、祛阴茎中痛，加酒煮延胡索、苦楝子效果更好。（张元素）

○甘草花

主治：生用能行足厥阴、阳明二经的瘀滞，消肿解毒。（朱震亨）

主痈肿，适宜与吐药配合使用。（李时珍）

[发明] 李时珍说：“甘草外红中黄，色兼坤离；味厚气薄，滋补脾土，调和众药，有元老的功德；能治各种病邪，有帮助天帝的力量而无人知晓，敛神仙的功力而不归于自己，可说是药中良相。但是，腹满呕吐及嗜酒者患病，不能用甘草；并与甘遂、大戟、芫花、海藻相反。”

|医家名论|

《名医别录》记载：甘草生长在河西川谷积沙山及上郡。二月、八月的黄道吉日采根，暴晒，十日成。

李时珍说：“甘草的枝叶像槐，高五六尺，但叶端微尖而粗涩，好似有白毛，结的果实与相思角相像，成熟时果实自然裂开，子像小扁豆，非常坚硬。现在的人只以粗大、结紧、断纹的为好，称为粉草。质轻、空虚、细小的，其功用都不如粉草。”

使用禁忌

实证中满腹胀忌服。恶远志。反大戟、芫花、甘遂、海藻四物。痢疾初作，不可用。

形态特征

多年生草本，高30~70厘米。主根长且粗大，外皮红褐色至暗褐色。茎直立，被白色短毛。叶片呈卵圆形、卵状椭圆形或偶近于圆形。花冠淡紫堇色。荚果为线状长圆形，镰刀状或弯曲呈环状。种子呈扁圆形或肾形，黑色光滑。

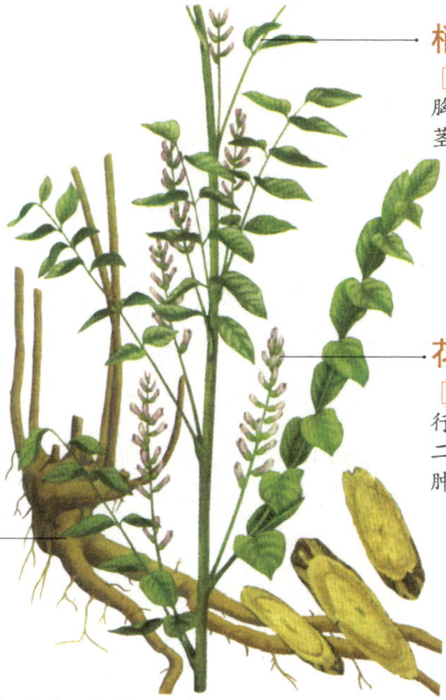

梢

［主治］生用治胸中积热，祛阴茎中痛。

花

［主治］生用能行足厥阴、阳明二经的瘀滞，消肿解毒。

根

［性味］味甘，性平，无毒。

［主治］治五脏六腑寒热邪气，长肌肉，倍气力。

成熟周期

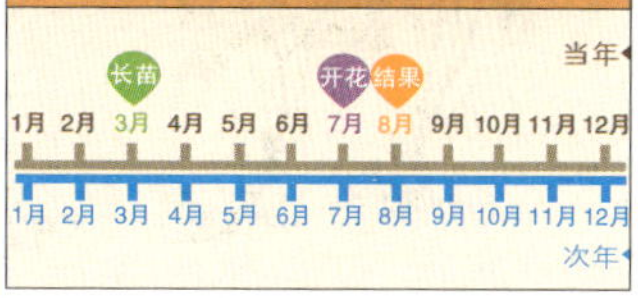

成品选鉴

干燥根呈长圆柱形，不分枝，外皮显红棕色、棕色或灰棕色，具显著的皱纹、沟纹及稀疏的细根痕，质坚实而重。以外皮细紧、有皱沟、红棕色、质坚实、粉性足、断面黄白色者为佳；外皮粗糙，灰棕色、质松、粉性小、断面深黄色者为次；外皮棕黑色、质坚硬、断面棕黄色、味苦者不可入药。

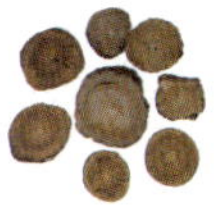

实用妙方

• **伤寒心悸脉结代**：用甘草二两，水三升，煮至一升半，服七合，每日一次。

• **伤寒咽痛（少阴证）**：用甘草汤，取甘草二两，蜜水炙过，加水二升，煮成一升半，每服五合，每日两次。

• **肺热喉痛（有痰热者）**：用炒甘草二两，桔梗一两（淘米水浸一夜），加阿胶半斤，水一盅半，煎服，每服五钱。

• **肺痿吐涎沫（头昏眩，小便频数，但不咳嗽）**：用甘草干姜汤，取炙甘草四两，炮姜二两，水三升，煮至一升半，分几次服。

中药趣味文化

“甘草”原从“干草”来

西汉时期，在一个山村里有位草药郎中，一天，郎中外出给乡民治病未归，家里来了很多求医的人。郎中妻子暗自琢磨，丈夫替人看病，不就是那些草药嘛，她想起灶前有一大堆草棍子，就把这些小棍子切成小片，发给那些来看病的人，每人拿药致谢而去。过了几天，好几个人拎了礼物来答谢郎中，说吃了他留下的药，病就好了。从那时起，郎中就把“干草”当作中药使用，又让它调和百药，每帖药都加一两钱。从此，甘草就一直沿用下来。

通治全身疾病的补血圣药

当归

Angelica sinensis (Oliv.) Diels

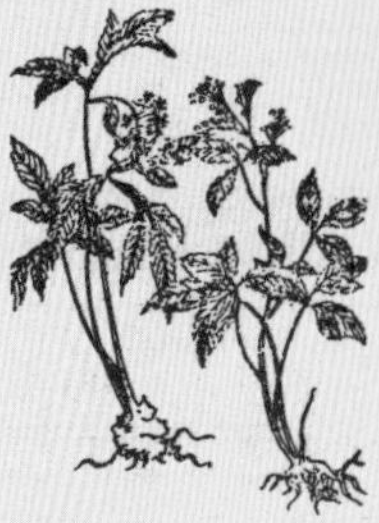

【功效】补血调经，活血止痛，润肠通便。

草部·芳草类　　补血药

当归又名乾归、山蕲、白蕲、文无（“蕲”为古“芹”字）。古人娶妻是为了延续子嗣，当归调血，为女人要药，有思念丈夫的意思，所以有当归一名。

药用部分

○当归根

修治：张元素说：“当归头止血，归尾破血，归身和血，全用则一破一止。先用水将当归洗净。治上用酒浸，治外用酒洗过，用火焙干或晒干，入药。”

李时珍说：“治上部疾病宜用当归头；疗中部疾病宜用当归身；治下部病症主选当归尾；通治一身疾病就用全当归。当归晒干趁热用纸封好，密闭收藏在瓮中，可防虫蛀。”

性味：味甘，性温，无毒。

徐之才说：“当归恶茹、湿面，畏菖蒲、海藻、牡蒙、生姜，制雄黄。”

主治：主咳逆上气、温疟寒热，妇人漏下、不孕不育，各种恶疮疡金疮，宜煮汁饮服。（出自《神农本草经》）

能温中止痛，除客血内塞，中风汗不出，湿痹中恶，客气虚冷，还可补五脏，生肌肉。（出自《名医别录》）

能止呕逆，治虚劳寒热，下痢，腹痛，齿痛，女人沥血腰痛及崩漏，可补各种虚损。（甄权）

治一切风寒，补一切血虚、劳损。能破恶血，生新血，还可治癥癖，肠胃冷。（出自《日华子诸家本草》）

治头痛，心腹诸痛，能润肠胃筋骨皮肤，还可治痈疽，排脓止痛，和血补血。（李时珍）

主痿弱无力、嗜卧，足下热而痛。治冲脉为病，气逆里急。疗带脉为病，腹痛，腰部冷痛。（王好古）

［**发明**］张元素说：“当归作用有三：一为心经本药，二能和血，三治各种疾病夜晚加重的。凡是血分有病，必须用。血壅不流则痛，当归之甘温能和血，辛温能散内寒，苦温能助心散寒，使气血各有所归。”

医家名论

《名医别录》载：当归生长在陕西的川谷中，二月、八月采根阴干用。

李时珍说：“当归以秦州陇西产的头圆尾多，色紫气香肥润的，质量最佳，名马尾归。头大尾粗色白坚枯的，是镵头归，只适合入发散药中使用。韩说四川产的当归力刚而善攻，秦州产的当归力柔而善补，正是如此。”

使用禁忌

湿阻中满及大便溏泄者慎服。畏菖蒲、海藻、牡蒙。恶湿面，畏生姜。肠胃薄弱，泄泻溏薄及一切脾胃病恶食、不思食及食不消，并禁用之，即在产后胎前亦不得入。

|形态特征|

多年生草本，高0.4～1米。根圆柱状，多肉质须根，黄棕色，香气深郁。茎直立，有纵深沟纹，光滑无毛。叶呈羽状分裂，裂片卵形或卵状披针形，边缘有缺刻锯齿。复伞形花序顶生，花瓣长卵形。果实椭圆形至卵形，侧棱有薄翅。

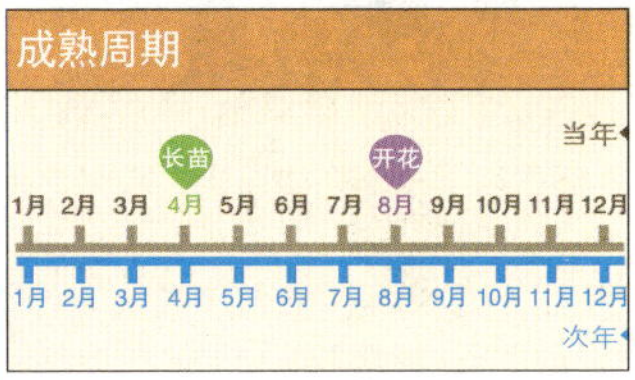

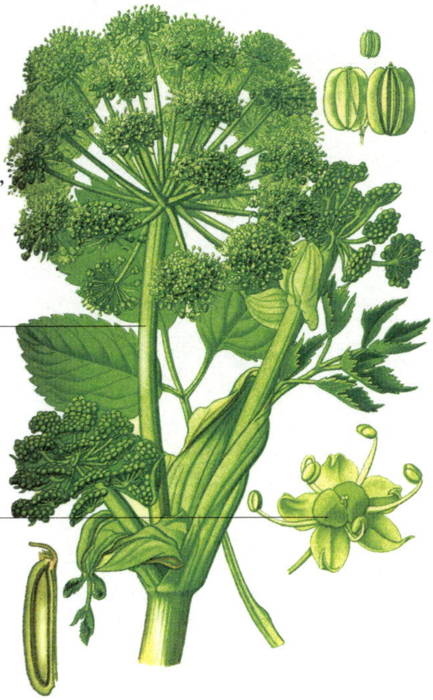

茎

［性味］味甘，性温，无毒。
［主治］主咳逆上气。

花

［性味］味甘，性温，无毒。
［主治］主妇人漏下、不孕不育。

成品选鉴

当归，这味古老而神奇的中药，其药用部分主要为根部。当归根呈长圆柱形，表面黄棕色至棕褐色，具有纵皱纹及横长皮孔，质地柔韧，断面黄白色或淡黄棕色，散发着特有的香气，味道甘、辛、微苦。

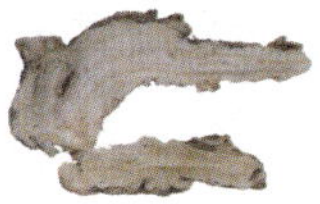

|实用妙方|

- **鼻出血不止：** 取当归焙干，研细。每次服一钱，米汤送下。
- **治尿血：** 用当归四两，锉碎，加酒三升，煮取一升，一次服下。
- **头痛欲裂：** 用当归二两，酒一升，煮至六合饮下，一日两次。
- **视物昏花，用六一丸补气养血：** 取当归（生晒）六两，附子（炮）一两，共研为末，炼蜜为丸如梧桐子大，每次服三十丸，温酒送下。

中药趣味文化

当归不归，娇妻改嫁

西周时有个新婚青年要上山采药，对妻子说三年回来，谁知一去三年不见回来。媳妇因思念丈夫而忧郁，得了气血亏损的妇女病，后来只好改嫁。谁知后来她的丈夫又回来了。她对丈夫哭诉道："三年当归你不归，片纸只字也不回，如今我已错嫁人，心如刀割真悔恨。"丈夫也懊悔自己没有按时回来，遂把采集的草药根拿去给媳妇治病，竟治好了她的妇女病。为吸取"当归不归，娇妻改嫁"的悲剧教训，便把它叫作"当归"。

白芍补益而赤芍泻痢

芍药

Paeonia lactiflora Pall.

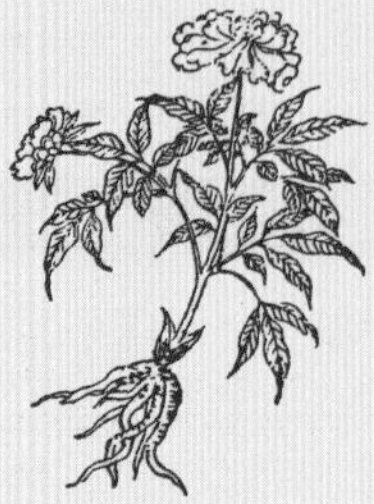

【功效】养血敛阳，柔肝止痛，平抑肝阳。

草部·芳草类　　补血药

芍药又名将离、犁食、白术、余容、铤。白的叫金芍药，赤的叫木芍药。李时珍说：“芍药，犹绰约也。”绰约，指美好的样子。此草花容绰约，故名余容。

药用部分

○芍药根

性味：味苦，性平，无毒。

王好古说：“味酸而苦，气薄味厚，属阴，主降，为手足太阴行经药，入肝脾血分。”

徐之才说：“恶石斛、芒硝，畏消石、鳖甲、小蓟，反藜芦。”

李时珍说：“与白术同用，补脾；与川芎同用，泻肝；与人参同用，补气；与当归同用，补血；用酒炒，补阴；与甘草同用，止腹痛；与黄连同用，止泻痢；与防风同用，发痘疹；与生姜、大枣同用，温经散湿。”

主治：主邪气腹痛，除血痹，破坚积，疗寒热疝气，止痛，利小便，益气。（出自《神农本草经》）

可通利血脉，缓中，散恶血，逐贼血，去水气，利膀胱大小肠，消痈肿，治感受时行病邪之恶寒发热，中恶腹痛腰痛。（出自《名医别录》）

治脏腑壅滞，能强五脏，补肾气，治时疾骨蒸潮热，妇人经闭，能蚀脓。（甄权）

主女人一切病，胎前产后诸疾，治风补劳，退热除烦益气，惊狂头痛，目赤明目，肠风泻血痔瘘，发背疮疥。（出自《日华子诸家本草》）

能泻肝火，安脾肺，降胃气，止泻痢，固腠理，和血脉，收阴气，敛逆气。（张元素）

止下痢腹痛，里急后重。（李时珍）

［发明］朱震亨说：“芍药泻脾火，性味酸寒，冬天使用必须用酒炒过。凡是腹痛因血脉凝涩所致的，也必须用酒炒过后用。然而芍药只能治血虚腹痛，其他的并不治。因其没有温散的作用。下痢腹痛必须炒过用，后重者不炒。产后不能用芍药，因芍药的酸寒会克制生发之气。”

医家名论

《名医别录》载：芍药生长在中岳川谷及丘陵，二月、八月采根晒干。

马志说：“芍药有赤、白两种，其花也有赤、白两种颜色。”

李时珍说：“古人言洛阳牡丹、扬州芍药甲天下。如今药方中所用的，也绝大多数取扬州所产的芍药。芍药十月生芽，到春天才长，三月开花。其品种多达三十多种，有千叶、单叶、楼子等不同。入药宜用单叶的根，气味全厚。根的颜色与花的赤、白颜色相应。”

使用禁忌

虚寒证者不宜单独应用。反藜芦。恶石斛、芒硝。畏消石、鳖甲、小蓟。凡中寒腹痛，中寒作泄，腹中冷痛，肠胃中觉冷等忌之。若脾气寒而痞满难化者忌用。

形态特征

多年生草本，高40~70厘米。根肥大，呈圆柱形或纺锤形，外皮棕红色。茎直立，光滑无毛。顶生叶片较大，呈倒卵形或阔卵形，侧生叶片稍小，呈椭圆状倒卵形或卵形。花瓣为倒卵形，粉红色。果长呈圆形，表面粗糙。种子近球形，蓝黑色。

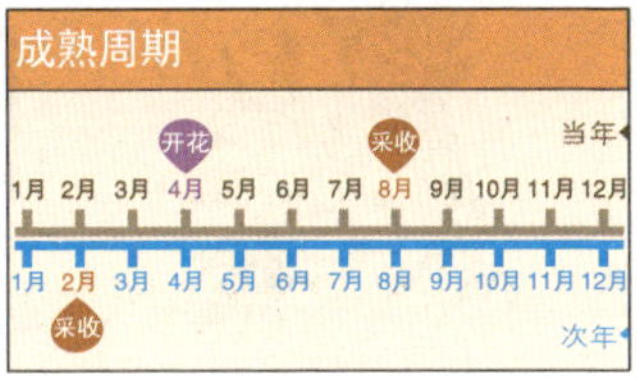

花

［性味］味苦，性平，无毒。
［主治］可通利血脉，缓中，散恶血，逐贼血。

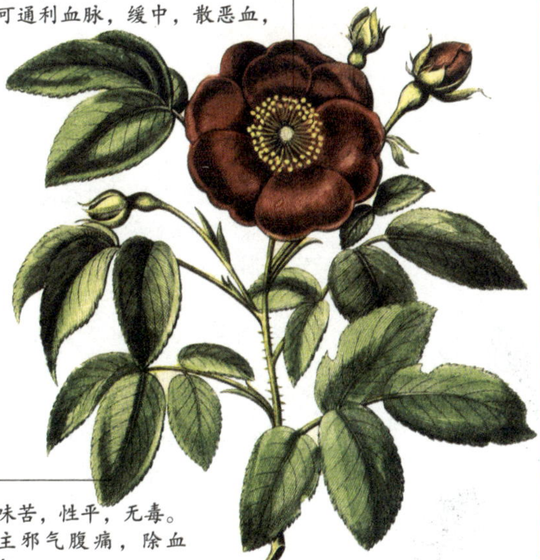

叶

［性味］味苦，性平，无毒。
［主治］主邪气腹痛，除血痹，破坚积。

成品选鉴

圆柱形，亳白芍表面为粉白色或类白色，较光滑；杭白芍表面为棕色或浅棕色，较粗糙，有明显的纵皱纹及细根痕。质坚实而重，不易折断。气微，味微苦而酸。以根粗长匀直、皮色光洁、质坚实、断面粉白色、粉性大、无白心或裂断痕者为佳。

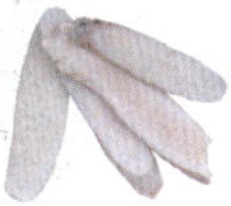

实用妙方

- **腹中虚痛**：白芍药三钱，炙甘草一钱，加水二盏，煎取一盏，温服。夏季加黄芩五分，恶寒加肉桂一钱，冬季大寒加肉桂一钱。
- **脚气肿痛**：白芍药六两，甘草一两，共研为末，用白开水点服。
- **消渴引饮**：白芍药、甘草等份，共研为末，每次取一钱，用水煎服，日服三次。
- **崩中下血，小腹很痛**：芍药一两，炒为黄色，柏叶六两，微炒过。每次取二两，加水一升，煮取六合，然后加酒五合，再煎成七合，分作两次服，空腹服。也可将两药共研为末，每次用酒送服二钱。

中药趣味文化

“花相”芍药

芍药是我国的传统名花，它的花色、花形极为繁多奇特。自菏泽花农近年育出绿色芍药之后，芍药也如同花王牡丹一样，实现了“红、黄、白、粉、蓝、黑、紫、绿、复”九大色系的完整系统。不少芍药因花蕊呈针状彩瓣、内外瓣色彩各异等特性，颜色更是变幻莫测。宋代郑樵《通志略》载：“芍药著于三代之际，风雅所流咏也。”唐代以后人们又把芍药与花中之王牡丹并称“花中二绝”“世谓牡丹为花王，芍药为花相”。这些都足以证明芍药在我国历代人民心目中的崇高地位。

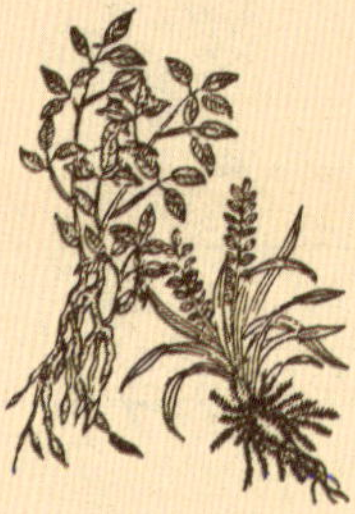

【功效】补肾阳，强筋骨，祛风湿。

呵护男性健康的良药

巴戟天

Morinda officinalis How

草部·山草类　补阳药

巴戟天又名不凋草、三蔓草。长在巴郡以及下邳的山谷中，二月、八月采根阴干入药。它的根如连珠，老根为青色，嫩根为白紫色，一样使用，以连珠多肉厚的为好。

形态特征

根肉质肥厚，圆柱形，呈念珠状。茎有细纵条棱，叶片为长椭圆形，花白色，种子近卵形或倒卵形。

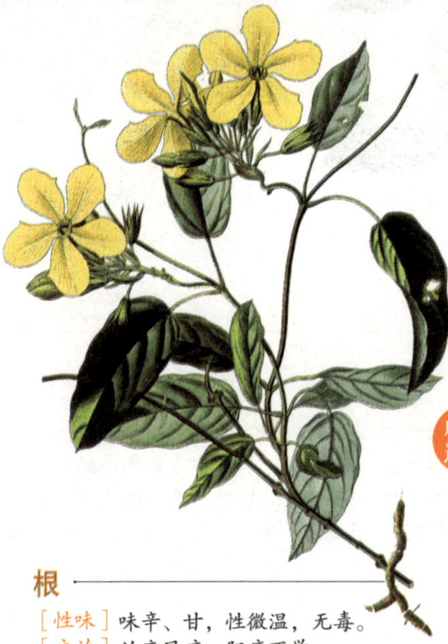

药用部分

○巴戟天根

性味： 味辛、甘，性微温，无毒。

主治： 治麻风病、阳痿不举。能强筋骨，安五脏，补中增志益气。（出自《神农本草经》）

疗头面游风，小腹及阴部疼痛。能补五劳，益精，助阳利男子。（出自《名医别录》）

《仙经》中用巴戟天来治脚气，去风疾，补血海。（李时珍）

[**发明**] 王好古说："巴戟天，是肾经血分药。"甄权说："病人虚损，宜加量使用巴戟天。"

成品选鉴

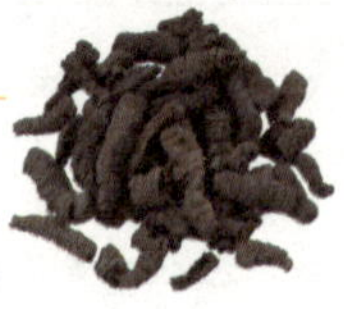

呈扁圆柱形或圆柱形，表面为灰黄色或灰黄棕色，有的微带紫色，具纵皱及深陷的横纹，质坚韧，折断面不平，淡紫色，气微，味苦，略涩。

实用妙方

- **治虚羸阳道不举，五劳七伤百病。能食，下气：** 巴戟天、生牛膝各三斤。以酒五斗浸之，去滓温服，常令酒气相及，勿至醉吐。
- **治妇人子宫久冷，月脉不调，或多或少，赤白带下：** 巴戟三两，良姜六两，紫金藤十六两，青盐二两，肉桂（去粗皮）、吴茱萸各四两。共研为末，酒糊为丸。每服二十丸，暖盐酒送下，盐汤亦得。日午、夜卧各一服。

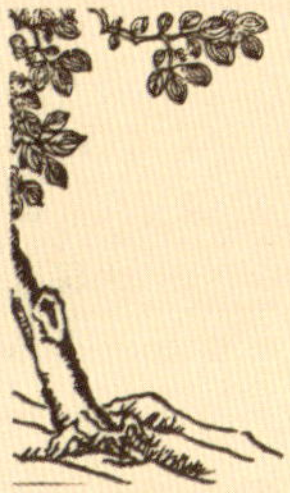

【功效】益精气，壮筋骨，强意志。

补肾虚，远离腰背酸痛

杜仲

Eucommia ulmoides Oliv.

木部·乔木类　　补阳药

杜仲又称思仲、思仙、木绵，是一味名贵的滋补药材。喜阳光充足，温和湿润的气候，在长江中游及南部各省均有种植，现作为稀有植物受到保护。

形态特征

树皮呈灰褐色，粗糙，有细丝相连。叶片呈椭圆形、卵形或长圆形，花单性，早春开花，秋后果实成熟。

叶

[性味] 味辛，性平，无毒。

[主治] 壮筋骨，强意志。

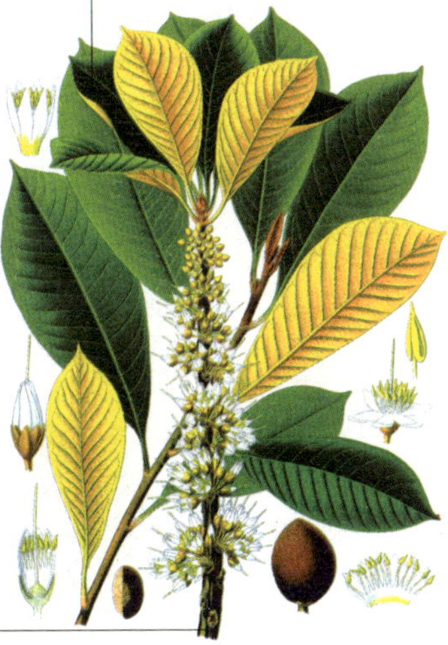

皮

[性味] 味辛，性平，无毒。

[主治] 治腰膝痛，益精气。

药用部分

○杜仲皮

性味：味辛，性平，无毒。

主治：治腰膝痛，益精气，壮筋骨，强意志。除阴部痒湿，小便淋漓不尽。久服轻身延年。

主脚中酸痛，不欲践地。（出自《名医别录》）

主肾冷腰痛，腰病人虚而身强直，风也。腰不利加而用之。（甄权）

治肾劳，腰脊挛。入药炙用。（出自《日华子诸家本草》）

益肝肾，养筋骨，祛关节湿淫，治腰膝酸痛，腿足拘挛。（出自《玉楸药解》）

成品选鉴

呈扁平的板块状、卷筒状，外表面为淡灰棕色或灰褐色，有明显的纵皱纹，质脆，易折断，气微，味稍苦，嚼之有胶状残余物。以皮厚而大、粗色刮净、内表面色暗紫、断面银白色橡胶丝多者为佳。

实用妙方

• **肾虚腰痛**：杜仲去皮，炙黄，取一大斤，分作十剂。每夜用一剂，在一升水中浸至五更，煎至三分之二，去渣留汁，放入羊肾三四片，煮开几次，加上椒盐做羹，空腹一次服下。

• **风冷伤肾，腰背虚痛**：杜仲一斤，切细，炒过，放酒二升中浸十日。每日服三合。又方：用杜仲研末，每日清晨以温酒送服二钱。

• **病后虚汗及自流汗**：用杜仲、牡蛎，等份研末，卧时用水送服五小匙。

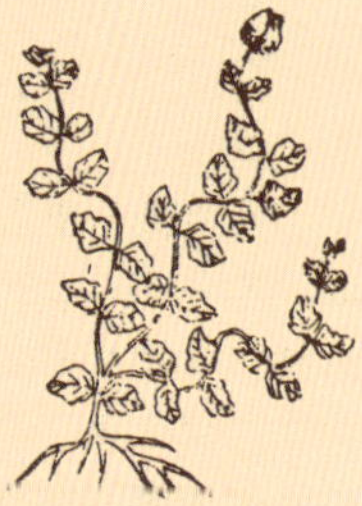

缠绕在树枝上的补肾药

菟丝子

Cuscuta chinensis Lam.

【功效】补肾益精，养肝明目，固胎止泻。

草部·蔓草类　补阳药

菟丝子又名菟缕、菟累、菟芦、菟丘、赤网、玉女、唐蒙、火焰草、野狐丝、金线草。夏天生苗，初如细丝，不能独立向上，根渐渐离开地面而寄生于其他植物上。

形态特征

初生有根，攀附到其他草木上时，其根自断。没有叶但有花，白色微红，香气袭人。

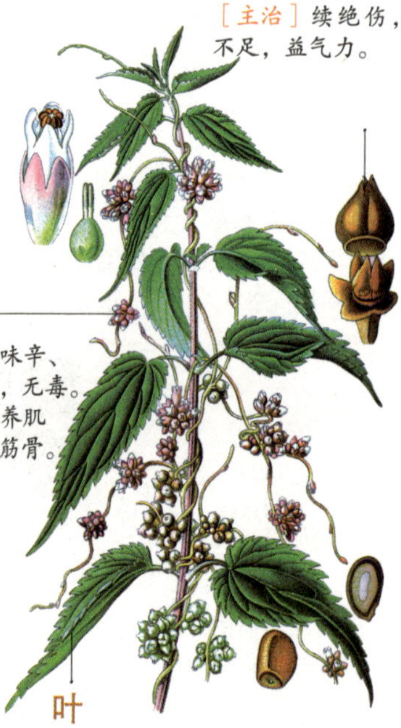

药用部分

○子

性味：味辛、甘，性平，无毒。

主治：续绝伤，补不足，益气力。（出自《神农本草经》）

养肌强阴，坚筋骨，主茎中寒，滑精，小便余沥不尽，口苦燥渴，血寒瘀积。（出自《名医别录》）

补五劳七伤，治鬼交泄精，尿血，润心肺。（出自《日华子诸家本草》）

补人卫气，助人筋脉。（出自《雷公炮炙论》）

治男子女人虚冷，添精益髓，去腰疼膝冷，又主消渴热中。（甄权）

成品选鉴

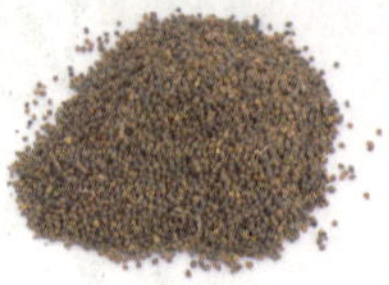

呈类圆形或卵圆形，表面为灰棕色或黄棕色，微粗糙，种皮坚硬，不易破碎，用沸水浸泡，表面有黏性，煮沸至种皮破裂，露出黄白色细长卷旋状的胚，称吐丝。气微，味微苦、涩。

实用妙方

• 小便淋漓：菟丝子煮汁饮服。

• 肝伤目暗：菟丝子三两，用酒浸三天，晒干研为末，用鸡蛋白调和成梧桐子大的丸子，每次空腹用温酒送服三十丸。

秋季季节性疾病的防火墙

百合

Lilium Pumilum DC.

草部·蔓草类　　补阴药

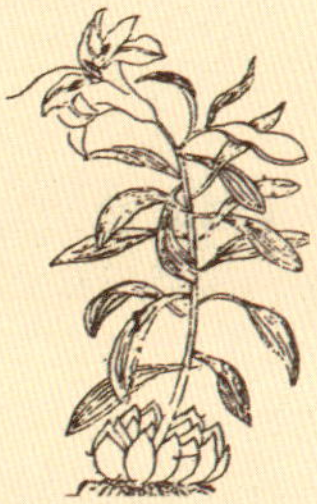

【功效】养阴润肺，清心安神。

又名：重迈、中庭、重箱、摩罗、强瞿、百合蒜、蒜脑薯，百合之根，以众瓣合成也。或者说，专治百合病，故名，亦通。根如大蒜，味如山薯，故俗称为蒜脑薯。

|形态特征|

茎上有紫色条纹，叶呈倒披针形至倒卵形，花喇叭形，有香味，多为白色。蒴果呈长圆形，有棱。

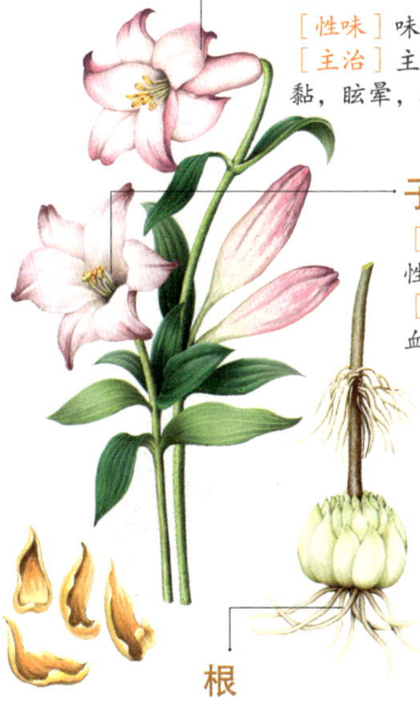

|药用部分|

○百合根

性味：味甘，性平，无毒。

主治：主邪气腹胀、心痛。利大小便，补中益气。（出自《神农本草经》）

除水肿胪胀，痞满，寒热，通身疼痛，及乳难，喉痹，止涕泪。（出自《名医别录》）

除心下急、满、痛，治脚气，热咳逆。（甄权）

主心急黄。（出自《食疗本草》）

安心，定胆，益志，养五脏。治癫邪啼位、狂叫，惊悸，杀蛊毒气，熁乳痈、发背及诸疮肿，并治产后血狂运。（出自《日华子诸家本草》）

成品选鉴

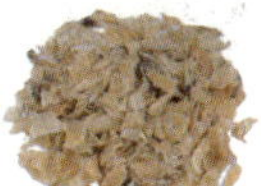

鳞叶呈长椭圆形，顶端尖，基部较宽，微波状，向内卷曲。表面为白色或淡黄色，光滑半透明，质硬而脆，易折断，断面平坦，角质样，无臭，味微苦。

|实用妙方|

• 治咳嗽不已，或痰中有血：款冬花、百合（焙，蒸）等份。上为细末，炼蜜为丸，如龙眼大。每服一丸，食后临卧细嚼，姜汤咽下，噙化尤佳。

• 治支气管扩张、咯血：百合二两，白及四两，蛤粉二两，百部一两。共研为细末，炼蜜为丸，每重二钱，每次一丸，每日三次。

• 治肺病吐血：新百合捣汁，和水饮之，亦可煮食。

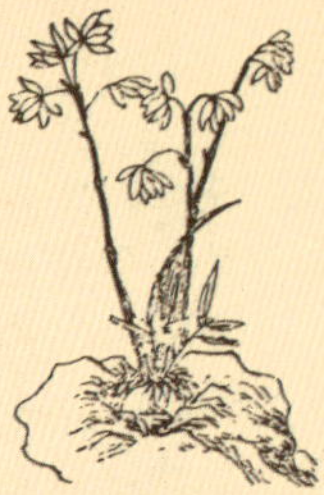

【功效】益胃生津，滋阴清热。

滋阴养胃，兼能补肾降火

石斛

Dendrobium nobile Lindl.

草部·石草类　　补阴药

石斛又名石蓫、金钗、禁生、林兰、杜兰。李时珍说："因它的茎像金钗之股，所以古有金钗石斛的名字。一般七八月采茎，阴干入药。以四川产的为好。"

|形态特征|

茎丛生，直立稍偏，黄绿色。叶近革质，短圆形。花白色，顶端淡紫色。落叶期开花。

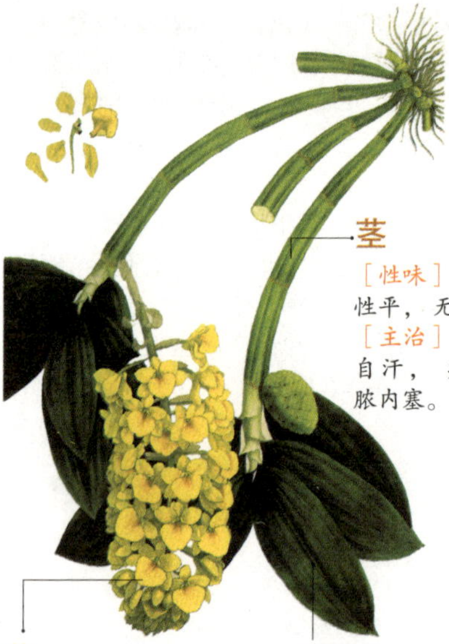

茎

［性味］味甘，性平，无毒。
［主治］治发热自汗，痈疽排脓内塞。

花

［性味］味甘，性平，无毒。
［主治］养阴益精，久服健肠胃。

叶

［性味］味甘，性平，无毒。
［主治］主伤中，除痹降气。

|药用部分|

○石斛茎

性味：味甘，性平，无毒。

李时珍说："味甘、淡、微咸。"

主治：主伤中，除痹降气，补五脏虚劳羸瘦，养阴益精。久服健肠胃。（出自《神农本草经》）

治发热自汗，痈疽排脓内塞。（李时珍）

［发明］李时珍说："石斛性平，味甘、淡、微咸，属阴中之阳，主降，是足太阴脾、足少阴右肾的药。深师说，男子阴囊潮湿精少，小便余沥的，宜加用石斛。"

成品选鉴

茎中、下部呈扁圆柱形，向上稍之字形弯曲，表面为金黄色或绿黄色，有光泽，具深纵沟及纵纹，节稍膨大，棕色，常残留灰褐色叶鞘。质轻而脆，断面较疏松。气微，味苦。

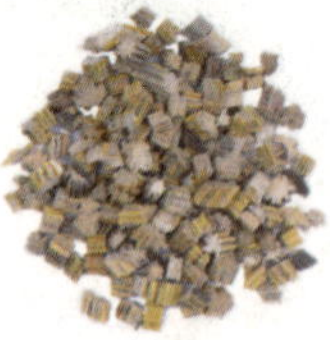

|实用妙方|

•**治温热有汗，风热化火，热病伤津，温疟舌苔变黑：**鲜石斛三钱，连翘（去心）三钱，天花粉二钱，鲜生地四钱，麦冬（去心）四钱，参叶八分。水煎服。

•**治中消：**鲜石斛五钱，熟石膏四钱，天花粉三钱，南沙参四钱，麦冬二钱，玉竹四钱，山药三钱，茯苓三钱，广皮一钱，半夏一钱五分。甘蔗三两，煎汤代水。

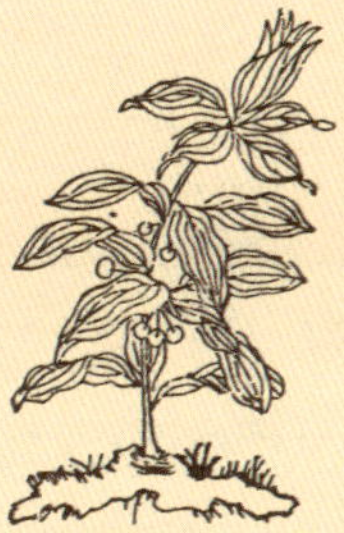

【功效】滋肾润脾，补脾益气。

补脾益气，本草中的"草部之首"

黄精

Polygonatum sibiricum Red.

草部·山草类　　补阴药

黄精又名黄芝、戊己芝、菟竹、鹿竹、仙人余粮、救穷草、米脯、野生姜、重楼、鸡格、龙衔、垂珠。仙家认为它属于芝草一类，因吸取了坤土的精粹，故叫它黄精。

|药用部分|

○黄精根

修治：雷敩说："采来黄精，用溪水洗净后蒸，从上午九时蒸至夜半一时，取出切薄片晒干用。"

性味：味甘，性平，无毒。

李时珍说："忌梅实，黄精花、叶、子的禁忌与根相同。"

主治：补中益气，除风湿，安五脏。久服可轻身长寿耐饥饿。（出自《名医别录》）

补五劳七伤，强筋骨，耐寒暑，益脾胃，润心肺。（出自《日华子诸家本草》）

补各种虚损，止寒热，填精髓，杀虫。（李时珍）

平补气血而润。（出自《本草从新》）

补肾润肺，益气滋阴。治脾虚面黄，肺虚咳嗽，筋骨酸痹无力，及产后气血衰弱。（出自《四川中药志》）

补虚添精。（出自《滇南本草》）

［发明］李时珍说："黄精是补黄宫的上品。土为万物之母，母体得到补养，则水火相济，木金交合，各种邪气自然祛除，百病不生。"掌禹锡说："灾荒年月黄精可以当作粮食让人吃，叫作米脯。"

|医家名论|

苏颂说："黄精三月生苗，高一二尺左右。叶像竹叶而短，两两相对。茎梗柔脆，很像桃枝，下端为黄色而顶梢为赤色。四月开青白色的花，像小豆花。结的子色白像黍粒，也有不结子的。根像嫩生姜为黄色。二月采根，蒸过晒干后使用。现在人们到了八月便去采摘，当地人蒸九次晒九次后，当作果实卖，黄黑色且味道甘美。它的苗刚长出来时，当地人多采来当菜吃。"

李时珍说："黄精在山中野生，也可以将根劈成二寸长，稀疏种植在土里，一年后就会长得极为稠密；种子也可以种植。其叶像竹叶但不尖，有两叶、三叶、四叶、五叶，都是对节生长。其根横着长，状似葳蕤。一般多采摘它的苗，煮熟后淘去苦味食用，叫笔管菜。"

《名医别录》载：黄精生长在山谷里，二月采根阴干用。

苏恭说："在肥沃土地中生长的黄精，如拳头般大；在贫瘠土地中生长的黄精，如拇指般大小。葳蕤的肥根，很像小的黄精，二者的肌理形色，大都相似。现在将鬼臼、黄连与黄精相比较，它们并不相像。黄精叶像柳，钩吻蔓生，叶像柿叶，二者并不相似。"

使用禁忌

中寒泄泻，痰湿痞满气滞者忌服。

形态特征

多年生草本，根茎横走，圆柱状，结节膨大。叶轮生，叶片呈条状披针形。花腋生，下垂，呈伞形花丛，花被筒状，白色至淡黄色，花丝短，四月开青白色小花。浆果为球形，成熟时紫黑色。

花

［性味］味甘，性平，无毒。

［主治］补各种虚损，止寒热，填精髓，杀虫。

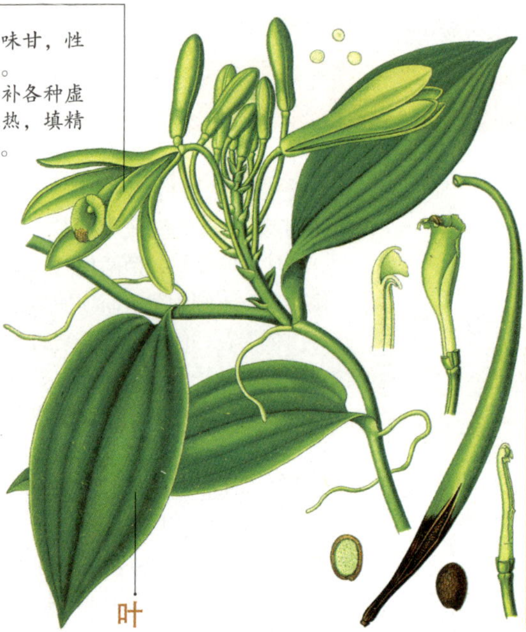

叶

［性味］味甘，性平，无毒。

［主治］补五劳七伤，强筋骨，耐寒暑，润心肺。

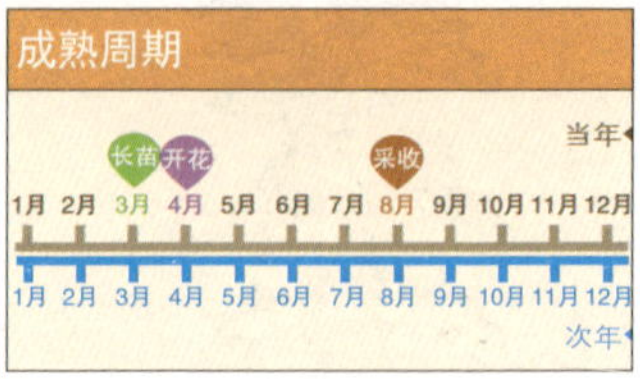

成品选鉴

结节状。一端粗，类圆盘状，一端渐细，圆柱状，常有短分枝，表面为黄棕色，有的半透明，具皱纹。质硬脆或稍柔韧，易折断，断面为黄白色，颗粒状。气微，味微甜。

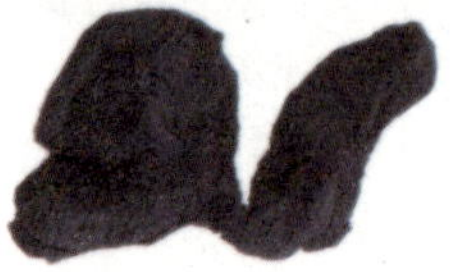

实用妙方

• **补肝明目：** 用黄精二斤、蔓菁子一斤，淘洗后一同九蒸九晒，研为细末。每次用米汤送服二钱，空腹服，一日两次。常服有延年益寿的作用。

• **补益精气，用于脾胃虚弱，体倦乏力：** 用黄精、枸杞子各等份，捣碎做饼，晒干研细，炼蜜调药成丸，如梧桐子大。每次米汤送服五十丸。

中药趣味文化

黄精的故事

从前有个姑娘叫黄精，被逼债而决定跳崖，摔在半山腰上。过了几天她才醒过来，身子非常虚弱。她见身边长着开着白花的野草，就只好吃草叶充饥。一次，她挖出一块有手指粗的草根，放在嘴里一嚼，觉得又香又甜，比那些草梗草叶好吃得多！于是，她一边挖草根，一边寻找上山的路。一个月之后，终于从悬崖里走了出来，而且身体的摔伤也好了。后来人们就把这种强身健体的草药叫作“黄精”。

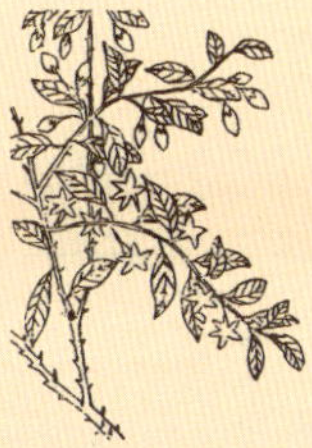

【功效】补肾益精，养肝明目，补血安神，生津止渴，润肺止咳。

药食两用的进补佳品

枸杞

Lycium chinense Mill.

木部·灌木类　　补阴药

枸杞也称枸棘、苦杞、天精、羊乳、地骨、甜菜、地辅、地仙、却暑、西王母杖、仙人杖。生常山平泽及诸丘陵阪岸。冬采根，春、夏采叶，秋采茎、实，阴干。

|药用部分|

○枸杞叶

性味：味苦，性寒。

主治：能补益精诸不足，易颜色，变白，明目，安神。和羊肉作羹，益人，甚除风，明目；若渴可煮做饮，代茶饮之；发热诸毒烦闷，可单煮汁解之，能消热面毒；主患眼风障赤膜昏痛，取叶捣汁注眼中。（甄权）

坚筋耐老，除风，补益筋骨，能益人，去虚劳。（出自《食疗本草》）

除烦益志，补五劳七伤，壮心气，去皮肤骨节间风，消热毒，散疮肿。（出自《日华子诸家本草》）

去上焦心肺客热。（李时珍）

○地骨皮

性味：味甘，性寒。

主治：益精气，去骨热消渴。解骨蒸肌热，消渴，风湿痹，坚筋骨，凉血。治在表无定之风邪。治上膈吐血。煎汤漱口，治金疮神验。

主五内邪气，热中消渴，周痹。（出自《神农本草经》）

主风湿，下胸胁气，客热头痛，补内伤大劳嘘吸，坚筋，强阴，利大小肠，耐寒暑。（出自《名医别录》）

细锉，面拌熟煮吞之，主治肾家风。（甄权）

泻肾火，降肺中伏火，去胞中火，退热，补正气。（王好古）

○枸杞子

性味：味甘，性平。

主治：补益精气，强盛阴道。（陶弘景）

能补益精诸不足，易颜色，变白，明目，安神。（甄权）

主心病嗌干，心痛，渴而引饮，肾病消中。（王好古）

滋肾，润肺，明目。（李时珍）

|医家名论|

苏颂说：“现在到处都有生长，春天生苗叶，如石榴叶而且软薄可以吃。其茎干高三五尺，丛生状。六七月开小红紫花，随后便结红色的果实，形状微长如枣子的核。”

李时珍说：“古代的枸杞产于常山的为上品，其他丘陵阪岸的都可以用。后世只有陕西的为最好，而且又以甘州产的为绝品。其子圆如樱桃，曝干后果小而核少，干时也红润甘美，其味如葡萄，可以当作果品吃，与其他地方的不同。”

使用禁忌

外邪实热，脾虚有湿及泄泻者忌服。脾胃薄弱，时时泄泻者勿用。

形态特征

落叶灌木。主茎粗壮，多分枝，枝细长，拱形，有条棱，常有刺。单叶互生或簇生，呈卵状披针形或卵状椭圆形，表面为淡绿色。花紫色，漏斗状，粉红色或淡紫红色，具暗紫色脉纹。浆果呈卵形或长圆形，深红色或橘红色。种子棕黄色。

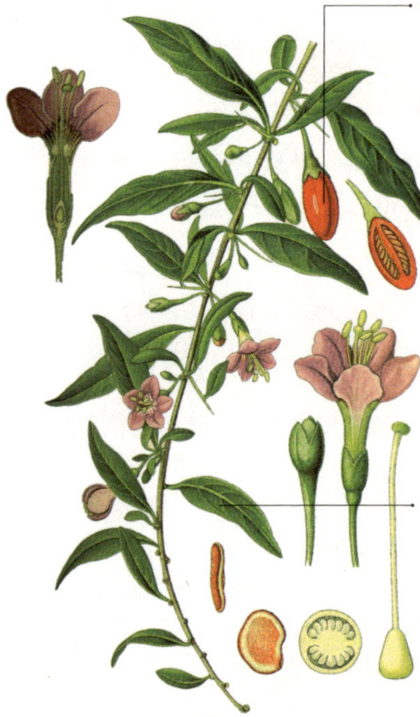

子

［性味］味甘，性平。

［主治］壮筋骨，耐老，除风，去虚劳，补精气。

叶

［性味］味苦，性寒。

［主治］主除烦益志，补五劳七伤。

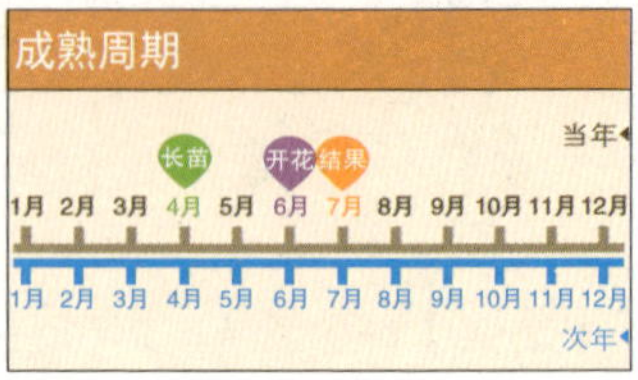

成品选鉴

长卵形或椭圆形，略扁，表面鲜红色或暗红无能，微有光泽，果皮柔韧，皱缩，果肉厚，柔润而有黏性，气微，味甜、微酸。以粒大、色红、肉厚、质柔润、子少、味甜者为佳。

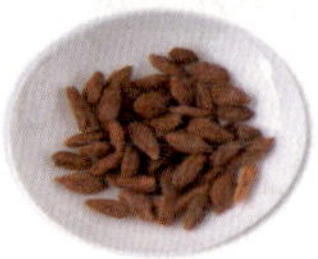

实用妙方

- **五劳七伤，房事不佳：** 将枸杞叶半斤切细，加粳米二合，豉汁适量，一起熬成粥。可每日食用，效果更佳。
- **补精髓，壮筋骨：** 把地骨皮、甘菊花、生地黄各一斤合在一起捣碎，然后加水一石，煮取汤汁五斗，除去药渣，用药汁去煮糯米五斗，放入细曲混合搅拌，酿酒，每日饮三碗。
- **恶疮，脓血不止：** 适量地骨皮，洗净，刮去粗皮，取出细穰。以地骨皮煎汤洗，令脓血尽，以穰敷贴患处，很快见效。

中药趣味文化

延年益寿的神仙药

《太平圣惠方》中写到，有一使者去西河，路上遇到一女子，看样子也就十五六岁，却在打一个老人。使者问女子：“这老人是谁？你为何打他？”女子说：“他是我曾孙。他不肯食枸杞，致使年老不能行步，所以决罚。”使人又问：“你今年几岁？”女子回答：“年三百七十二岁。”使者又问：“药有几种？”女子说：“药只有一种，但有五个名字。春名天精，夏名枸杞，秋名地骨，冬名仙杖，亦名王母杖。以四时采服之，命与天地齐寿。”这个故事虽然夸张了，但枸杞确有健身延年、抗衰老的功效。